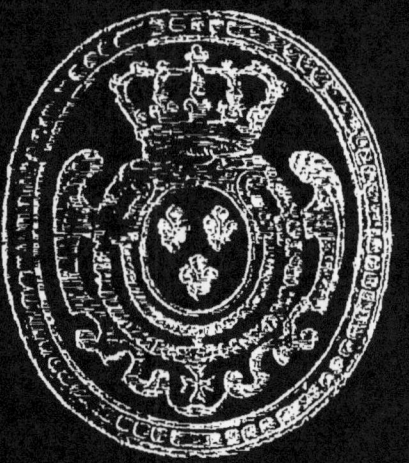

Td 107/13
A.

R. 156768

LE CHIRURGIEN
DENTISTE,
OU
TRAITE' DES DENTS.

T 530

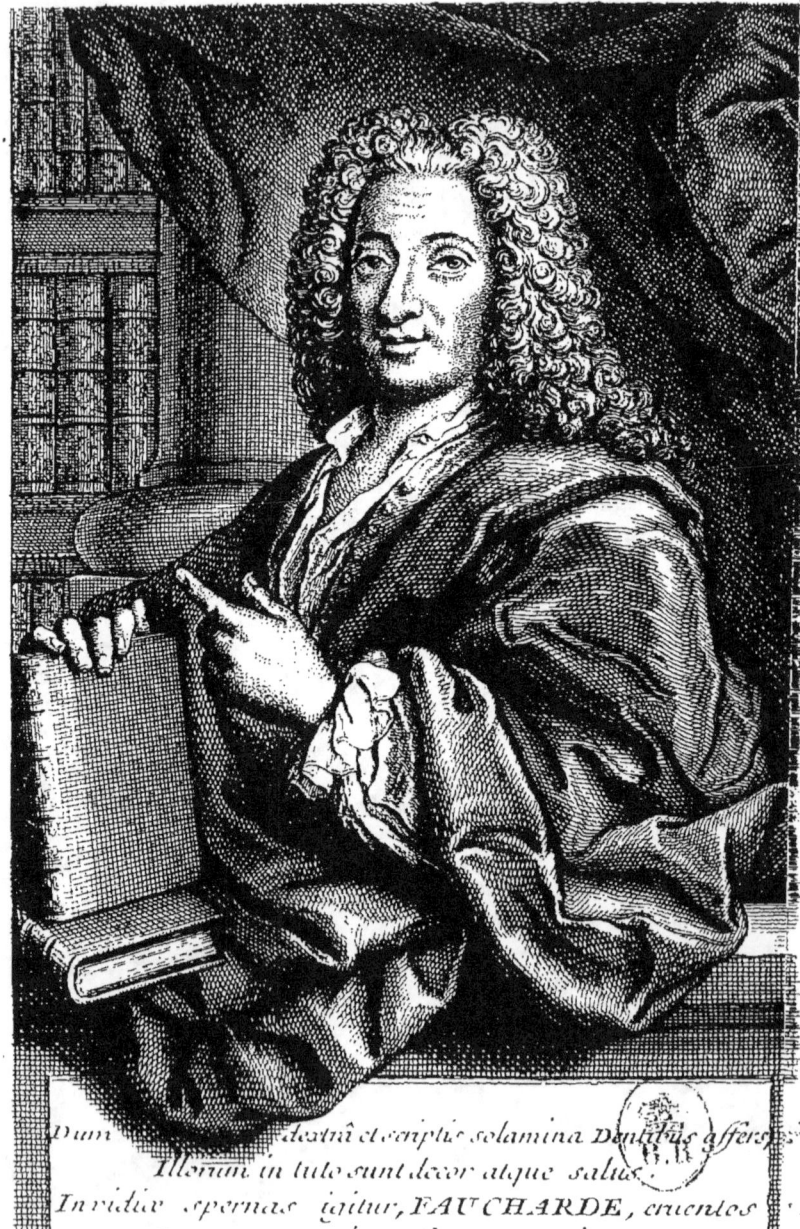

Dum ... dextra et scriptis solamina Dentibus affers
Illorum in tuto sunt decor atque salus.
Invidiæ spernas igitur, FAUCHARDE, cruentos
Dentes; nam virtus frangere novit eos.

Moraine

J. Le Bel pinxit.   J. B. Scotin Sc.

LE CHIRURGIEN DENTISTE,

OU

TRAITÉ DES DENTS,

OU L'ON ENSEIGNE LES MOYENS de les entretenir propres & faines, de les embellir, d'en réparer la perte & de remédier à leurs maladies, à celles des Gencives & aux accidens qui peuvent survenir aux autres parties voisines des Dents.

Avec des Observations & des Réflexions sur plusieurs cas singuliers.

Ouvrage enrichi de quarante-deux Planches en taille douce.

Par PIERRE FAUCHARD, Chirurgien Dentiste à Paris.

Deuxiéme Edition revûë, corrigée & considérablement augmentée.

TOME PREMIER.

A PARIS,

Chez PIERRE-JEAN MARIETTE, ruë S. Jacques aux Colonnes d'Hercule.
Et chez l'Auteur, ruë des grands Cordeliers.

M. DCC. XLVI.
Avec Approbations & Privilége du Roi.

A MONSEIGNEUR
LE COMTE
DE MAUREPAS,
Ministre & Secrétaire d'Etat, Commandeur des Ordres du Roi.

MONSEIGNEUR,

Je n'aurois jamais osé présenter à VOTRE GRANDEUR un Traité sur les Dents, si l'amour que vous avez pour les Arts, & la protection que vous leur accordez, au milieu même des fonctions les plus importantes de votre Ministére, ne m'eussent fait espérer que vous ne refuseriez pas mon hommage. Toutes les fois que des

Artistes ont le bonheur d'être admis auprès de VOTRE GRANDEUR, *vous les recevez avec bonté, vous vous plaisez à animer leur zéle, à exciter leur émulation, en répandant sur eux les graces du Prince. Je ne veux point devenir sur ce sujet le foible Echo de la voix publique, convaincu que plus vous méritez de loüanges, plus vous marquez de l'éloignement à en recevoir. Je borne ma reconnoissance à vous assurer que je ne cesserai jamais d'être avec* **un** *très-profond respect,*

MONSEIGNEUR,

DE VOTRE GRANDEUR,

Le très-humble & très-obéissant
Serviteur, FAUCHARD.

PREFACE.

LES Dents sont dans leur état naturel les plus polis & les plus durs de tous les os du corps humain; mais elles sont en même tems les plus sujettes à des maladies qui causent de vives douleurs, & deviennent quelquefois très-dangéreuses : Nous en faisons tous la triste expérience presque aussi-tôt que nous voyons le jour.

Ceux qui conservent toutes leurs dents saines jusqu'à un âge avancé, sont en très-petit nombre : Les uns doivent cet avantage à un heureux tempérament, les autres à une attention & à des soins particuliers; au lieu que la plus grande partie des hommes ont les dents viciées dès le

viij PREFACE.
premier âge, ou les perdent avant le tems.

Comme la variété des maladies des dents, des causes qui les produisent & de leurs simptômes, est infinie, les opérations que la Chirurgie met en usage pour les guérir, demandent aussi différentes connoissances, & la pratique seule ne suffit pas pour porter ces opérations à leur perfection, à moins qu'elle ne soit dirigée par une étude exacte de l'anatomie de la bouche: Cette étude est absolument nécessaire pour bien connoître la structure, la situation, le rapport & l'usage des différens organes qui la composent. Ces connoissances nous menent insensiblement à la découverte des diverses maladies qui attaquent les dents, & à celle de leurs causes & de leur curation; cependant il faut convenir que cette partie de la Chirurgie, qui

PREFACE.

regarde les maladies de la bouche, a été jusqu'à présent la plus négligée.

Quoique la Chirurgie en général se soit beaucoup perfectionnée dans ces derniers tems; qu'on ait fait d'importantes découvertes dans l'anatomie & dans la maniére d'opérer, & qu'on ait mis au jour quantité d'Observations sçavantes & curieuses, les Dentistes n'y trouvent pourtant pas encore à beaucoup près des secours suffisans, pour les guider dans toutes leurs opérations.

Les Auteurs qui ont écrit de l'anatomie, des maladies & des opérations Chirurgiques, n'ont, en parlant des dents, traité que très-superficiellement de plusieurs maladies de la bouche, & seulement pour ne pas paroître rien omettre de ce qui pouvoit entrer dans l'exécution de leurs systêmes.

PREFACE.

Si quelques Ecrivains ont parlé des dents & de leurs maladies en particulier, comme Urbain Hémard & B. Martin, ils ne l'ont pas fait d'une maniére assez étenduë. Le premier, qui étoit Chirurgien du Cardinal Georges d'Armagnac, a intitulé son Livre, qu'il lui dédie : *Recherche de la vraie Anatomie des dents, nature & propriétez d'icelles, avec les maladies qui leur adviennent. A Lyon, chez Benoît Rigaud* 1582. *in*-12. Ses Recherches, qui sont très-bonnes & très-utiles, font voir que ce Chirurgien avoit lû les anciens Auteurs Grecs & Latins, qu'il employe judicieusement dans tout son Ouvrage.

Le second, qui étoit Apotiquaire de feuë S. A. S. M. le Prince, nous a donné une *Dissertation sur les dents, imprimée à Paris chez Thierry en* 1679. formant un petit volume *in*-12. dans

PRÉFACE.

laquelle il explique la nature des dents, & traite de leurs maladies & de leur guérison avec assez de méthode; mais un peu trop succintement, & sans parler des opérations qui leur conviennent.

On ne connoît au reste ni Cours public, ni Cours particulier de Chirurgie, où la théorie des maladies des dents soit amplement enseignée, & où l'on puisse s'instruire à fond de la pratique de cet art si nécessaire à la guérison de ces maladies, & de celles qui surviennent aux parties dont les dents sont environnées.

Les plus célébres Chirurgiens ayant abandonné cette partie de l'art, ou du moins l'ayant peu cultivée, leur négligence a été cause que des gens sans théorie & sans expérience, s'en sont emparez, & la pratiquent au hazard, n'ayant ni principes, ni méthode. Ce n'est que depuis environ 1700.

PREFACE.

que dans la Ville de Paris on a ouvert les yeux sur cet abus.

On y fait à présent subir un examen à ceux qui se destinent à être Dentistes; mais quoique Messieurs les Examinateurs soient très-sçavans dans toutes les autres parties de la Chirurgie, je crois, si j'ose dire mon sentiment, que ne s'appliquant pas ordinairement à la pratique de celle-ci, il ne seroit pas mal que dans ces occasions on admît un Dentiste habile & expérimenté, qui sçauroit sonder les Aspirans sur les difficultez qu'un long usage lui auroit fait rencontrer dans son art, & leur communiquer les moyens de les surmonter : Par ce moyen, on ne verroit pas que la plûpart des Experts pour les dents, ne sont munis que d'un sçavoir au-dessous du médiocre.

Pour suppléer à ce défaut d'instruction, il seroit à souhaiter que quelque habile Dentiste, par exemple, feu M. Carmeline, qui a dans son tems travaillé avec un applaudissement général, nous eût fait part de sa maniére d'opérer, & des connoissances qu'il avoit acquises dans le grand nombre de maladies singuliéres qu'il avoit traitées avec succès.

Si les lumiéres de l'esprit croissent & se multiplient dans le commerce des habiles gens, on ne peut se dédommager de leur perte que par la lecture de leurs Ouvrages ; & si l'on ne peut avoir la satisfaction de leur proposer ses doutes, du moins leurs idées sur le papier nourrissent, pour ainsi dire, l'esprit de ceux qui les digérent & le méditent : Elles leur deviennent propres, & souvent en font naître de nouvelles ; & le succès de ceux qui nous ont précédez & dont nous avons les préceptes, donne l'émulation d'atteindre à leur gloire, & même de parvenir à de nouveaux progrès.

Ce que ce célébre Chirurgien Dentiste n'a pas fait, j'ose aujourd'hui l'entreprendre : Je donnerai du moins l'exemple de ce qu'il auroit pû faire avec plus d'érudition & de réussite.

Destiné dès ma jeunesse à la Chirurgie, les autres Arts que j'ai pratiquez, ne me l'ont jamais fait perdre de vûë. Je fus l'Eléve de M. Alexandre Poteleret Chirurgien Major des Vaisseaux du Roi, très-expérimenté dans les maladies de la bouche : Je lui dois les premiéres teintures des connoissances que j'ai acquises dans la Chirurgie que j'exerce ; & les progrès que je fis avec cet habile homme me donnérent l'émulation qui m'a conduit dans la suite à des découvertes plus considérables : J'ai recueilli ce qui m'a

PREFACE.

paru de mieux établi dans les Auteurs : J'en ai souvent conféré avec les Médecins & les Chirurgiens de mes amis les plus habiles, & je n'ai rien négligé pour profiter de leurs conseils & de leurs lumières.

L'expérience que m'a donnée une pratique sans relâche de plus de quarante années, m'a conduit insensiblement à de nouvelles connoissances, & à corriger ce qui m'a paru défectueux dans mes premiéres idées. J'offre au Public le fruit de mes soins & de mes veilles, espérant qu'il pourra être de quelque utilité à ceux qui veulent exercer la profession de Chirurgien Dentiste, & très-avantageux encore aux personnes qui ont quelque attention à conserver leur bouche en bon état.

Mais quoique j'aye tâché de ne rien avancer qui ne soit fondé sur les principes les plus sûrs & les plus conformes à l'expérience; si cependant j'avois hazardé quelque chose de répréhensible dans ce Traité, je profiterai avec docilité des avis des personnes assez bien intentionnées pour me faire connoître mon erreur. C'est un avantage qu'un Auteur vivant doit mettre à profit avec bien du plaisir & de la reconnoissance; & c'est sur quoi je fonde principalement l'espérance que j'ai de me rendre de plus en plus utile au Public.

Je traite d'abord de la nature des dents en général, de leur accroissement, de leur structure, de leur situation & de leur utilité; & après avoir parlé des maladies que les dents de lait causent aux enfans, avoir enseigné les remédes qui y conviennent, & avoir marqué ce qui peut concourir dans la suite à la conser-

PREFACE.

vation & à l'embellissement des dents, je parle de toutes les maladies qui peuvent les attaquer pendant le cours de la vie. J'en désigne plus de cent réellement distinctes les unes des autres; ce qui surpasse de beaucoup le nombre qui en avoit été indiqué jusqu'à présent par les Auteurs. Je les partage en trois classes. La premiére renferme les maladies dont les causes sont extérieures: La seconde, celles dont les causes sont cachées: Et la troisiéme, contient les maladies simptomatiques; je rapporte dans cette derniére classe leurs accidens les plus singuliers; & je m'étens enfin sur la maniére de les prévenir, ou de les guérir.

L'affinité des gencives avec les dents, fait que les maladies des unes se communiquent aisément aux autres; c'est pourquoi je traite aussi des gencives & de leurs maladies.

Je passe à la maniére d'opérer. Rien n'est plus commun que d'ôter les dents; cependant cette opération demande beaucoup plus de prudence & de connoissance que le vulgaire ne se l'imagine. Je parle des soins qu'il faut apporter, pour nettéïer les dents, les limer, les ruginer, les cautériser & les plomber. Je traite des moyens de remédier à leur déplacement; de procurer & embellir leur ordonnance ; d'y suppléer, quand elle est détruite, & de les rafermir.

La perte des dents est quelquefois inévitable; mais l'art peut y suppléer. J'ai perfectionné, & même inventé plusieurs piéces artificielles, soit pour remplacer une partie des dents, soit pour remédier à leur perte totale; & ces piéces les remplacent si bien, qu'elles servent parfaitement aux mêmes usages que les dents natu-

PREFACE.

relles : J'en donne au préjudice de mon propre intérêt, la description la plus exacte qu'il m'a été possible.

Les maladies de la bouche, ou celles qui peuvent y donner occasion, sont quelquefos si opiniâtres & si malignes, qu'elles détruisent les alvéoles, les os maxillaires, & ceux qui forment la voûte du palais, soit totalement, ou en partie; ensorte qu'une partie de la salive & des alimens n'étant plus portée dans leurs conduits ordinaires, s'échappe par le nez, & que l'excrément qui doit couler par ce canal tombe dans la bouche. Alors la voix n'est plus articulée, & la respiration ne se fait qu'avec peine. Pour remédier à ces accidens, j'ai inventé cinq sortes d'obturateurs du palais, ou cinq machines avec le secours desquelles le malade recouvre presque tou-

PREFACE.

jours l'ufage de ces parties qu'il avoit perdu: J'en donne une defcription très-détaillée.

J'ai crû auffi qu'il étoit néceffaire de joindre à ce Traité l'explication & la maniére de fe fervir de différens Inftrumens propres pour opérer fur les dents: J'en ai perfectionné quelques-uns, & j'en ai inventé d'autres, dont je crois qu'on trouvera l'ufage plus commode.

J'ai mis à la fin de la premiére Partie de cet Ouvrage foixante & douze Obfervations fur les maladies les plus finguliéres, que j'ai traitées & guéries; avec quelques enfeignemens pour fe conduire en pareil cas.

Pour ne rien omettre de ce qui peut contribuer à l'utilité publique, qui eft la feule vûë que je me fuis propofée en compofant ce Livre: J'ai fait graver quarante-deux Planches, qui représentent les dents dans leur état naturel, des dents difformes & mal figurées, différens corps d'un volume extraordinaire, soit tartareux, pierreux, ou osseux, détachez des dents, ou de quelque autre partie de la bouche; les Instrumens nécessaires pour opérer, les piéces artificielles qui servent à remplacer une partie des dents, ou leur totalité; & les cinq différens obturateurs du palais, dont j'ai parlé.

Enfin je donne dans ce Traité des instructions nouvelles & essentielles concernant la situation des parties de la bouche, celle où l'on doit placer le malade pour opérer, & l'attitude que doit prendre le Dentiste.

Au reste j'avertis le Lecteur qu'il pourra se trouver des gens, & surtout de ceux qui ne se soucient pas d'approfondir ce qu'il y a de difficile dans l'art du Den-

PREFACE.

tiste, qui ne goûteront pas la lecture du Manuel, ni la description des Instrumens ; que d'autres pourront bien aussi critiquer cet Ouvrage, parce que je dis des choses qui leur paroîtront ou trop faciles, ou trop connuës ; mais je leur réponds d'avance, que mon intention a été de travailler pour tout le monde, & principalement pour ceux qui veulent apprendre la partie de Chirurgie que je professe ; que j'ai voulu leur applanir tout ce qui peut les arrêter, & leur donner la méthode qui m'a paru la plus claire & la plus aisée, afin que le Public en reçoive plus de satisfaction. D'ailleurs ceux qui ne liront pas cet Ouvrage dans le dessein d'apprendre à opérer, trouveront dans le reste de ce Livre à s'instruire de mille choses qui leur seront utiles & agréables, sans s'arrêter à lire le Ma-

PREFACE. xxiij

nuel & la description des Instrumens, dont j'avouë que la lecture peut ennuyer ceux qui ne veulent pas exercer cette profession : c'est ce qui m'a déterminé à mettre cette matiére de suite, comme faisant un corps à part, & distingué du reste de l'Ouvrage.

Comme je n'ai composé ce Livre qu'après avoir recueilli beaucoup de connoissances puisées dans la bonne Chirurgie, & confirmées par différens succès; qu'il a été approuvé par plusieurs Sçavans; que sa premiére édition a été rapidement enlevée, & qu'on l'a jugé digne d'être traduit en langue étrangére, je me flate que le Public recevra avec la même bonté & un égal empressement cette seconde édition, dans laquelle on trouvera plusieurs augmentations & de nouvelles dissertations aussi curieuses qu'utiles.

Si j'ai ci-devant relevé les erreurs d'un Auteur moderne, j'ai crû devoir encore faire remarquer celles d'un autre Auteur postérieur, y étant excité par le même amour de la vérité, & j'espére que les gens sensez me tiendront compte des efforts que j'ai faits, pour vaincre la répugnance que j'avois à censurer, & que même ces Auteurs seront assez raisonnables, pour recevoir sans aigreur les observations que j'ai faites sur leurs écrits. Je répéte que je ne les mets au jour, que pour l'instruction générale, & non pour ma gloire particuliére. Au reste s'il est mortifiant d'avoir fait des fautes, on est digne de loüanges, quand on a la force de les avoüer.

TABLE
DES CHAPITRES,
contenus dans ce premier Volume.

Chapitre Premier.

DE la structure, situation & connexion des dents, de leur origine, de leur accroissement, &c. page 1

Chapitre II.
Des maladies des Enfans à la sortie des dents de lait, & des remédes qui y conviennent ; & dans lequel on parle de deux Livres nouveaux sur cette matiére, 45

Chapitre III.
De l'utilité des dents, & du peu de soin que l'on prend pour les conserver, 60

Chapitre IV.
Le régime & la conduite que l'on

Tome I. b

TABLE

doit tenir pour conserver les dents, 64

Chapitre V.
Maniére d'entretenir les dents blanches, & d'affermir les gencives. Opiats, poudres, racines & liqueurs utiles, ou contraires à cet usage, 71

Chapitre VI.
Causes générales des maladies essentielles, symptomatiques, accidentelles & relatives aux dents, aux alvéoles & aux gencives : Le pronostic, diagnostic & denombrement de ces maladies, 99

Chapitre VII.
De la sensibilité & de l'agacement des dents, 135

Chapitre VIII.
Des différentes caries des dents, & des causes qui les produisent, 142

Chapitre IX.
De la carie des dents ; ce qu'il faut observer avant que de ruginer les dents cariées, 154

DES CHAPITRES.
Chapitre X.
De la manière de trépaner les dents quand elles sont usées, ou cariées, & qu'elles causent de la douleur, 169

Chapitre XI.
Du tartre, ou tuf, qui se forme sur les dents, & les mauvais effets qu'il y produit, 177

Chapitre XII.
L'idée générale de la pratique contenuë dans les Chapitres suivans, 183

Chapitre XIII.
La situation des parties de la bouche, eû égard aux dents. La situation du malade sur lequel on doit opérer, & celle du Dentiste, avec les différentes attitudes de l'un & de l'autre, 185

Chapitre XIV.
Ce qu'il faut observer avant que d'ôter les dents, en les ôtant, & après les avoir ôtées, 194

Chapitre XV.
Du resserrement des dents & de la

TABLE

manière d'ouvrir la bouche par force, lorsque par quelque accident elle est fermée à un tel point, qu'on est obligé d'en venir à l'opération, pour faire prendre des alimens au malade, ou pour reconnoître ce qui se passe dans toute l'étendüe de la bouche, 205

CHAPITRE XVI.

De la structure, de l'étendüe, de la connéxion & des usages des gencives, 216

CHAPITRE XVII.

Des maladies des gencives, & en premier lieu de l'excroissance ordinaire aux gencives, & l'opération convenable pour traiter cette maladie, 220

CHAPITRE XVIII.

De l'époulis, ou excroissance charnüe excédant le niveau de la surface des gencives, & de l'opération convenable pour traiter cette maladie, 227

CHAPITRE XIX.

Du paroulis, ou abcès qui se forme

DES CHAPITRES.

aux gencives par fluxion & inflammation, quelquefois par congestion, épanchement & infiltration. La maniére d'opérer pour traiter cette maladie, 238

CHAPITRE XX.
Des ulcéres qui surviennent aux gencives : Opération convenable pour traiter cette maladie, 255

CHAPITRE XXI.
Des fistules qui surviennent aux gencives à l'occasion des maladies des dents, & l'opération convenable pour traiter ces fistules, 260

CHAPITRE XXII.
Des mauvais effets que le scorbut produit sur les dents, sur les gencives & même sur les os des machoires. Opération convenable pour traiter les accidens causez par cette maladie, 264

CHAPITRE XXIII.
Des accidens les plus considérables qui surviennent en conséquence de la carie des dents, aux parties qui en sont les plus voisines, &

TABLE

successivement à d'autres plus éloignées, 282

CHAPITRE XXIV.
Dix Observations concernant les dents, 285

CHAPITRE XXV.
Six Observations sur les dents régénérées, 328

CHAPITRE XXVI.
Observations faites sur les dents qui viennent tard, ou qui ne viennent point du tout, 340

CHAPITRE XXVII.
Cinq Observations concernant les dents diversement réünies ensemble, 342

CHAPITRE XXVIII.
Douze Observations sur les dents difformes & mal arrangées, 351

CHAPITRE XXIX.
Observation par laquelle on reconnoîtra la vraie luxation d'une dent, & quelles furent les adhérences qui survinrent en conséquence, 372

DES CHAPITRES.
Chapitre XXX.
Cinq Observations sur les dents remises dans leurs mêmes alvéoles, ou transplantées dans une bouche étrangere, 375.

Chapitre XXXI.
Deux Observations sur des dents qui furent enfoncées dans le sinus maxillaire supérieur droit, & dans l'alvéole, en voulant les ôter, 391

Chapitre XXXII.
Trois Observations sur les excroissances pierreuses formées sur les dents, ou dans leur voisinage, 397

Chapitre XXXIII.
Quatre Observations sur les violentes douleurs de tête, &c. causées par les dents, 411

Chapitre XXXIV.
Deux Observations sur les désordres que cause le scorbut dans la bouche, 422

Chapitre XXXV.
Douze Observations qui concer-

TABLE DES MATIERES.

nent les dépôts, tumeurs & abcès occasionnez par les dents, 426

CHAPITRE XXXVI.

Observation sur les excoriations calleuses de la langue, des jouës & des gencives, causées par le frottement des chicots, ou dents éclatées, &c. 461

CHAPITRE XXXVII.

Sur des ulcéres calleux situez audedans de la jouë & aux gencives, causez & entretenus par la compression d'une derniére dent molaire, 462

CHAPITRE XXXVIII.

Six Observations singuliéres, 465

Fin de la Table des Chapitres du premier Volume.

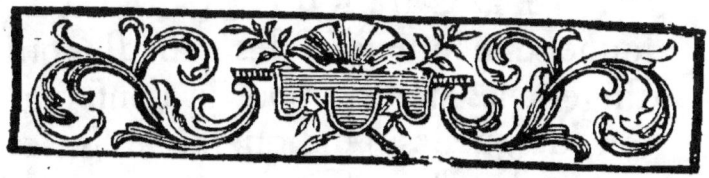

LE CHIRURGIEN DENTISTE,
OU
TRAITÉ DES MALADIES
des Dents, des Alvéoles, & des Gencives.

CHAPITRE PREMIER.

De la structure, situation & connexion des Dents, de leur origine, de leur accroissement, &c.

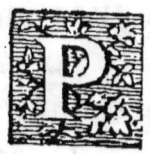OUR donner une intelligence parfaite de la matiere dont je traite, il paroît nécessaire d'expliquer la structure, la connexion & la mécanique particuliere des dents.

C'est sur la connoissance de ces parties que j'établirai ma théorie & ma pratique ; & que je tâcherai ensuite de donner une juste idée des maladies qui affligent les dents, pour la conservation desquelles j'indiquerai aussi les moyens les plus assurez.

Les dents considérées dans leur naturelle constitution, sont les os les plus blancs, les plus durs ou les plus compactes du corps humain. L'arrangement & l'ordre particulier du tissu qui les compose, contribuë beaucoup à leur blancheur. Elles sont très-difficiles à entamer, surtout par leur partie émaillée; & elles contiennent beaucoup de matiere osseuse dans un petit volume.

Urbain Hemard, après Aristote, (a) dit qu'elles sont plus dures que les autres os, qu'elles les brisent, que leur dureté égale celle des pierres, qu'elles résistent au tranchant du fer, & ne peuvent être brûlées, ni réduites en cendre comme le reste des os de notre corps. Galien qui a suivi l'opinion d'Hippocrate & d'Aristote, n'a pas non plus ignoré que les dents différoient des autres os par leur naissance, par leur accroissement & par leur sensibilité.

(a) Arist. liv. 2. ch. 9. & liv. 3. ch. 7. des parties des animaux.

DENTISTE.

Toutes les dents font engagées dans plufieurs cavitez nommées alvéoles, qui font creufées dans les deux os maxillaires. Le nombre de ces cavitez répond à celui des dents, qui pour l'ordinaire dans les adultes eft de trente deux, feize à chaque machoire; fçavoir, quatre incifives, deux canines & dix molaires; quelquefois il n'y en a que trente-une; quelquefois trente, ou vingt-neuf. Les quatre dernieres nommées dents de fageffe, ne paroiffent fouvent que fort tard, ou ne viennent pas toutes, ou ne viennent jamais; ce qui fait que beaucoup de perfonnes n'en ont que vingt-huit.

Outre cette diverfité, j'en ai vû qui avoient trente-trois dents bien arrangées, chacune placée dans fon alvéole particulier.

Il faut remarquer que la dent qui excede le nombre de trente-deux, doit être regardée comme furnuméraire, qu'elle vient pour l'ordinaire entre les deux grandes incifives à la machoire fupérieure, & que pour lors ce font les incifives qui font multipliéess Cette dent furnuméraire reffemble affez bien aux incifives latérales, ou moyennes de la machoire fupérieure.

A ij

J'ai vû même deux personnes en avoir chacune trente-quatre, seize à la machoire inférieure, & dix-huit à la supérieure, dont les deux qui excédoient le nombre ordinaire, étoient situées à la partie postérieure des incisives supérieures.

Les alvéoles sont séparez entre eux par des cloisons osseuses : Leur substance spongieuse est revêtuë d'une petite lame poreuse fort mince, beaucoup moins dure que le reste de l'os, flexible, capable d'obéir plus ou moins, suivant les différens états où elle se trouve. La figure de chaque alvéole est toujours conforme à celle de chaque dent qu'elle reçoit, & dont elle est comme le moule.

La substance charnuë qui revêt & entoure extérieurement les alvéoles, est appellée gencive. Elle est la continuation de la membrane connuë sous le nom de périoste, qui couvre immédiatement les os, & de celle qui recouvre l'intérieur de la bouche. Les gencives, aussi-bien que les bords osseux des alvéoles, servent à contenir & à affermir les dents.

Dans chaque dent on distingue deux parties : La premiere est celle qui paroît en dehors, n'étant point renfermée dans l'alvéole : On la nomme le corps de la dent. On remarque ordinairement à sa base un petit enfoncement circulaire plus ou moins apparent, nommé le colet de la dent. Il est peu couvert de la gencive. La seconde partie est cachée dans l'alvéole : Elle se nomme la racine de la dent.

La différente conformation que l'on remarque dans le corps des dents, fait qu'on les distingue en incisives, canines & molaires.

Les quatre dents qui sont placées au-devant de chaque machoire, sont nommées incisives, du verbe Latin *incidere*, qui signifie couper. En effet, l'extrêmité extérieure de ces dents, est très-propre à couper les alimens : Elle est un peu convéxe antérieurement, cave postérieurement & tranchante par l'extrêmité opposée à la racine. Les deux incisives du milieu de la machoire supérieure, sont toujours plus larges & ordinairement plus longues que les incisives latérales, & que les autres incisives : Les latérales de cette machoire sont plus larges que les incisives de la machoire inférieure. Je nomme les deux premieres, grandes incisives; les latérales, moyennes incisives; & les quatre de la machoire inférieure, petites incisives.

Les canines sont situées immédiatement après les incisives. Leur nombre est de deux à chaque machoire: On les nomme canines, par le rapport qu'elles ont avec quelques-unes des dents du chien. Le corps de ces dents est plus rond, plus épais que celui des incisives; l'extrêmité de leur corps opposée à la racine, est en pointe émoussée.

Les dents canines, par rapport à leur structure, sont non-seulement très-propres à percer les alimens; mais encore à les tenir fermes, tandis qu'on fait effort à les tirer pour les rompre ou déchirer: Elles servent aussi à ronger les alimens qui sont propres à l'être: De-là vient que naturellement on les porte entre ces dents.

Celles qui suivent immédiatement les canines, sont deux petites & trois grosses molaires à chaque côté des machoires. On les divise en petites & en grosses molaires, ou par rapport à ce que les deux premieres sont moins grosses dans les adultes que leurs voisines de la même espéce, & moins garnies d'éminences à l'extrêmité de leur corps, ou parce qu'elles ont moins de racines que celles qui leur font poftérieures.

Le corps des groffes molaires eft prefque quarré: Il fe trouve applati à fon extrêmité, ayant néanmoins extérieurement de petites éminences & de petites cavitez. Les deux machoires étant fermées, les éminences des dents de la machoire inférieure font reçuës dans les cavitez des dents de la machoire fupérieure; & réciproquement les éminences des dents de la machoire fupérieure font reçuës dans les cavitez des dents de la machoire inférieure. Cette difpofition les rend propres à brifer & moudre parfaitement les alimens les plus durs. Elles perfectionnent ainfi la trituration de ceux qui ont échappé à l'action que les incifives & les canines ont commencée.

On a donné au corps de chaque dent le nom de couronne; mais ce nom femble ne convenir qu'à celui des molaires. Il n'y a que celles-ci qui ayent quelque rapport aux couronnes antiques, par les éminences qui font à leur extrêmité.

Lorsque les enfans viennent au monde, il ne leur paroît ordinairement aucune dent. Elles sont alors renfermées dans les gencives pour quelque tems : Après quoi il en paroit successivement jusqu'à vingt, qui sont huit incisives, quatre canines, & huit petites molaires. Ces vingt premieres dents ne sont pas sans racines, comme le vulgaire & quelques Auteurs le disent. Il est bien vrai qu'il n'en paroît presque point, lorsqu'elles tombent d'elles mêmes ; mais si on les ôte avant qu'elles soient chancelantes, ou prêtes à tomber, on y en trouve qui sont à proportion de leur corps, aussi longues, aussi fortes, & presque aussi dures que celles des secondes dents. Cela se confirme encore par la remarque que l'on a faite de certaines racines de dents de lait, qu'on trouve dans les adultes, & qui sont situées à côté des dents renouvellées depuis plusieurs années.

Un peu par-delà l'extrêmité des racines de ces vingt premieres dents qui tombent successivement, sont contenus d'autres germes, dont se forment les secondes dents, qui paroissent lorsque les premieres sont tombées, &

quelquefois avant leur chûte. On peut dire par conséquent que les enfans ont cinquante-deux dents, en comprenant les douze grosses molaires, qui ne se regénerent point ordinairement, sans compter les germes qui peuvent se trouver par extraordinaire à l'extrêmité des racines des grosses molaires. Je suis d'autant plus assuré que ces germes se trouvent quelquefois, qu'il y a eu deux personnes, à chacune desquelles j'ai vû renaître une grosse dent molaire, à la place de celle qu'elles avoient été obligées de se faire ôter.

Je pourrois citer plusieurs exemples semblables, contraires à l'opinion commune, qui établit que les grosses molaires ne sont jamais sujettes à se renouveller. Ce fait est si constant, que l'expérience seule suffit pour justifier mon opinion.

La seconde partie de la dent nommée la racine, a donné lieu à faire beaucoup de remarques par rapport à la grosseur, au nombre & à la figure des racines des dents. Il y a des racines qui égalent le corps de la dent, & qui le surpassent même quelquefois en grosseur. Quant au nombre, on observe que les dents incisives, les canines & les petites molaires, n'ont qu'une racine chacune : Il arrive néanmoins quelquefois que ces dernieres dents ont deux racines séparées dans toute leur longueur, ou seulement à leur extrêmité. On remarque que ces racines se recourbent tantôt en dedans, tantôt en dehors.

J'ai tiré de petites molaires qui avoient trois racines; mais ces sortes de dents sont assez rares, aussi bien que des canines à deux & à trois racines. (*a*) Je garde deux dents canines, dont la premiere à deux racines séparées, & l'autre paroît composée comme de trois racines distinguées l'une de l'autre par une goutiere, qui se continuë dans toute leur longueur. Une de ces racines se sépare même tout-à-fait vers son extrêmité, des deux autres, qui paroissent confonduës, & se terminer en une seule racine pointuë, plus longue que l'autre, & d'un volume plus considérable.

Les grosses molaires situées immédiatement après les petites, ont pour l'ordinaire deux ou trois racines, (*b*)

(*a*) Voyez les figures 12. & 13. de la planche 27.

(*b*) Voyez les fig. 7. & 8. de la planche 27.

quelquefois quatre, ou même cinq : Cela arrive plus souvent aux dents de la machoire supérieure, qu'à celles de l'inférieure. On observe que la derniere molaire, tant du côté droit que du côté gauche de l'une & l'autre machoire, a moins de racines que les deux qui la précédent ; que son corps est moins gros ; qu'elle n'a ordinairement que deux racines, presque toujours unies entr'elles dans toute leur étenduë. Leurs extrêmitez se portent souvent tantôt en dehors, tantôt en dedans ; c'est ce qui les rend très-difficiles à ôter, surtout lorsqu'elles se portent en dedans, & que cela arrive à la machoire inférieure.

Les alvéoles sont divisez en autant de loges que chaque dent qu'elles reçoivent a de racines. L'intervale de ces loges est occupé par une substance osseuse & spongieuse. Comme cette substance est flexible, & céde aisément, cette flexibilité empêche que les dents ne se rompent dans les grandes compressions.

Les grosses dents molaires de la machoire supérieure, ont ordinairement leurs racines plus écartées par leur extrêmité, que celles de l'inférieure.

On peut encore remarquer plusieurs

variétez dans les dents molaires, (*a*) par rapport à leurs racines. Il y en a dont les racines se touchent par la pointe, & sont fort écartées par la base proche le corps de la dent. Ce sont ces dents qu'on nomme dents barrées, si difficiles & si dangéreuses à ôter, par la nécessité où l'on est d'emporter avec elles la portion spongieuse, que nous avons dit occuper l'intervale des racines.

Quelques dents molaires ont une ou deux racines plates. Chacune de ces racines plates semble être composée de deux racines jointes ensemble & distinguées seulement par une espéce de goutiere qui regne dans toute leur longueur, & en marque la séparation : Quelquefois on trouve dans le dedans de ces racines ainsi figurées, deux canaux, chacun à peu près semblable à celui que l'on voit dans les racines simples & séparées les unes des autres.

Il y a encore des dents dont les racines sont différemment recourbées en crochet par leur bout ; c'est ce qui produit beaucoup de difficulté quand on veut ôter ces sortes de dents, surtout s'il se trouve deux racines crochuës dans

(*a*) Voyez la planche 27.

un sens opposé, ou si chaque crochet se rapproche l'un de l'autre par son extrêmité. Il est alors impossible d'ôter la dent, sans intéresser les cloisons osseuses qui forment chaque loge de l'alvéole, & dans lesquelles les racines sont engagées; Si au contraire ces cloisons résistent, les racines crochuës doivent nécessairement se casser.

On voit quelquefois des dents molaires dont les racines sont ondées. On en voit encore d'autres, dont les racines se fourchent vers le bout.

J'ai vû des dents qui m'ont paru composées de deux ou trois germes, (a) qui s'étoient comme liez & joints ensemble. Ces dents étoient unies entre elles, à peu près de même que deux enfans qui viennent au monde attachez l'un à l'autre par le dos. Ce qui me donna l'idée qu'elles étoient formées de différens germes, ce fut que je remarquai le long du corps de la dent jusqu'à la couronne, des divisions fort sensibles, & semblables à celles dont nous avons fait mention, en parlant des racines jointes ensemble. Si ces sortes de dents n'ont qu'une ou deux racines, il faut penser que l'union de leurs corps

(a) Voyez la figure 15. de la planche 27.

se sera faite de même que celle des ceries que nous nommons jumelles, parce que leur noyau est double, quoiqu'elles n'ayent qu'une seule queuë.

Un de mes confréres m'a fait voir encore une dent, qui paroissoit composée de deux autres, entre les racines desquelles il se trouvoit une troisiéme dent, (*a*) dont la couronne étoit unie à la voûte que formoient les racines des deux premieres. La diversité que l'on remarque dans la conformation des dents est si grande, qu'il n'est pas possible de rapporter toutes les manieres dont la nature semble se joüer dans les figures surprenantes & extraordinaires qu'elle leur donne quelquefois. Si elle varioit de même dans la conformation de chaque partie du corps humain, il seroit rare de voir quelqu'un qui ne fût extraordinairement contrefait.

M. Laudumiey le neveu, celui qui fut envoyé en 1714. à la Cour d'Espagne pour opérer aux dents de Sa Majesté Catholique, m'a fait voir une derniere dent molaire du côté droit de la machoire supérieure, composée de deux dents unies ensemble par leurs ra-

(*a*) Voyez la figure 16. de la planche 27.

cines. Il ôta cette efpéce de double dent à une femme. Les couronnes de ces dents font divifées, & leurs racines font au nombre de fept : Elles femblent être confonduës entr'elles, quoiqu'elles ne laiffent pas d'être bien marquées. L'une de ces dents eft de la groffeur ordinaire, l'autre eft plus petite. Celle-ci a trois racines, & celle-là en a quatre. M. Laudumiey ne les ôta, que parce qu'elles étoient cariées par leurs couronnes. Ces fortes de dents ne font pas communes, & elles ne peuvent être ainfi difpofées, que parce que plufieurs germes fe confondent enfemble, & que la cloifon mitoyenne des alvéoles qui devroit les divifer, ne fe forme pas.

Les racines des dents incifives, canines & petites molaires, font applaties par les côtez. Cette furface plate appuie fur la cloifon mitoyenne de l'alvéole, tandis que la furface plate de la dent voifine, appuie fur le côté oppofé de la même cloifon.

Cette difpofition fortifie ces dents dans leurs alvéoles, d'autant plus que le colet & le corps de chacune étant auffi plats par leurs parties latérales, ces mêmes dents pofées les unes contre les autres, se procurent un appui mutuel.

Les dents sont enchassées dans les alvéoles par leurs racines, & affermies par les gencives. Les gencives ont un ressort particulier, de même que l'alvéole. C'est à ce ressort que nous devons attribuer trois choses qu'il faut examiner.

Premiérement, d'où vient que la machoire inférieure, qui avoit au-dessus de sa base une épaisseur assez considérable à l'âge de trente & quarante ans, devient non-seulement fort étroite dans les vieillards en cet endroit; mais que même les alvéoles s'effacent entiérement.

Secondement, pourquoi une dent qu'on a remise dans son alvéole immédiatement après en avoir été séparée, s'y rafermit, & y reste souvent toute la vie.

Troisiémement, par quelle raison le corps des dents de l'une & de l'autre machoire, qui n'ont plus de dents à leur rencontre avec lesquelles elles puissent se froter, semble surpasser de beaucoup en longueur les autres.

Ces trois choses, quoique différentes entr'elles, s'expliquent par la flexibilité

bilité & le reſſort des alvéoles. A l'égard de la premiere queſtion, la partie ſituée au-deſſus de la baſe de la machoire inférieure des vieillards & la plus voiſine de ces alvéoles, ne devient étroite, & les alvéoles ne s'affaiſſent, que parce qu'étant flexibles, ils ne tiennent plus leurs parois écartez, lorſque la racine vient à manquer. Ces mêmes parois s'approchant les uns des autres, l'alvéole s'efface entiérement; ainſi la partie de l'os maxillaire la plus voiſine, en devient moins étenduë; les gencives occupent moins de volume; & la machoire eſt par conſéquent moins épaiſſe dans ces endroits.

Pour la ſeconde queſtion, une dent remiſe dans ſon même alvéole, s'y rafermit par le reſſort & la flexibilité de l'alvéole même & des gencives, comme auſſi par l'impulſion ou compreſſion occaſionnée par l'inſinuation du ſuc nourricier, qui donnant plus d'épaiſſeur à l'alvéole & à la gencive, les retrécit, & rend l'un & l'autre plus propres à mieux affermir, & à mieux embraſſer la racine de la dent.

Je penſe auſſi que les alimens dans la maſtication, venant à preſſer l'extérieur des gencives & des alvéoles de tous côtez, ont beaucoup de part au raprochement de ces parties, ou à leur affaissement.

Concernant la troisiéme question, qui regarde les dents qui n'en ont point à l'opposite, sur qui elles puissent s'appuyer, & qui semblent surpasser les autres, on doit penser que ces dents n'étant plus usées par le frotement des autres, ni recognées par-là dans leurs alvéoles, les fibres osseuses de l'alvéole les serrent par la vertu élastique du ressort, les expriment & les obligent à sortir, à quoi la figure conique des racines des dents contribuë beaucoup.

Les racines des grosses molaires étant écartées les unes des autres, forment par ce moyen une assiette large; ce qui fait qu'étant fortement enchassées, elles résistent plus facilement aux compressions qui leur arrivent, lorsqu'on mâche des corps durs.

La disposition des racines écartées de ces grosses molaires, empêche aussi qu'elles ne soient si facilement expulsées de l'alvéole, quand il n'y a point de dents à leur rencontre.

Les racines des dents ont beaucoup plus de longueur que leur corps n'en a; ce qui les rend capables de résister aux efforts considérables qu'elles font dans la mastication.

Quelques uns ont considéré les dents comme autant de leviers, prenant pour le point d'appui de la dent, la circonférence engagée dans l'ouverture de l'alvéole, où elle se trouve plus exactement serrée qu'ailleurs ; la partie de la dent contenuë dans l'alvéole, pour le long bras du levier, & la portion qui excéde l'alvéole, pour le petit bras du levier. On sçait par les régles de la mécanique & par l'expérience journaliere, que la force du levier est d'autant plus grande, que le bras sur lequel la puissance ou la force majeure agit, est long & éloigné du point d'appui ; & qu'au contraire celui sur lequel la résistance fait effort, est racourci & voisin du point d'appui : ce qui se prouve par l'exemple des tenailles, qui ont d'autant plus de force, que leurs branches sont plus longues & leurs extrêmitez plus éloignées du point d'appui, tandis que les extrêmitez de leurs machoires en sont voisines.

Cette disposition ne contribuë pas peu à rendre les dents plus fermes & plus stables dans leur intime union avec les alvéoles, & plus capables de résister par conséquent aux impulsions, aux mouvemens & aux efforts qui se réiterent si souvent dans la mastication; surtout lorsqu'il s'agit de rompre, de diviser, ou de triturer avec elles certains corps durs. Cet avantage est considérable pour les maintenir dans leur état naturel ; mais lorsque par quelque maladie on est obligé de les ôter de leurs alvéoles, cela produit un effet tout contraire, & en rend l'exécution d'autant plus difficile, qu'il se rencontre que la plus grande partie de la dent, considérée comme le grand bras du levier, se trouve fortement engagée dans une cavité profonde, qui l'embrasse de toutes parts, & qui forme la résistance, tandis que la partie de la même dent la moins étenduë en longueur, & considérée comme le petit bras du levier, est celle sur laquelle la puissance agit pour lors.

Les racines des dents, de même que leurs alvéoles, se trouvent recouvertes d'un périoste qui leur est commun. On observe au colet de la dent, à l'endroit du corps où s'attache la gencive, quelques inégalitez peu apparentes, qui rendent plus exacte l'adhérence de la gencive à la dent ; ce qui empêche qu'aucune partie saline des alimens

DENTISTE.

n'entre dans l'alvéole.

Les racines de chaque dent ont chacune une cavité dans toute leur longueur : Elle est plus considérable dans les dents qui se renouvellent à l'âge de huit ans, qu'elle ne l'est à dix : Elle va toujours en diminuant de capacité d'année en année, & à mesure que la dent croît en longueur, en grosseur & en épaisseur ; jusques-là qu'elle disparoît presque entièrement dans les vieillards. La cavité de chaque racine va aboutir à une plus grande, qui se trouve dans le commencement du corps de la dent, & qui se partage aux dents molaires presque toujours en autant de petits sinus ou conduits, que la couronne de ces dents présente d'éminences. Cette grande cavité est tapissée d'une membrane, qui sert de soutien aux petits vaisseaux sanguins & aux nerfs qui se distribuent dans l'intérieur de la dent.

Les dents incisives & canines de la mâchoire supérieure, reçoivent leurs nerfs de la branche de la cinquiéme paire appellée maxillaire supérieure, laquelle passant par le conduit, qui se remarque au bas de l'orbite, pour aller se distribuer à la face, fournit dans ce trajet des rameaux qui vont à ces dents.

Les molaires de la même machoire, reçoivent leurs nerfs de la même branche par des trous qui se trouvent postérieurement à la face latérale extérieure de l'os maxillaire supérieur qui fait partie de la fosse temporale.

Les artéres & les veines accompagnent toujours les nerfs, & se portent aux dents par la même route. Les artéres des dents sont des rameaux qui viennent des carotides externes, & leurs veines vont se décharger dans les jugulaires externes.

Les dents de la machoire inférieure reçoivent leurs nerfs de la portion de la cinquiéme paire nommée maxillaire inférieure. Cette portion de nerfs, après être sortie du crâne par le trou auquel elle donne son nom, & avoir fourni plusieurs gros rameaux qui vont à différens endroits de la face, descend entre les deux muscles ptérigoïdiens. Là elle se partage en deux branches principales, dont la plus petite va se perdre dans la langue, & la plus considérable entre dans le canal de la machoire inférieure, par l'ouverture qui est à la face intérieure, entre les éminences nommées condiloïdes & coronoïdes. Cette branche parcourant ce canal, donne, chemin faisant, des filets à toutes les racines des dents, tant molaires que canines. Cette même branche étant parvenuë au trou nommé mentonnier, elle se divise en deux branches, dont la plus considérable sort par ce même trou, pour se distribuer à la lévre inférieure, & communiquer avec la portion dure de la septiéme paire, & l'autre continuë sa route jusqu'à la simphyse du menton, en fournissant dans ce chemin des rameaux aux dents incisives.

Les artéres qui se distribuent aux dents de cette machoire, sont aussi des productions de la carotide externe ; & les veines qui sortent des dents, vont se décharger de même que les précédentes, dans les jugulaires.

Outre la cavité qu'on remarque dans l'intérieur de la dent, on observe que son corps est composé de deux substances, qu'on peut distinguer en intérieure & en extérieure. La premiere paroît être de la même nature que celle qui compose la racine. L'autre au contraire, en différe beaucoup : Elle a à peine un tiers de ligne d'épaisseur à la circonférence du corps ou de la couronne, & à mesure qu'elle va former l'extrêmité de ce corps ou couronne, elle se trouve plus épaisse. Elle est très-blanche & si dure que le burin & la lime ne peuvent agir sur elle que très-difficilement. Cette substance que l'on nomme émail, se forme avant la sortie de la dent, se fortifie & s'embellit jusqu'à l'âge d'inviron vingt ans; après lequel tems cet émail commence à s'user par le frotement continuel.

Si l'on examine cette substance à la faveur du microscope, on trouvera, suivant la remarque de M. de la Hire (*a*) » qu'elle est composée d'une infinité de » petits filets, qui sont attachez sur la » partie interne de la dent par leurs racines, à peu près comme les ongles & » les cornes le font aux parties où elles » s'attachent. On voit très-facilement, » continuë cet illustre Académicien, » cette composition dans une dent rompuë, où l'on remarque que tous ces » filets, qui prennent leur origine vers » la partie de la dent qui touche la gencive, sont fort inclinez à cette partie, » & presque perpendiculaires sur la base

_____
(*a*) Mathématicien & membre de l'Académie Royale des Sciences. Mémoires de l'Académie de 1699.

DENTISTE.

de la dent : Par ce moyen ces filets « résistent davantage à l'effort qu'ils « sont obligez de faire en cet endroit. »

M. de la Hire est persuadé que l'accroissement de ces filets se fait comme celui des ongles. Il ajoute qu'il peut « arriver que dans quelques dents ces fi- « lets qui en font l'émail, ne soient que « par paquets, dont les extrêmitez s'u- « nissent ensemble ; mais qu'ils ne soient « pas joints exactement vers la partie « intérieure de la dent : Ce qui paroît « assez clairement dans la base des « dents molaires, où l'on peut voir la « séparation des paquets. Si l'extrêmi- » té des filets vient à s'user peu à peu, « la séparation des deux paquets s'aug- « mentera assez pour recevoir quelques « parties dures des alimens ; & alors il « se fera une petite ouverture sur la « base de la dent : La partie intérieure « de la dent se découvrira, & par con- « séquent la dent périra dans la suite. »

Quoique l'émail vienne à être usé jusqu'à ce point, il n'arrive pas toujours que la dent périsse pour cela ; puisque, nonobstant la perte de l'émail, la dent se conserve & se maintient : Ce qui se voit souvent dans les vieillards, même après avoir dépouillé de l'émail leurs

Tome I. C

dents par la lime, dans les endroits où elles étoient déja cariées. On voit encore des dents tronquées à moitié, & par conséquent dépourvûës de leur émail, se maintenir dans cet état sans carie & sans douleur, pendant plusieurs années, & quelquefois pendant toute la vie.

J'avouë cependant que les fibres de l'émail étant une fois usées, & ne pouvant plus se réparer, la substance intérieure de la dent étant alors pénétrée plus aisément, elle peut devenir plus sensible au froid & au chaud; ce qui fait quelquefois souffrir beaucoup, & est cause que la dent est plus disposée à se carier.

Dans la machoire du fœtus, les alvéoles ne sont pas tous formez, ou du moins ils ne semblent pas l'être; puisqu'il n'en paroît à chaque machoire que dix ou douze. Ils ont peu de profondeur, & leurs cloisons sont très-minces. Avant la sortie des dents, on distingue ces alvéoles au dehors par autant de bosses; les bords de ces petites cavitez sont très-minces; leur ouverture est aussi fermée par la gencive qui paroît pour lors tendineuse. Dans la suite la gencive devient molle, tendre &

vermeille, & elle demeure en cet état jusqu'à six ou sept mois. Si après l'avoir coupée, on examine ce qui est contenu dans les alvéoles, on trouve dans les premiers tems de la formation, que chaque alvéole renferme un amas de matiere molle & visqueuse, figurée à peu près comme une dent. Cette matiere est renfermée dans une membrane vesiculaire, tendre, poreuse & parsemée d'un grand nombre de vaisseaux : Ce sont ces mêmes vaisseaux qui se distribuent à la dent, après qu'elle est formée, lesquels s'attachent & se distribuent aussi au germe, pour y porter la nourriture & la matiere suffisante pour son développement & pour l'accroissement de la dent. La façon dont ces vaisseaux se manifestent en cette membrane, a donné occasion à quelques Anatomistes de la nommer Chorion. (*a*)

Cet amas de matiere molle & visqueuse, ainsi enveloppée de sa membrane, & arrosée par des vaisseaux, est ce qu'on appelle communément le noyau de la dent: Quelques uns le nomment la coque, & d'autres le germe de

(*a*) Chorion est le nom de la membrane la plus extérieure de celles qui enveloppent le fœtus dans la matrice.

la dent. Ce germe fournit d'abord par sa partie supérieure, à la machoire inférieure, & par sa partie inférieure, à la machoire supérieure, un suc qui se répand sur la surface extérieure de la membrane. Ce suc s'ossifiant, y fait une couche qui va former l'extrêmité du corps de la dent. Ce même germe fournit encore un nouveau suc pour faire une seconde couche: Ce suc se colle à la premiere couche, il s'ossifie ensuite entr'elle & la membrane du germe : Ces couches s'étendent par l'accroissement: La membrane du germe s'étend en longueur, tandis que le suc du germe se filtre peu à peu à travers les pores de cette membrane, pour former successivement de nouvelles couches. C'est de cette maniere que les dents reçoivent leur forme & leur accroissement.

Il est aisé de voir par ce qui vient d'être rapporté, que l'émail de la dent est le premier le plus formé, & que le nombre des couches augmente le volume de la dent, jusqu'à ce que le germe vienne à s'ossifier lui-même, & que la dent ait achevé de croître. C'est cette ossification qui affaisse les vaisseaux de la dent, & qui rend sa cavité peu apparente dans l'extrêmité de sa racine, & même quelquefois entiérement effacée dans un âge bien avancé.

Presque tous les Anatomistes veulent que l'arrangement des couches qui forment & perfectionnent les dents, soit différent de celui qu'on vient d'établir : Ils prétendent que les lames les dernieres formées sont extérieures, & les premieres intérieures ; mais comme l'opinion moderne, contraire à celle-ci, me paroît plus vraisemblable, c'est celle que j'adopte : C'est de M. Winslow (*a*) que je la tiens ; c'est lui qui m'a fait voir, sur un sujet nouveau-né, l'ordre que je viens de rapporter des couches de la dent, lequel est bien opposé à celui qu'on avoit établi. Il m'a dit, qu'avant lui, feu M. Mery (*b*) avoit donné la même observation, comme on le peut voir dans l'Histoire de l'Académie des Sciences, rédigée par

---

(*a*) Docteur-Régent de la Faculté de Médecine de Paris, Professeur & Démonstrateur en Anatomie au Jardin du Roi, de l'Académie Royale des Sciences, & Interprète du Roi en Langue Teutonique dans sa Bibliothéque.

(*b*) Premier Chirurgien de l'Hôtel-Dieu de Paris, & Anatomiste de la même Académie.

M. Jean-Baptiste Duhamel, alors Secrétaire de cette Académie.

Enfin à mesure que la dent prend de la nourriture, elle croît selon toutes ses dimensions; c'est pourquoi elle dilate l'alvéole; en s'allongeant, elle pousse par des efforts & des impulsions réïtérées, la gencive qui renferme l'alvéole: elle l'étend & la dilate de maniere qu'elle en écarte & en déchire les fibres. C'est ainsi qu'elle commence à paroître & à pousser peu à peu, jusqu'à ce qu'elle ait acquis sa grandeur naturelle.

Trois dispositions sont essentiellement requises, pour que les dents sortent facilement, dont deux appartiennent aux dents, & la troisiéme aux gencives.

Il faut premiérement que la dent soit d'une consistance assez dure, pour diviser la gencive qui la recouvre. Le défaut de consistance des dents des Rikais, (*a*) fait qu'elles restent toujours renfermées dans les alvéoles, sans en sortir, jusqu'à ce que le vice qui entretient la molesse des os soit dissipé, & que leurs dents ayent acquis la dureté qu'elles doivent avoir.

Secondement, que son extrêmité

(*a*) Rikais, Enfans en charte.

soit d'une figure propre à faire cette division. Ainsi les molaires n'étant pas tranchantes comme les incisives, ni pointuës comme les canines, elles ne sont pas si disposées à percer la gencive.

Troisiémement il faut que la gencive soit molle, souple, & qu'elle ne soit point trop épaisse.

Les dents percent aux enfans plutôt ou plus tard, selon leur force. On en a vû d'un tempérament si fort qu'ils avoient des dents en naissant : C'est ce qu'on a observé en la personne de Louis XIV. Roi de France, qui vint au monde avec des dents.

Elles viennent quelquefois à quatre mois, & pour l'ordinaire à six, à sept & à huit ; & il y a des enfans qui ne commencent à en avoir qu'à quinze mois & au-delà.

La premiere dent paroît ordinairement au-devant de la bouche, à la machoire inférieure. Quinze jours ou trois semaines après, il en sort une seconde à la même machoire. Lorsque ces deux petites incisives sont sorties, les deux grandes incisives de la machoire supérieure se font voir presque en même tems ; au lieu que celles de la machoire inférieure ne percent que l'une après

C iiij

l'autre. Il en perce enſuite deux en bas à côté des premieres, & puis deux en haut. Après les quatre premieres d'en bas, naiſſent les deux canines inférieures & les deux ſupérieures: C'eſt-là l'ordre ordinaire de la ſortie de ces ſortes de dents.

Les petites molaires ne paroiſſent que vers l'âge de deux ans ; ſçavoir, quatre en bas, & quatre en haut ; ainſi les enfans ont ordinairement vingt dents apparentes & formées à l'âge de deux ans ou environ ; mais quoiqu'il ſoit ordinaire de voir ſortir ces dents ſucceſſivement & dans ce même ordre, il arrive pourtant que quelques-unes des petites molaires paroiſſent quelquefois avant les canines, & les canines avant les latérales ou moyennes inciſives.

Les dents précédentes étant ſorties, l'enfant demeure en cet état juſqu'à la ſeptiéme année ou environ : Alors il en perce encore quatre autres derriere celles-là. A quatorze ans, il en vient quatre de plus ; & enfin vers la vingtiéme année, on voit paroître les quatre dents que l'on nomme dents de ſageſſe. La totalité de ces dents fait en tout le nombre de trente deux.

Quelquefois ces dernieres dents ne viennent qu'à l'âge de cinquante ans & plus; & j'ai observé que ces dernieres molaires, lorsqu'elles venoient dans un âge avancé, causoient quelquefois des fluxions, & même des abcès aux parties voisines; ce qui ne peut provenir que du tiraillement qui arrive aux fibres charnuës de la gencive, que la couronne de la dent force à s'écarter, en écartant aussi l'alvéole. Cette observation sera confirmée par plusieurs exemples qui seront rapportez dans la suite de ce Traité.

A l'âge de sept à huit ans, les dents incisives, canines & petites molaires tombent dans le même ordre qu'elles sont venuës. Tant qu'elles ne sont point chancelantes, ou prêtes à tomber, elles ont des racines bien formées; quoique quelques Anatomistes avancent, comme je l'ai déja rapporté, qu'elles n'en ont point. Mais ce qu'il y a de singulier, c'est que le corps de ces premieres dents, nommées dents de lait, se détache de leurs racines, sans que l'on sçache au vrai comment la plûpart de ces racines se détruisent; ce qui a fait conclure à quelques-uns que ces dents n'en avoient point.

Pour concevoir la véritable cause de la chûte de ces dents, il faudroit pouvoir rendre raison de la façon avec laquelle leur corps se sépare de leurs racines.

L'Auteur d'un petit Livre sur les dents, qui a paru depuis peu, veut (a) » que la racine de la dent de lait s'use » insensiblement par la pression & le » frotement de la dent qui doit lui succéder; ce qui continuë, dit il, jusqu'à ce que cette deuxiéme dent ait » pris la place de la premiere, en consumant de cette sorte toute sa racine, » dont il assure que les particules ou » sont consumées par la chaleur de ces » mêmes parties, ou sont entraînées » par la salive. »

Il est vrai que la seconde dent par son accroissement & par sa pression, pousse & chasse peu à peu la premiere dehors; mais pour en user elle-même la racine, il seroit difficile d'imaginer comment cet effet pourroit être produit; car il faudroit pour cela que la couronne, ou extrêmité de la seconde dent, fût agitée en différens sens contre la racine de la dent de lait, avec un assez grand mouvement, pour qu'a-

(a) Pag. 103. lign. 21. & suiv.

lors le frotement qui se feroit, fût seul capable de l'user, comme il arrive aux dents des adultes, qui s'usent assez souvent par le frotement mutuel qui se fait entr'elles. C'est ce qui ne se peut faire de même à la racine de la dent de lait, par la raison que la seconde dent ne faisant simplement que la toucher & pousser peu à peu, cela ne doit point causer l'effet d'un frotement.

A l'égard de l'impression, ou petit enfoncement qui se remarque à la racine de la dent de lait, U. Hémard dit (*a*) *que lorsque les dents de lait tombent d'elles mêmes, ou qu'on les ôte avec un fil ou autrement, elles se trouvent sans aucunes racines, portant seulement au-dessous de leur couronne la marque de la seconde dent qui l'a poussée dehors, pour se faire faire place.*

Je conviens que cette marque peut être faite par l'extrêmité de la couronne de la seconde dent, qui étant beaucoup plus dure que la racine de la premiere, n'a pas de peine à y faire cette impression; d'autant plus que dans ce tems-là cette racine est ordinairement très creuse & presque cartilagineuse; c'est pourquoi on pourroit présumer

(*a*) Pag. 47. lign. 20. & suiv.

que la Nature a difposé les fucs intérieurs de cette racine, ou les liqueurs qui l'arrofent extérieurement, de façon qu'ils contribuent à la diffoudre & confumer, plutôt qu'un fimple attouchement par la preffion de la feconde dent.

Si les particules de la racine de la dent de lait étoient confumées par la chaleur de ces mêmes parties, il feroit encore difficile de comprendre comment cette chaleur pourroit confumer ces particules, fans confumer auffi les autres parties qui les environnent, qui font tendres, délicates, & par conféquent fufceptibles d'impreffion autant que les particules de la racine de la dent de lait.

Si les particules de cette racine étoient entraînées par la falive, il faudroit encore que cette falive fût devenuë bien pénétrante, pour pouvoir paffer & repaffer ainfi au travers des gencives & des alvéoles, afin d'entraîner avec elle les particules de cette racine, qui doivent alors être renfermées dans la gencive & dans l'alvéole, où elles font encore affez étroitement ferrées dans ce tems-là. Il faut donc que la Nature fe ferve d'autres moyens plus particuliers & plus vraifemblables pour la diſſolution ou la conſomption des racines des dents de lait, que ceux que l'Auteur nous donne pour conſtans, & qui néanmoins paroiſſent tenir beaucoup plus de la conjecture que de la certitude.

Dans le tems de la chûte des dents de lait, & avant que les ſecondes les remplacent, elles ſe trouvent comme doubles dans leurs alvéoles, & à meſure que la ſeconde croît, elle pouſſe la premiere juſqu'à ce qu'elle lui céde la place.

Urbain Hémard (*a*) nous rapporte *qu'Hippocrate nous ayant laiſſé par écrit que les premieres dents s'engendroient & ſe formoient dans la matrice, des alimens que l'enfant y prend; pour s'aſſurer de la vérité, il avoit anatomiſé, en préſence de ſes amis capables de cette démonſtration, pluſieurs enfans nez avant terme, & que véritablement il avoit trouvé que les premieres dents ſe formoient dans la matrice; mais qu'aux enfans nouveaux nez, il n'avoit jamais remarqué ce qu'a prétendu Hippocrate, (b) c'eſt-à-dire, que d'autres nouvelles dents ſe formaſſent du lait, ni qu'après la chûte de ces pre-*

(*a*) Pag. 36. & ſuiv. chap. 8. l. 7. & ſuiv.
(*b*) Livre des Chairs.

mieres, il s'en formât d'autres des alimens plus forts que prend l'enfant ; & que cette opinion semble plutôt conjecturale, qu'une vraie recherche & démonstration anatomique des dents. Hémard ajoute, qu'ayant ouvert l'une & l'autre machoire à des enfans nez depuis trois ou quatre jours, & à d'autres à l'instant de leur naissance, il a trouvé que les incisives, les canines, & plusieurs molaires de chaque côté des machoires, étoient en partie osseuses, & en partie mucilagineuses, de mediocre grandeur & entourées de leurs petits étuis, ou alvéoles ; qu'après avoir tiré dehors les premieres dents incisives & canines, il avoit remarqué un entre-deux osseux ; (a) & qu'après l'avoir pareillement ôté, il avoit rencontré dessous tout autant de nouvelles dents incisives & canines qu'il y en avoit auparavant, presque toutes mucilagineuses, représentant la substance d'un blanc-d'œuf à demi-cuit, un peu moins épaisse que celle des premieres ; que ces dernieres dents étoient cachées au fond des mêmes alvéoles qu'occupoient

(a) C'est une petite lame d'os fort mince qui se remarque entre la racine de la dent de lait & le corps ou la couronne de la seconde dent, & qui les sépare jusqu'à ce que cette derniere ait percé.

les premieres. Quant aux grosses molaires, qui à sept ou huit ans, ou longtems après, commencent à sortir, il confesse n'en avoir jamais trouvé aucune trace, ni commencement.

Toutefois, dit-il, il est vraisemblable qu'elles ont commencé de prendre dans la matrice quelque naissance ou forme, quoique moins apparente; mais que dans la suite elles se façonnent & se perfectionnent de même que les autres; car on ne sçauroit prouver que les premieres & secondes dents & les molaires qui viennent dans un âge avancé, soient faites d'une différente matiere. Quelques-uns diront, continuë-t'il, mais si la matiere qui sert à la production de toutes les dents, est semblable, ou la même, dans le lieu & dans le tems auquel elles commencent à se former, d'où vient que les unes sont produites & sortent de l'alvéole & de la gencive plutôt que les autres? Certainement on doit bien plus s'en étonner, que penser à l'expliquer par des raisons, qui malgré leur apparence, ne peuvent être que douteuses.

Quoique les dents, dit-il, ne paroissent que longtems après la formation & la perfection des autres os, la matiere dont elles se forment, doit commencer en *même tems dans la matrice, ainsi que nous le voyons par l'anatomie du corps humain;* c'est pourquoi un Auteur célébre (a) a écrit, *que celui qui veut bien rechercher les ouvrages de la Nature, & observer ce qu'elle a fait dans la composition du corps humain, ne doit pas toujours en croire ce qu'il en trouvera dans les Livres; mais bien plutôt ce qu'il en verra de ses propres yeux.*

La premiere dent résistant quelquefois à la pression de celle qui lui succede, celle-ci perce pour lors la gencive, tantôt en dedans, tantôt en dehors, & paroît tortuë. La premiere étant ôtée, ou tombée d'elle-même, la dent nouvellement venuë se redresse, & reprend la place que la dent de lait occupoit auparavant. Il n'en est pas de même des petites molaires, parce qu'étant plus larges & ayant plus d'assiette que les autres, celles qui viennent à les pousser, agissent plus fortement par le milieu. De-là vient qu'elles sortent droites.

Il faut remarquer qu'il arrive quelquefois que certaines dents de lait ne se renouvellant jamais, restent dans

(a) Galien, liv. 2. ch. 3. de l'usage des Parties.

Tom. I.er   Premiere planche.   pag. 41.

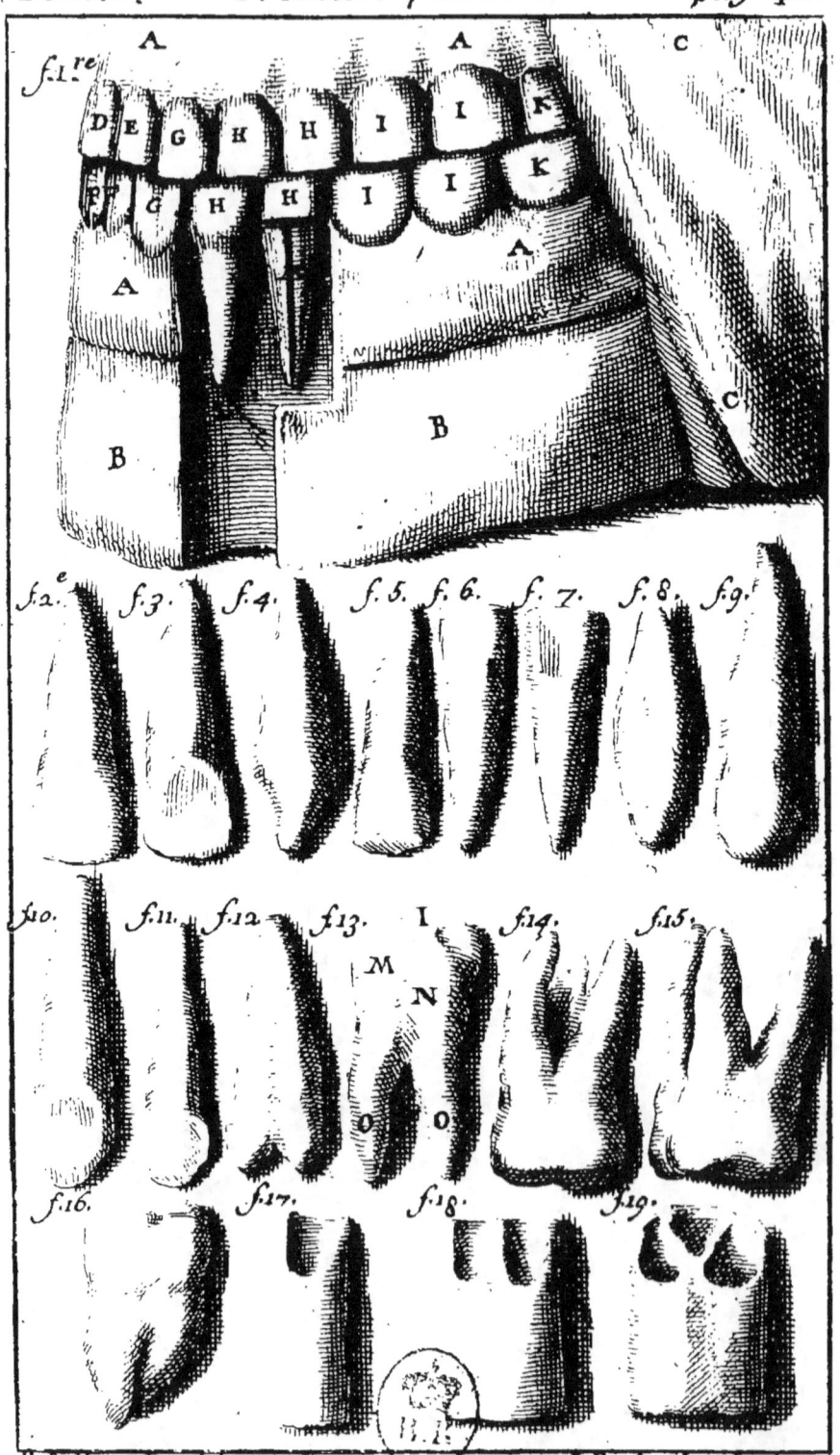

P. Belhomme delineavit.   I. B. Scotin Sculpsit.

leurs alvéoles, presque aussi fermes & aussi stables que celles qui se sont renouvellées. Elles peuvent même servir & satisfaire à toutes les fonctions & à tous les usages dont sont capables les dents les plus parfaites, après s'être renouvellées.

Explication des Figures contenuës dans la Planche premiere.

LA Figure premiere représente les deux machoires tronquées en haut, en bas & postérieurement, vûës de côté avec le ratelier garni de toutes ses dents.

A A A A Les gencives extérieurement vûës dans toute leur étendue.

B B La surface latérale gauche de la machoire inférieure.

C C Le muscle masseter.

D Incisive supérieure antérieure, ou grande incisive antérieure.

E Incisive supérieure latérale, ou moyenne incisive.

F F Incisives inférieures, ou petites incisives.

G G Canines supérieures & inférieures, la supérieure recouvrant un peu l'inférieure.

Tome I. D

H H H H Petites molaires inférieures & supérieures.

I I I I Grosses molaires inférieures & supérieures.

K K Dernieres molaires supérieures & inférieures.

L Le cordon des vaisseaux qui se distribuent à la dent, composé d'une artere, veine, nerf, &c.

M. Le canal de la dent ouvert.

La Figure II. représente une grande incisive, vûë dans toute son étenduë par sa partie antérieure, ou extérieure. Les grandes incisives sont situées à la machoire supérieure.

La Figure III. représente la même dent, vûë par sa partie postérieure ou intérieure.

La Figure IV. représente encore la même incisive vûë latéralement.

La Figure V. représente une moyenne incisive, vûë dans toute son étenduë par sa partie antérieure ou extérieure.

La Figure VI. représente une petite incisive vûë dans toute son étenduë par sa partie antérieure ou extérieure.

La Figure VII. représente la même incisive vûë par sa partie postérieure ou intérieure.

La Figure VIII. représente encore la

même incisive vûë par sa partie latérale.

La Figure IX. représente une dent canine supérieure, vûë dans toute son étenduë par sa partie antérieure ou extérieure.

La Figure X. représente la même dent canine vûë par sa partie postérieure.

La Figure XI. représente une des petites molaires supérieures, vûë dans toute son étenduë par sa partie extérieure.

La Figure XII. représente la même molaire, vûë par sa partie latérale.

La Figure XIII. représente une des grosses molaires inférieures, vûë dans toute son étenduë par sa partie extérieure.

I La couronne de la dent.

M Le corps de la dent, ou partie émaillée.

N Le colet de la dent, faisant partie du corps.

O O Les racines de la dent.

La Figure XIV. représente une des grosses molaires supérieures, vûë dans toute son étenduë par sa partie extérieure.

La Figure XV. représente la même molaire, vûë dans toute son étenduë par sa partie latérale.

La Figure XVI. représente une des

dernieres molaires inférieures, vûë dans toute son étenduë par sa partie extérieure.

La Figure XVII. représente l'entrée, ou ouverture d'un alvéole séparé de ses voisins, ayant une seule cavité ou loge; les alvéoles des grandes, moyennes & petites incisives & des petites molaires n'ayant pour l'ordinaire qu'une seule cavité & étant à peu près semblables entr'eux, on n'a fait graver qu'un alvéole de cette espéce.

La Figure XVIII. représente l'entrée ou ouverture d'un alvéole séparé des alvéoles voisins, ayant deux cavitez ou loges.

La Figure XIX. représente l'entrée ou ouverture d'un alvéole séparé des alvéoles voisins & ayant trois cavitez ou loges. Les alvéoles n'en ayant pas pour l'ordinaire un plus grand nombre, on n'en a pas fait graver à quatre ou cinq cavitez, quoiqu'il s'en trouve quelquefois.

CHAPITRE II.

Des maladies des Enfans à la sortie des dents de lait, & des remédes qui y conviennent ; & dans lequel on parle de deux Livres nouveaux sur les dents.

LES premieres dents commencent à sortir aux enfans (*a*) à l'âge de sept mois ou environ. Cette sortie est accompagnée de divers accidens.

Elle est d'abord annoncée par le prurit (*b*) ou démangeaison des gencives, qui est bientôt suivi du ptialisme ou de la salivation de l'enfant, ce qu'on appelle ordinairement baver. Ce prurit se fait, parce que la dent devenuë plus grosse dans son accroissement & plus ou moins pointuë, étant disposée à sortir, (*c*) elle force & perce la gencive avec un certain degré d'irritation, ainsi qu'il arrive à la peau,

(*a*) Urbain Hémard, pag. 52. jusqu'à la pag. 58. chap. 14. jusqu'au chap. 15.
(*b*) Hippocrate, Liv. de la sortie des dents, section 3. des Aphorismes, Aph. 24. & 25.
(*c*) Paul Æginette, liv. 1. chap. 9.

lorsqu'une humeur acre & piquante, retenuë en dessous, & cherchant à sortir, nous contraint de nous grater en cet endroit jusqu'à l'entamer, pour donner issuë à cette matiere.

Le gonflement de la gencive se manifeste ensuite avec de grandes douleurs.

Si l'enfant ne périt pas, (*a*) il lui survient encore au-dedans ou autour de la bouche des aphtes (*b*) ou petits ulcéres, qui ont la convexité blanche avant que d'être percez, qui sont engendrez souvent par la partie la plus acre & la plus séreuse du sang, & qui se forment d'autant plus aisément, que la superficie de la membrane interne de la bouche est alors molle & tendre. Les amigdales & quelquefois les parotides se gonflent, & il en provient des abcès considérables.

Quand les dents, (*c*) surtout les canines, sont sur le point de paroître, & qu'elles vont diviser la gencive, pour se faire jour, la démangeaison se convertit en une forte douleur accompagnée de fluxions sur les joües, sur les yeux, même sur tout le visage, de

---

(*a*) Hippocrate, ibidem.
(*b*) Corneille Celse, liv. 2. chap. **1.**
(*c*) Hippocrate, aphor. 25.

toux, de catharres, de la fiévre, du flux de ventre ou diarrée, de nausée, du vomissement, de l'insomnie, de convulsions, de frayeurs, de sommeil létargique, & quelquefois suivie de la mort.

La fiévre leur donne une altération très-grande & quasi continuelle, qui leur fait boire de l'eau toutes les fois qu'on leur en présente, ou qui les excite à sucer plus de lait que leur petit estomac n'en peut supporter. De cet excès proviennent l'indigestion & la corruption, & par conséquent le vomissement ou le flux de ventre, auquel ils sont d'autant plus sujets, que d'ailleurs ils abondent en sérositez bilieuses ou pituiteuses, qui étant répanduës des parties voisines dans l'estomac, & delà dans les intestins, humectent & relâchent leurs fibres. Cette diarrée leur arrive principalement quand il leur pousse des dents canines, c'est-à-dire, pour l'ordinaire à dix ou onze mois.

La toux leur survient à cause de l'air froid qui leur entre dans la poitrine, ou à cause des sérositez qui y sont répanduës.

Ils veillent, parce qu'ils ont des tranchées, ou qu'ils sont forcez de tousser, & leur insomnie augmente à mesure que leurs dents croissent. Les humeurs qui sont altérées par ces veilles & par l'inflammation des gencives, ne peuvent qu'exciter la fiévre de plus en plus.

La convulsion survient ensuite, parce que les humeurs qui sont emuës & fonduës par la chaleur de la fiévre, s'insinuent d'autant plus aisément dans les nerfs des enfans, que ces nerfs sont foibles; de sorte qu'en étant trop abreuvez, ces nerfs ne manquent pas de se contracter par la crudité & l'acrimonie de ces humeurs.

Ils ont des frayeurs pendant leur sommeil, ou à cause du lait corrompu dans leur estomac, ou à cause de quelque humeur vicieuse qui s'y pourrit, & dont il s'éleve au cerveau de malignes vapeurs par le moyen de la continuation des nerfs. Galien dit avoir observé, non-seulement dans les enfans nouvellement nez, mais même dans ceux qui sont plus âgez, qu'ils ont dans leur sommeil des imaginations effrayantes, & que cela leur arrive, quand leur estomac est rempli d'humeurs altérées & corrompuës, qui piquent son orifice, cette partie ayant un sentiment
fort

fort exquis & une grande connexité avec le principe des nerfs.

Tous ces symptomes qui arrivent aux enfans du premier âge, sont produits par la compression que la dent fait aux gencives pour la diviser en sortant, & par le tiraillement qui arrive aux fibres nerveuses du périoste & des gencives. Delà on doit sentir qu'il est d'une grande importance d'employer de bonne heure tous les moyens que l'art nous prescrit pour obvier à des accidens si fâcheux. Ils sont d'autant plus à craindre, que dans leur concours les germes dont se forment les dents, courent grand risque d'être offensez, de maniere que venant à périr, les dents qu'ils devoient former, ne paroissent jamais; comme il arrive, lorsque les matieres des abcès des gencives, ou celles d'un ulcére, viennent à consumer ces germes par leur séjour. Ils sont aussi souvent détruits par quelque coup ou chûte, ou parce qu'on aura ôté à contre-tems quelqu'une des dents de lait.

Il est à remarquer que les maladies dont nous venons de parler, & qui attaquent dans la premiere enfance, arrivent encore dans des âges plus avancez; mais le cas est plus rare.

Les dents incisives étant plus petites & plus tranchantes, percent plus aisément que les canines, & font beaucoup moins souffrir l'enfant. Les molaires, qui sont bien plus grosses & presque carrées, percent les gencives avec plus de violence; mais comme elles sont plus tardives, & que l'enfant a plus d'âge & de force, il supporte plus aisément la douleur.

Enfin les maladies ci-dessus rapportées, sont plus ou moins considérables, suivant que la complexion de l'enfant est plus ou moins vigoureuse.

Je crois ne pouvoir mieux placer qu'ici, les pronostics d'Hippocrate, qui dans son Livre de la sortie des dents de lait des enfans, dit, que ceux à qui les premieres dents percent en hyver, en supportent beaucoup mieux la sortie, parce qu'ils sont moins exposez à la fiévre, ou aux convulsions dans une saison froide que dans un tems chaud: Que lorsqu'ils ont la diarrée ou flux de ventre, ils sont moins sujets aux convulsions: Que quand ils ont la fiévre aiguë, ils en sont fort peu attaquez: Que les enfans, qui à la sortie des dents, ont de l'embonpoint, de la fraî-

DENTISTE.

cheur, & dorment profondément, sont en danger d'être surpris de convulsions: Que tous ceux qui tombent dans cet accident, n'en meurent cependant pas: Qu'enfin les dents sortent plus tard & avec douleur, & viennent plus petites & moins fortes aux enfans qui ont la toux, quand elles sont disposées à percer.

Par tous ces pronostics, on peut concevoir, que suivant la bonne ou mauvaise complexion des enfans, la sortie des dents est plus ou moins prompte, facile ou dangéreuse; Que le lait des Nourrices y est favorable par sa douceur, ou y devient nuisible par l'inflammation qu'il reçoit du mauvais régime, & de l'excès du vin, qui y est extrêmement contraire.

Il ne suffit pas que j'aye parlé des maladies qui surviennent à la sortie des dents de lait, & que j'en aye fait une légére explication, l'intérêt du Public & l'honneur de ma profession m'obligent à enseigner des remédes pour les combattre. Afin d'en prévenir & calmer la violence, il faut tâcher de rendre la gencive plus molle, plus souple & plus flexible: Lorsque la gencive est telle, la dent qui pousse a moins de

E ij

peine à percer. Il faut donner de bonne heure un hochet à l'enfant : Ce hochet par sa fraîcheur calme la douleur & modére l'inflammation pour un peu de tems, & par sa dureté il facilite la division de la gencive en la pressant, lorsque l'enfant porte ce corps dur à sa bouche.

On peut aussi se servir utilement de la cervelle de Liévre, ou de la moëlle qui se trouve dans les os de son rable ou de ses cuisses, de la graisse d'un vieux Coq, ou du sang de sa crête fraîchement coupée, pour en froter souvent les gencives de l'enfant. Ces quatre remédes sont recommandez par plusieurs Praticiens célébres. L'extrait qui se fait des racines de Chiendent, est encore très bon.

Les remédes suivans sont préférables.

On prendra parties égales d'eau de mauve & d'eau de guimauve mêlées avec un peu de miel de Narbonne : On trempera le bout du doigt dans cette liqueur qu'on fera tiédir, pour en froter souvent les gencives que les dents ont peine à percer.

On peut faire aussi des décoctions avec l'orge mondé, les raisins de Damas, les figues grasses & la racine de guimauve. On peut ajouter à cette décoction un peu de sucre candi, & y tremper un linge fin, avec lequel on humectera souvent la gencive.

L'huile de Ben ou Been, peut encore être regardée comme un bon reméde.

Pour les convulsions des nerfs du visage causées par la douleur des dents, on se sert de moëlle de Veau, dont on frote le visage de l'enfant.

On guérit les aphtes, ulcéres ou petits chancres, qui naissent dans la bouche, en les touchant légérement avec l'esprit d'alun ou avec l'esprit de vitriol, ou celui de sel, ou celui de soufre, ou avec le vitriol de Chypre, ou l'alun. On peut encore les faire disparoître, en se servant de l'Eau spiritueuse, déssicative, balsamique & antiscorbutique, dont j'ai donné la composition à la fin du Chapitre VI. de ce Volume.

Quant à ce qui concerne les maladies intérieures causées par la sortie des dents, surtout si l'on reconnoît que la limphe soit aigrie, il faut faire prendre à l'enfant de la gelée de corne de Cerf, dissoute dans le lait de la Nourrice, ou dans du bouillon.

Outre ce qui vient d'être dit, on ne doit pas négliger les remédes généraux ordonnez par un bon Médecin, tels que la faignée & les lavemens pour tenir le ventre libre, s'il ne l'eſt pas, & calmer ainſi la fiévre & les convulſions.

Si tous ces remédes ne ſoulagent pas l'enfant, ſi la gencive eſt rouge, gonflée & tenduë; ſi l'on voit, ou ſi l'on ſent au travers de la gencive, le corps de la dent, ſoit avec le doigt, ſoit avec la ſonde, il n'y a aucun danger à ouvrir la gencive en cet endroit : Il faut même faire cette opération promptement avec l'extrêmité d'un Déchauſſoir bien tranchant. Lorſqu'elle eſt faite à propos, elle peut arrêter tous les ſimptômes de la maladie, & ſauver la vie à l'enfant. L'ouverture que l'on fait à la gencive dans cette occaſion, doit être proportionnée au volume de la dent. On fait l'inciſion horizontale pour les inciſives & les canines ſuivant leur tranchant : Pour les molaires, on fait l'inciſion cruciale, & on obſerve de couper exactement la gencive qui poſe ſur les enfoncemens & ſur les éminences de la couronne de la dent. On fait cette incision cruciale, pour éviter qu'il ne reste des brides dans les enfoncemens de cette couronne. Les brides qui resteroient, seroient tiraillées & poussées à chaque instant par la dent qui doit sortir ; ce qui causeroit autant de douleur qu'auparavant. Il est important d'observer ces circonstances : Les Auteurs qui ont écrit sur ces maladies, ne l'ont cependant pas fait.

J'ai tâché de réfuter dans le Chapitre précédent, l'opinion d'un nouvel Auteur (*a*) sur le prétendu frotement qui use la racine des dents de lait ; je crois devoir placer encore ici quelques réflexions sur ce qu'il avance dans les termes suivans : *Nous avons de très-bons ouvrages sur toutes les maladies des dents, où les causes en sont disertement expliquées, avec l'indication des remèdes, & jusqu'à la description des instrumens qui servent aux opérations d'un Dentiste ; mais ne seroit-il pas plus utile de travailler à prévenir ces mêmes maladies, d'aller jusqu'à la source, pour la détourner, de détruire la cause du mal, ou de l'arrêter dans sa naissance ? On sent que cela ne doit être praticable, qu'en remontant*

(*a*) Pag. 5. lign. 14. & suiv.

aux causes les plus éloignées.

Il veut que les Péres, les Méres & les Nourrisses soient d'une bonne santé ; que les Méres soient sans passions violentes, qu'elles observent un bon régime de vivre, qu'elles soient bien gouvernées pendant tout le tems de leur grossesse ; que les Nourrisses ayent aussi les qualitez requises, & qu'elles ayent encore des surveillans expérimentez : Il juge qu'alors les dents de lait perceront aux enfans, sans leur causer tous les accidens qui leur arrivent si fréquemment.

Ceux qui ont un peu de Physique & d'expérience, conviendront avec cet Auteur, qu'il seroit à souhaiter que les Péres & surtout les Méres & les Nourrisses eussent les qualitez qu'il demande, & qu'on travaillât avec grand soin à former aux enfans une bonne complexion, qui donnât à leurs dents la facilité de percer, sans qu'ils fussent exposez à des accidens si ordinaires, & qui les fît joüir d'une santé parfaite ; mais à combien de causes antécédentes & éloignées veut-il inutilement remonter ? Combien de causes prochaines ne faudroit-il point arrêter ?

Ces causes dont il parle, varient

en tant de façons, les circonstances en sont si multipliées & si nombreuses, qu'il ne seroit presque pas possible de les réformer, de leur fixer un ordre nouveau, & de les tourner de maniere qu'elles pussent produire d'autres effets.

A l'égard des pronostics si redoutables, que l'Auteur fait sur les racines ou les restes de dents de lait, qui après la chûte de ces dents, demeurent entre celles qui sont renouvellées, & sur les caries des quatre premières grosses molaires, qui tout à la fois en peuvent gâter huit autres, ce cas a si peu de fondement, qu'on doit le regarder avec autant d'indifférence que beaucoup d'autres, touchant lesquels on trouve de semblables exagérations.

Cet Auteur qui s'est fait annoncer dans la Gazette de Hollande avec des éloges qui le mettent au dessus de tous les Auteurs qui l'ont précédé, avance qu'après avoir réitéré des expériences & des observations très-exactes sur des sujets de tout âge, & avoir justifié la conformité de sa théorie avec les preuves qu'il a fournies, tant sur des vivans que sur des morts, il est enfin parvenu à remarquer que les dents de lait ont des racines, que ces racines s'ufent par la compreffion des fecondes dents, que ces derniéres ont des cavitez, qu'elles ont des vaiffeaux qui les rendent fenfibles, & qu'elles font fujettes à l'érofion comme les dents de lait ; que cette érofion fe fait fuivant la différence de l'âge des enfans, quelquefois fur les dents de lait, & fouvent fur les fecondes, à proportion que les maladies qui la produifent, font plus ou moins actives, &c. Ce qui eft furprenant, c'eft qu'il n'ait indiqué aucun reméde contre cette érofion : Il auroit cependant rendu fes obfervations utiles, en le faifant.

Il prétend que l'érofion peut provenir de la rougeole, de la petite vérole & des fiévres malignes. Cette obfervation paroît fort bonne ; mais cet accident n'eft pas ordinaire.

M. Petit (*a*) marque bien plus la juftefle de fon jugement dans fon Traité des maladies des Os, Tom. II. Chap. XVII. Il y parle en habile

---

(*a*) Jean-Louis Petit, de l'Académie Royale des Sciences, de la Société Royale de Londres, ancien Directeur de l'Académie de Chirurgie, Chirurgien de Saint Côme, & ancien Prévôt de fa Compagnie.

Physicien des causes prochaines du Rakitis des enfans, d'où s'engendre l'érosion, se renfermant, pour ainsi dire, dans la seule sphére de l'enfant, n'allant point chercher des sources éloignées, & attribuant seulement cette maladie aux régions, au mauvais lait, à la douleur des dents, aux vers, au changement de nourriture & à de pareilles causes toujours prochaines, qui peuvent troubler la digestion & la chilification; ce qui produit un sang mal conditionné & un vice dans la limphe & dans les autres humeurs, & qui excite des douleurs, & par conséquent des cris, occasionne la fiévre, des insomnies, des convulsions, &c.

M. Petit s'explique sur cette importante matiére, avec tant de solidité, de clarté & de précision, que je ne puis que renvoyer à son propre Ouvrage.

Je crois devoir rendre justice ici à une Brochure qui porte le nom de M. Bunon, & qui a paru en 1741. sous le titre de *Dissertation sur un préjugé très-pernicieux concernant les maux de dents qui surviennent aux femmes grosses.* On y parle avec beaucoup de bon sens de la fausse opinion qui s'est répandue sur ce que l'extraction de la dent nommée communément *Oeillére*, pouvoit être préjudiciable à la vûë.

On y décide auſſi avec autant de raiſon, de la néceſſité qu'il y a quelquefois d'opérer ſur la bouche d'une femme enceinte, & ſur celle d'une Nourriſſe, ſans qu'on doive en craindre aucunes ſuites dangéreuſes, quand on le fait avec de ſages précautions. L'honnêteté avec laquelle on me cite dans cet Ouvrage, & les loüanges qu'on veut bien m'y donner, méritent que j'en marque ma ſenſible reconnoiſſance.

CHAPITRE III.

De l'utilité des Dents, & du peu de ſoin que l'on prend pour les conſerver.

LA naiſſance & la formation des dents, ſont l'ouvrage de la ſeule Nature; mais leur conſervation dépend ordinairement du ſecours de l'Art.

Il n'eſt pas ſurprenant qu'on néglige de s'inſtruire de la naiſſance & de la formation des dents : Cette négligence n'eſt point préjudiciable à tous les hommes : Il n'en est pas de même du peu de soin que l'on a d'apprendre la maniere de conserver les dents. L'homme naturellement attentif au soin de sa santé, néglige par un contraste singulier, ce qui y contribuë évidemment, je veux dire, la conservation des dents, & cette négligence devient très-nuisible : Car enfin la santé dépend de la digestion des alimens, qui ne peuvent être bien digérez, s'ils ne sont auparavant bien broyez : Ils ne sçauroient l'être, si ce n'est par l'action des dents, qui certainement ne sont en état de bien agir qu'autant qu'elles sont bonnes, & bien conservées, c'est-à-dire, qu'elles n'ont point de maladies qui les empêchent de diviser les alimens.

Je ne m'amuserai point à faire un plus long discours, pour justifier ces réflexions : Ce que je viens de dire là-dessus suffit pour en convaincre les personnes sensées & soigneuses de leur santé. Un plus grand détail seroit étranger à mon sujet, cette matiere étant plus du ressort de la Médecine & de la Physique, que de la partie de la Chirurgie pratique, dont je fais mon principal objet.

Si les dents sont très-importantes pour la conservation de la santé, elles sont aussi absolument nécessaires pour l'agrément de la voix, la prononciation du discours, l'articulation des mots & l'ornement du visage.

L'arrangement & la figure des dents, forment dans la bouche deux espéces d'enceintes capables de réunir & de modifier les sons de la voix d'une maniere harmonieuse, qui charme l'oreille, lorsque la langue exécute ses mouvemens, & qu'elle frappe l'air à propos. C'est par l'effet de cette harmonie que le discours est plus intelligible & plus gracieux qu'il ne le seroit, si les dents étoient mal arrangées, ou qu'elles laissassent des places vuides. Puissant motif pour engager ceux qui sont obligez de parler en public, & ceux qui s'adonnent à la Musique, à prendre soin de leurs dents. On peut même ajouter à ce motif, celui de ménager la poitrine. Il est évident, & l'expérience le démontre, que les dents bien conservées, empêchent l'air d'entrer & de sortir trop rapidement par la bouche, & qu'elles forment avec la langue une espéce de barriere ou d'écluse, qui ne laisse passer l'air que par mesure; ce qui fait que la poitrine ne s'épuise & ne se desséche pas si-tôt, ni si facilement.

Les dents servent encore à soûtenir les jouës & les lévres; ce qui n'est pas de moindre importance pour les agrémens du visage, comme on peut s'en convaincre par la difformité que leur chûte y fait appercevoir.

A quelles contraintes ne sont point réduites les personnes, surtout du beau séxe, lorsqu'elles ont perdu quelques-unes de leurs dents: Elles ne sçauroient ouvrir la bouche, dire une parole, ou faire le moindre soûris, sans montrer des défauts qui leur reprochent la négligence qu'elles ont euës à remédier aux affections contre nature, qui sont arrivées à ces parties.

Je pourrois encore rapporter ici plusieurs autres mauvais effets que cette négligence produit; comme la mauvaise odeur qui sort de la bouche, la couleur dégoûtante & la malpropreté des dents. La seule idée de ces défauts nous afflige, il faut donc les prévenir, ou tout au moins y remédier.

CHAPITRE IV.

Le régime & la conduite que l'on doit tenir, pour conserver les Dents.

APRÉS avoir dit de quelle importance il est de conserver les dents, il faut prescrire la méthode que l'on doit suivre pour y réussir. Elle consiste principalement dans le régime de vivre qu'il faut tenir, & dans les précautions que l'on doit prendre.

Le premier soin que nous devons avoir par rapport au régime de vivre convenable pour la conservation des dents, & en même tems de la santé, se renferme à choisir des alimens d'un bon suc, qu'il faut mâcher très-exactement, avant que de les faire passer dans notre estomac. Le proverbe ancien dit : *Que le morceau qui longuement se mâche, est demi cuit & l'estomac ne fâche.* (a) On ne sçauroit assez exprimer combien l'on péche en ce point. On se néglige, on s'abandonne à l'intempérance dans le manger, on engloutit sans attention,

(a) Urbain Hémard, pag. 6. l. 22.

& avec précipitation les alimens. Rien n'est capable de causer de plus grands désordres qu'une mastication imparfaite ; car si les alimens ne sont pas bien broyez par les dents, il est constant que la dissolution qui se fera dans l'estomac, sera longue, laborieuse & imparfaite. Ainsi au lieu d'un sang doux & balsamique, il en résultera au contraire un sang épais, aigri, ou enfin en quelque maniere vicieux. Les dents ne manqueront pas de s'en ressentir, soit par le sang qui passera dans leurs vaisseaux, soit par les vapeurs qui s'éleveront de l'estomac & de la poitrine, & qui s'attacheront aux dents, en passant par la bouche.

Le trop grand usage des légumes, tels que sont les choux, les porreaux, les ciboulles, les navets, les pois verds ; celui de la chair de pourceau, des viandes & des poissons salez, du fromage, du lait, &c. est préjudiciable aux dents, puisque toutes ces choses produisent un mauvais chile.

Les confitures, les dragées & tous les alimens sucrez, ne contribuent pas peu à la destruction des dents ; parce que le suc gluant qui en provient, s'insinuë dans les gencives, & se colle contre les dents; & qu'il y a dans le sucre un acide pénétrant & corrosif, ainsi que l'analyse Chymique le fait connoître, qui y cause tôt ou tard du dérangement. Aussi remarque-t'on que ceux qui font un grand usage de ces poisons séduisans, sont plus sujets aux maux de dents, & les perdent plutôt que les autres.

Ceux qui aiment les sucreries, & qui en usent fréquemment, ont rarement les dents belles, ou ne les ont que d'une médiocre bonté. C'est pourquoi il est nécessaire après avoir mangé des sucreries, de se laver la bouche avec de l'eau tiéde, pour dissoudre & enlever par ce dissolvant, ce qui pourroit être resté dans les gencives ou contre les dents.

Je ne prétens pas conclurre par ce que je viens d'avancer, qu'il soit absolument nécessaire de se priver entiérement des choses que j'ai marquées être contraires aux dents: On doit seulement en régler l'usage, & n'en pas faire une habitude, que l'expérience journaliére fait voir être toujours préjudiciable.

Il n'est pas moins important d'être sobre & retenu en buvant & en mangeant: Quand bien même le devoir & la Religion ne nous y obligeroient pas, les maladies qui font les fuites des excès doivent fuffire pour nous rendre fobres, réglez, & capables de nous contenir en tout.

 Les précautions que l'on doit prendre d'ailleurs pour conferver les dents, confiftent à ne point mâcher, caffer ou couper des alimens, ou autres corps trop durs, & à ne faire aucuns efforts avec elles, comme font ceux qui follement caffent des noyaux, coupent des fils de chanvre, de lin ou de foie, lévent par oftentation des fardeaux très-péfans, &c. Par de tels efforts, on ufe, on ébranle, on éclate des dents, on s'expofe à les perdre, & quelquefois on les perd en effet.

 Il faut éviter de fe fervir de curedents d'or, d'argent, d'acier, auffi-bien que d'épingles, ou de la pointe d'un couteau, pour ôter les viandes qui reftent entre les dents; parce que la dureté & la fraicheur de ces inftrumens leur eft contraire, furtout lorfqu'ils font fabriquez de cuivre, ou de fer. Il faut principalement rejetter l'ufage de ceux-ci, à caufe que la falive en détache des fels vitrioliques, qui peuvent être capables de corroder les dents : Les curedents de plumes déliées, font préférables à tous les autres.

La fumée du Tabac est encore très-contraire aux dents, elle les rend noires & vilaines, & d'ailleurs si l'on n'a pas la précaution de garnir le bout de la pipe, le frotement qui se fera contre les dents, ne manquera pas de les user peu à peu, & d'en découvrir les parties sensibles. L'expérience démontre ce fait, & c'est à quoi on ne fait pas ordinairement attention. Cette fumée produit encore un mauvais effet ; elle échauffe la bouche, & un air froid venant immédiatement à fraper les dents, ces deux extrêmes peuvent donner occasion à la fixation de quelque humeur dans la dent même, dans les gencives, ou dans quelques-unes de leurs parties voisines ; ce qui peut occasionner des douleurs & des fluxions très-incommodes, & même la carie, qui est le plus fâcheux de tous les accidens.

Ce n'est pas que je veuille par là détruire l'usage que l'on a de fumer du Tabac. Je sçai qu'on se noircit les dents en fumant, si l'on n'a pas un soin exact de les tenir nettes & de se rincer souvent la bouche ; mais je sçai aussi que la fumée du Tabac peut contribuer à la conservation des dents, en procurant l'évacuation des humeurs surabondantes, qui pourroient en agissant sur elles, les détruire. Mon dessein est seulement de faire remarquer, qu'il ne faut pas immédiatement après avoir fumé, exposer le dedans de la bouche aux impressions d'un trop grand froid.

Un Dentiste de cette Ville, grand ennemi du Tabac, ne veut pas même qu'on en use par le nez, prétendant qu'il est pernicieux aux dents. Il seroit à souhaiter qu'on en modérât l'usage; mais à l'excès près, je ne crois pas qu'il en puisse arriver des inconvéniens contraires aux dents. L'usage même en pourroit être utile aux personnes sujettes aux fluxions. Le Tabac déterminant les humeurs à s'écouler par le nez, en fait une diversion, qui les empêche de se jetter sur les dents; ce qui n'est pas un petit avantage.

Il arrive aux dents à peu près la même chose, qui leur survient après qu'on a fumé du Tabac, & qu'on les expose immédiatement à un air trop froid, lorsque prenant des alimens solides trop chauds, la bouche étant encore échauffée, l'on vient immédiatement, ou peu de tems après, à prendre d'autres alimens trop froids. Toutes les liqueurs que l'on prend dans ces dégrez extrêmes de chaleur ou de fraicheur, produisent le plus souvent par un usage inconsidéré, des effets contraires à la conservation des dents, & semblables à ceux dont nous avons parlé ci dessus. Plusieurs personnes boivent dans le même instant des liqueurs quasi boüillantes, & d'autres à la glace, sans penser que cette diversité de liqueurs chaudes & froides, est capable d'arrêter & de fixer les humeurs, même le suc nourricier dans les dents, & que ces matieres ainsi fixées venant à fermenter une fois & à rompre le tissu de la dent, causent la carie qui le détruit absolument.

Tous ces effets sont produits, & parce que la chaleur dilate les parties & raréfie les liquides qui coulent dans les vaisseaux, & parce qu'au contraire le froid contracte & resserrre les parties, rallentit le cours des mêmes liquides, les fixe & les épaissit en quelque maniere dans les tuyaux qui les contiennent. De là viennent la plûpart des obstructions suivies de suites fâcheuses qui détruisent les dents, pour peu qu'on néglige de suivre un régime de vivre régulier.

CHAPITRE V.

Maniere d'entretenir les Dents blanches, & d'affermir les Gencives. Opiats, Poudres & Liqueurs utiles, ou contraires à cet usage.

Les opiats, poudres & liqueurs dont on se sert ordinairement pour nettéïer & blanchir les dents, étant plus capables de nuire que de produire un bon effet, je dois détromper ici le Public, en lui indiquant les ingrédiens contraires qui entrent dans la composition des prétendus remédes dont il s'agit, & en même tems lui enseigner ceux qui sont les plus convenables.

On ne doit point se servir d'opiats composez de brique, de porcelaine, de pierre-ponce, ni d'aucuns ingrédiens de cette nature : Ces sortes de drogues étant portées sur les dents, en usent l'émail, & le rongent à peu près comme le feroit une lime. On peut se servir cependant de la pierre ponce, pourvû qu'elle soit mêlée avec des absorbans qui en embarrassent les pointes, & empêchent que leur action ne soit trop rude & trop mordante.

Le sel d'albâtre si vanté pour bien blanchir les dents, n'est autre chose que le talc calciné au feu, dont on fait une poudre fort blanche, à laquelle on mêle l'os de Seche, le sel de tartre, le sel décrépité, le sel de Saturne, l'alun calciné, ou autres ingrédiens semblables. C'est par cette composition qu'on a abusé tant de monde; mais si l'on examine à fond ses effets, on trouvera sans doute, qu'elle fait plus de mal que de bien.

Le suc d'oseille, le jus de citron, l'esprit d'alun, de vitriol & de sel, en quelque quantité qu'ils soient, ne doivent point être employez purs ou seuls, que très-rarement, & qu'avec grande circonspection; parce que dans la suite ils produisent ordinairement sur les dents une couleur jaune qu'on ne peut reparer. Ce n'est pas le seul mauvais effet que ces esprits produisent sur les dents, ils en usent l'émail de telle maniere, que si ces liqueurs y sont appliquées fréquemment & pendant quelque tems, elles le corrodent & le rendent comme vermoulu & criblé de quantité de petits trous. Si ces liqueurs produisent un effet si violent sur l'émail des dents,

dents, on peut juger à plus forte raison, combien les gencives en doivent souffrir, lorsqu'elles en sont touchées. C'est néanmoins dans l'usage de tels remédes que consiste tout le secret des Opérateurs avanturiers & charlatans. Ils font à la vérité disparoître le limon qui est autour des dents, & ils les blanchissent ; mais si l'on examine avec une loupe, (*a*) & même sans loupe, les dents ainsi blanchies plusieurs fois, on appercevra sans peine le ravage que les liqueurs qu'ils employent, y ont fait dans toute leur surface. Enfin la carie achéve un ouvrage si malheureusement commencé. On voit tous les jours des personnes dont la bouche gâtée montre qu'elles sont les victimes de l'ignorance de ces Opérateurs. Je suis étonné qu'on ait été si longtems leur dupe ; mais on veut guérir ; on croit aisément ceux qui promettent une guérison désirée avec ardeur, & on ne prévoit pas les suites fâcheuses des drogues nuisibles.

Ceux qui usent de petites brosses de crin, de morceaux de drap, ou de linge pour se blanchir ou netteïer les dents, s'en servent sans concevoir que toutes ces matieres sont trop rudes, & que leur

(*a*) Espéce de microscope.

fréquent usage pratiqué indiscretement, détruit souvent les gencives & les dents. Ce n'est pas sans raison que je conseille d'abandonner cet usage, & de s'en tenir, après qu'on se sera fait netteïer les dents, à se laver la bouche tous les matins avec de l'eau tiéde, en se frotant les dents de bas en haut & de haut en bas, par dehors & par dedans, avec une petite éponge des plus fines, trempée dans la même eau : Il est encore mieux de mêler avec cette eau une quatriéme partie d'eau-de-vie, pour fortifier davantage les gencives & affermir les dents. Si la commodité ne permet pas d'avoir de l'eau tiéde, on pourra se servir d'eau froide, en y trempant auparavant les doigts pendant quelque tems, pour en ôter la grande fraîcheur.

 Il est à propos de se servir le matin du demi rond du curedent de plume, pour ôter le limon qui s'est attaché pendant la nuit sur les dents. Il s'en glisse quelquefois entre les gencives & les dents ; le curedent ne pouvant pas y pénétrer, il faut en ce cas, en comprimant les gencives avec le doigt, relever les gencives d'en bas, & abaisser celles d'en haut.

Ce qu'il y a de très-convenable pour se froter les dents, c'est le bout d'une racine de guimauve, de mauve, ou de luzerne bien préparée, elle les blanchit sans offenser les gencives.

Ces petits soins n'étant pas toujours suffisans pour entretenir les dents, il faut avoir recours aux opiats & aux poudres suivantes, qui sont composées d'ingrédiens plus convenables que ceux que nous avons rejettez.

Opiat pour les Dents.

Prenez du corail rouge trois onces, du sang dragon en larme une once ; de la semence, ou de la nacre de perles, & de l'os de Séche, de chacun demie once ; des yeux d'Ecrevisses, du bol d'Arménie, de la terre sigillée & de la pierre hématite calcinée, de chacun trois gros ; de l'alun calciné, un gros ; le tout mis en poudre impalpable, incorporé dans une quantité suffisante de miel rosat clarifié, dont on fera un opiat d'une consistance molle ; observant que ce mêlange soit fait dans un vaisseau deux fois plus grand qu'il ne devroit être pour contenir le tout, à cause de la fermentation des ingrédiens qui montent extraordinairement, beaucoup plus en Efté qu'en Hyver; & pendant la fermentation, on aura foin de remuer cette compofition une ou deux fois le jour avec une fpatule de bois.

On ajoutera, fi l'on veut, quatre à cinq goutes d'huile de canelle & autant de celle de gérofle, qui en augmenteront la bonne odeur & même la vertu.

Cet opiat eft admirable pour nettéïer & blanchir les dents, fortifier & refferrer les gencives affez fouvent relâchées par des affections fcorbutiques, ou par d'autres humeurs acres, qui s'y font fouvent infiltrées; fans que cet opiat puiffe jamais caufer aucune mauvaife impreffion à l'émail des dents.

Pour entretenir & conferver les dents & les gencives, on prend de cet opiat gros comme un pois fur une éponge fine, on en frote les dents de bas en haut & de haut en bas, par dehors & par dedans, une ou deux fois la femaine. Si les gencives ont befoin d'être plus fortifiées, on prendra du même opiat fur le bout du doigt, avec lequel on les frotera deux ou trois fois le jour, & cela pendant huit à dix jours confécutifs. On peut encore fe fervir des deux opiats fuivans pour fe blanchir les dents; ils font très-convenables à cet effet.

Autre Opiat pour les Dents.

Prenez du corail préparé deux onces; de la gomme lacque, du sangdragon, du cachou, ou terre du Japon, de chacun une once; de la canelle, du gérofle & de la racine de pirêtre, de chacun six gros; du santal rouge, de l'os de Séche, des coquilles d'œufs calcinées, de chacun demie once; du sel décrépité un gros; le tout mis en poudre & passé par un tamis de toile de soie des plus fines, sera mêlé ensuite dans un mortier de marbre avec suffisante quantité de miel rosat.

Autre Opiat pour les Dents.

Pour l'autre opiat, prenez de la corne de Cerf, de l'yvoire, des os de pied de Mouton, du bois de romarin, de la croute de pain, de chacun deux onces, le tout brûlé séparément & réduit en charbon; de la terre sigillée, de l'écorce séche de grenade, du tartre de Montpellier, de chacun demie once; de la canelle deux gros; le tout mis en poudre très-fine, tamisé ou porphirisé & incorporé avec une suffisante quantité de miel rosat. Ces opiats seront renfermez dans des pots de fayance bien bouchez, pour s'en servir dans l'occasion suivant l'usage indiqué.

Les poudres pouvant être plus commodes pour certaines personnes, j'en donne ici deux excellentes compositions.

Poudre pour netteïer & blanchir les Dents.

Faites calciner, ou rougir au feu douze onces de pierre-ponce; mettez-les en poudre dans un mortier, & les préparez sur le porphire.

Prenez encore de la lacque plate ou commune six onces; os de Séche, quatre onces, bol d'Arménie, terre sigillée & alun calciné, de chacun deux onces; canelle deux gros; girofle un gros. Réduisez ces drogues en poudre dans un mortier couvert, & les passez par un tamis très-fin & aussi couvert. Quand cette poudre sera tamisée, vous y joindrez celle de la pierre-ponce porphirisée; & afin que le tout soit bien mêlé ensemble, & que cette poudre soit des plus fines, vous la repasserez encore une fois par le tamis : Ensuite vous la renfermerez.

On s'en sert avec une petite éponge tant soit peu mouillée.

On la peut encore réduire en opiat,

en la mêlant avec une quantité suffisante de miel rosat clarifié.

Autre Poudre pour les Dents.

Prenez de la pierre hématite calcinée & du corail rouge, de chacun une livre; os de pieds de Mouton calcinez, coques d'œufs, semence ou nacre de perles, & yeux d'Ecrevisses, de chacun quatre onces: Préparez-les sur le porphire. Prenez encore des coquilles d'huitres calcinées, os de Séche, bol d'Arménie & terre sigillée, de chacun demie livre; sang-dragon en larmes, douze onces, alun calciné & de la canelle de chacun deux onces; sel décrépité une once. Pilez-les dans un mortier, & les passez par un tamis très fin, pour que le tout soit en poudre impalpable & bien mêlé ensemble, en le passant une seconde fois par le tamis.

La quantité qu'on vient de marquer pour les doses de cette composition, peut convenir aux Dentistes qui se trouvent dans l'occasion d'en faire un grand débit. Les particuliers peuvent réduire ces doses suivant leur besoin, en y gardant une juste proportion. Lorsqu'on voudra se servir de cette poudre, on en mettra un peu fur une éponge fine un peu humectée d'eau, dont on fe frotera les dents.

Certaines perfonnes aimant mieux fe fervir de liqueurs, que de poudres & d'opiat pour fe blanchir les dents, afin de m'accommoder aux différens goûts, voici deux compofitions dont on pourra fe fervir avec beaucoup de précaution, & feulement lorfqu'il s'agira d'ôter la craffe, ou quelque noirceur, qui aura fait plus d'impreffion fur les dents, que le limon ordinaire, & qu'on ne pourroit ôter autrement foi-même.

Liqueur pour les Dents.

Prenez du jus de citron deux onces; de l'alun de roche calciné & du fel commun, de chacun fix grains; mettez le tout dans un plat de terre verniffé, & le faites bouillir un moment; puis l'ayant tiré du feu, paffez-le dans un linge blanc.

Pour fe fervir de cette liqueur, on prend un petit bâton entortillé d'un linge fin, qu'on trempe dans cette eau, on s'en frote doucement les dents, prenant garde de ne pas trop mouiller le linge; afin que cette liqueur n'agiffe pas trop violemment fur les parties voisines des dents. On ne doit s'en servir que très-rarement. Si cependant on veut en user plus souvent, il faut y ajouter le quart d'eau commune, pour en affoiblir la composition, en diminuant son acidité.

Autre Liqueur pour les Dents.

L'autre liqueur qui n'est pas moins convenable au même usage, se fait ainsi. Prenez du sel armoniac, du sel gemme, de chacun quatre onces ; de l'alun de roche deux onces. Après les avoir pulvérisez, mettez-les dans un alambic de verre, pour en distiller l'eau que l'on réservera pour s'en froter les dents avec les précautions mentionnées ; observant d'être aussi circonspect dans son usage, que dans celui de la liqueur précédente.

Quoique tous ces remédes soient excellens, ils ne sont pas cependant d'un grand secours pour les dents, si d'ailleurs on ne prend pas la précaution de les faire netteïer avant que de se servir de ces remédes. Il arrive assez souvent que le peu de soin que l'on a eu de ses dents depuis la jeunesse, rend tous ces remédes inutiles, ou peu efficaces.

Ayant proposé les racines d'althæa,

ou guimauve pour netteïer les dents, il faut donner la maniere de les bien préparer.

Les uns les font bouillir & infuser dans du vin rouge, ou dans du vinaigre avec l'alun, du bois de Bréfil de Fernambour & de la cochenille, pour leur donner une couleur rouge. Les autres y ajoutent des pruneaux, du miel & du sucre, dont ils font un syrop dans lequel ils les laissent confire pendant quelque tems, afin de les rendre plus agréables. D'autres les font bouillir dans de la lie de vin, &c. Mais comme la plûpart de ces compositions ne peuvent entiérement pénétrer ces racines, ni les entretenir suffisamment humectées, elles deviennent dans la suite aussi séches & aussi dures qu'elles l'étoient auparavant. C'est pourquoi j'ose avancer que la préparation suivante est meilleure que toutes celles qu'on a inventées jusqu'à présent.

Préparation des racines de Guimauve.

Pour préparer les racines de guimauve & les entretenir douces & molles, il faut les cueillir dans l'Automne, choisir les plus droites & les plus unies, les couper de la longueur que l'on souhaite, & les faire sécher au Soleil, ou dans un lieu médiocrement chaud, jusqu'à ce qu'elles ne contiennent plus d'humidité. Il faut ensuite en ôter la surpeau avec une rape, ou une lime rude, pour les rendre plus unies, plus pénétrées & plus colorées de rouge par la composition qui suit.

Prenez de l'huile d'amandes douces, ou à son défaut de la meilleure huile d'olive quatre livres; orcanette demie livre. Mettez-les ensemble dans un vaisseau de cuivre étamé, sur un petit feu de charbon; & pour empêcher que l'huile ne brûle, ajoutez-y en même tems un verre d'eau commune. Faites bouillir doucement le tout pendant un demi quart-d'heure. Ensuite ôtez-le du feu, & l'ayant un peu laissé refroidir, ôtez-en l'orcanette qui aura alors empreint l'huile de sa teinture. Ajoutez-y aussi-tôt du sassafras rapé, du girofle, de la canelle, de l'iris de Florence, du souchet, de la coriandre, du calamus aromaticus, & du santal citrin, de chacun une once; le tout concassé auparavant dans un mortier. Après quoi vous remettrez le vaisseau sur un petit feu couvert de cendre pendant deux ou trois heures, pour y entretenir une chaleur douce. L'ayant ôté, on mettra enfuite les racines de guimauves dans cette compofition, pour qu'elles y puiffent tremper; ayant foin de les remuer fouvent & de remettre le même vaiffeau tous les jours deux ou trois heures fur un feu couvert de la maniere qu'il eft marqué ci-deffus: Huit à dix jours fuffifent pour que ces racines foient pénétrées. Après quoi on les ôte de l'huile, pour y remettre d'autres racines, fi l'on juge à propos, jufqu'à ce que toute la liqueur foit confumée en pénétrant ainfi ces racines: A mefure qu'on les tirera de cette liqueur, il faut les bien effuyer avec un linge.

Rien ne conferve mieux la douceur & la moleffe de ces racines que ces fortes d'huiles, qui étant aromatifées de la maniere qu'on vient de le dire, leur donnent une odeur très-agréable.

Préparation des racines de Mauve & de Luzerne.

Les racines de mauve & de luzerne cueillies & préparées comme il vient d'être dit, font encore excellentes pour le même ufage. Voici encore une compofition, qui eft très-bonne pour l'une

& pour l'autre espéce de ces racines.

Lorsque vous aurez cueilli les racines de mauve ou de luzerne dans l'Automne, en choisissant les plus droites; que vous les aurez coupées de la longueur convenable, fait sécher & ôté leur surpeau avec la lime ou la rape, il faut donner plusieurs petits coups de marteau sur chacune de leurs extrêmitez, en les tournant avec la main gauche, à mesure que de la main droite on frape dessus. Ces coups de marteau servent à rendre les bouts de ces racines plus mols & plus cotonneux, & les réduisent en forme de pinceau, ou de petite brosse douce & propre à netteïer, blanchir & polir les dents, c'est-à-dire, après que la préparation de ces racines aura été achevée par la composition suivante.

Prenez quatre pintes d'eau commumune, mesure de Paris; mettez cette eau dans un assez grand chaudron; ajoutez-y un quarteron de bois de Brésil de Fernambourg coupé par petits morceaux; canelle, girofle & alun, de chacun une once; cochenille deux gros. Après les avoir concassez, laissez le tout infuser à froid pendant douze heures: Placez ensuite ce chaudron sur un feu médiocre : Faites bouillir cette composition environ un bon quart-d'heure : Otez-la ensuite du feu ; & lorsqu'elle sera froide, tirez-en le bois de Brésil avec un écumoire : Ensuite ajoutez y deux pintes de vin de teinte, (*a*) mesure de Paris, & quatre pintes d'eau-de-vie, une livre de sucre, une livre de miel blanc, & trois onces de baume noir liquide du Pérou : Mêlez le tout avec une spatule de bois : Remettez cette composition sur un feu médiocre ; & lorsqu'elle sera prête à bouillir, mettez-y vos racines, de façon qu'elles y puissent tremper. Tenez-les sur un très-petit feu pendant sept à huit jours, afin de leur donner le tems d'être pénétrées de cette composition ; ce que l'on connoîtra par la diminution de la liqueur, ou en entamant quelques-unes de ces racines. On augmentera ensuite le feu, sans néanmoins les faire bouillir ; autrement elles deviendroient racornies & trop dures. On aura soin de les remuer & de les tourner de tems en tems. Lorsque ce sirop, ou liqueur, sera diminué de plus

---

(*a*) Gros vin noir, dont les Marchands de vin de Paris se servent, pour donner la couleur aux autres vins.

des trois quarts, on retirera ces racines, on les essuiera un peu avec un linge, & on les laissera sécher d'elles-mêmes, en les étendant dans un endroit sec & propre : Après quoi, on les enfermera dans une boëte. Elles conserveront toujours une agréable odeur.

On peut diminuer, ou augmenter plus ou moins les doses de ces compositions, suivant que l'on voudra préparer plus ou moins de ces racines, entre lesquelles les meilleures, les plus liantes & les plus flexibles sont celles de mauves, lorsqu'on peut en trouver d'une grosseur convenable.

On doit faire attention que les doses qu'on vient de prescrire pour cette derniére composition, sont dans la juste quantité qu'il faut pour préparer cinq cens racines tant grosses que médiocres & petites.

Pour rendre ces racines plus rouges & plus parfaites, vous prendrez quatre onces de sang-dragon en larme, & deux onces de gomme-lacque en grain & choisie; le tout réduit en poudre, vous le mêlerez avec seize onces d'esprit-de-vin rectifié, ou pareille quantité d'eau de la reine de Hongrie, dans un matras qui sera plus grand de la moitié qu'il ne doit être pour contenir le tout, à cause de l'ébullition de l'esprit-de-vin. Vous boucherez exactement ce matras & le placerez sur un feu couvert de cendre ou de sable pendant vingt-quatre heures, pour y recevoir une chaleur capable de dissoudre ces drogues, sans néanmoins les faire trop bouillir; ayant soin de les remuer de fois à autres, pour en faciliter la dissolution.

Cette mixtion ayant été infusée pendant le tems prescrit, vous l'ôterez du feu & en froterez les racines avec les doigts, ou avec une petite brosse, ou pinceau de crin : Cette dernière préparation les rendra d'un beau rouge vernissé. On se servira de ces racines ainsi préparées, pour se tenir les dents nettes.

Lotion très-convenable pour raffermir les Gencives, & corriger la mauvaise haleine ou puanteur de la bouche.

Prenez vin d'Espagne, eau de feuilles de ronces distillée, de chacun une chopine mesure de Paris; canelle demie once; clou de girofle, écorce d'orange amère & séche, de chacun deux gros; gomme

gomme laque, alun calciné, de chacun un gros. Réduisez le tout en poudre subtile ; prenez encore du miel de Narbonne deux onces. Mettez le tout dans une bouteille de verre, placez là an coin de la cheminée sur des cendres chaudes, pour que ce mélange infuse pendant quatre jours, à un degré de chaleur médiocre & à peu près égal. Le cinquiéme jour on passera & on exprimera cette liqueur au travers d'un linge épais : On conservera ce reméde dans une bouteille bien bouchée, pour s'en servir dans l'occasion.

Lorsque les gencives ont besoin d'être raffermies, on prend une cuillerée de cette liqueur que l'on verse dans un verre : On en employe d'abord la moitié pour se rincer la bouche ; on la fait aller à droit & à gauche, & on la garde pendant quelque tems ; ensuite on la rejette & l'on prend l'autre moitié que l'on garde dans la bouche, suivant que les gencives ont plus ou moins besoin d'être fortifiées ; on les frote en même tems avec le doigt ; ensuite on se lave la bouche avec de l'eau tiéde. On réïtere la même chose le matin en se levant & le soir en se couchant. On peut continuer par propreté l'usage de cette lotion auſſi longtems que l'on veut; en ce cas il ſuffit de s'en ſervir ſeulement le matin à jeun.

Pour rendre ce reméde plus efficace, on ajoute ſur la totalité de cette liqueur une demie chopine d'eau de canelle diſtillée avec le vin blanc.

Si les gencives ſont bouffies, gonflées, baveuſes & ulcérées, alors avant que d'employer ce reméde, il faut ſe faire netteïer les dents, emporter avec les ciſeaux l'excroiſſance des gencives, en exprimer ſuffiſamment le ſang pour les dégorger, comme il ſera dit ailleurs, & de plus ſe froter les gencives une ſeule fois avec de l'alun calciné tout pur en poudre.

Autre Lotion très convenable pour le même uſage.

Prenez trois chopines d'eau commune meſure de Paris; mettez cette eau dans un pot de fayance, ferrez-là quatre fois avec un fer épais rougi au feu, mettez auſſi-tôt dans cette eau de la canelle groſſiérement pulvériſée une once; de l'alun calciné ſix gros; de l'écorce de grenade en poudre une once; du miel de Narbonne trois onces;

eau distillée de feuilles de mirte, eau distillée de feuilles de ronce, eau de rhuë & eau vulnéraire, de chacune quatre onces; eau-de-vie demie chopine; le tout mêlé ensemble, on bouchera exactement le pot pour le laisser ainsi infuser au coin de la cheminée sur des cendres chaudes pendant deux fois vingt-quatre heures. L'infusion étant finie, passez cette liqueur dans un linge épais, ou dans une chausse; ajoutez-y deux onces d'esprit de cochlearia : conservez-la dans une bouteille bien bouchée, pour vous en servir de même que des liqueurs précédentes.

Eau dessicative, astringente & rafraîchissante de l'Auteur, qui raffermit les Gencives, calme les inflammations qui y sont causées par des affections scorbutiques, & fortifie les Dents.

Prenez eau de plantin, eau rose, eau de myrthe, eau de rhuë, eau de canelle orgée, de la premiere eau de chaux, eau de cochlearia & jus de citrons, de chacune deux onces. Ajoutez-y deux gros d'alun & deux gros de sel armoniac en poudre, que vous y ferez fondre en agitant bien la bouteille, que vous aurez grand soin de boucher.

Cette eau est employée toute pure, & l'on s'en sert en y trempant le doigt plusieurs fois de suite, & s'en frotant à chaque fois fortement les gencives, ce que l'on réïtere deux ou trois fois par jour. On en continuëra l'usage autant qu'il en sera besoin.

Si quelques matiéres grossiéres de cette eau se déposent au fond des bouteilles où elle aura été mise, on la passera au travers d'un papier gris ou d'un linge épais, on rinsera ces bouteilles, & on y remettra cette liqueur qu'on aura clarifiée par ce moyen.

Eau spiritueuse, dessicative, balsamique & antiscorbutique de l'Auteur, contre une grande partie des maladies de la Bouche.

Prenez de bonne salsepareille quatre onces; d'aristoloche ronde, d'écorces séches d'oranges améres, de citrons & de grenades, trois onces de chaque; de pirêtre deux onces; de clous de girofle une once; de graine de moutarde une once; de semences d'éruca ou roquette sauvage, deux onces.

Le tout bien concassé dans un mortier, sera mis dans un matras à long cou, qu'on choisira plus grand de la moitié qu'il ne le faut pour contenir les drogues, à cause de l'ébulition : Ajoutez-y demie livre de sucre candi en poudre & autant de bon miel rosat clarifié & odorant. Versez par-dessus trois pintes de bon esprit de vin : Bouchez ou luttez bien ce matras, pour que rien ne puisse s'en exhaler, & y laissez le tout en digestion à froid pendant cinq à six jours.

Placez ensuite ce matras au Bain-marie pendant deux fois vingt-quatre heures, sur un feu ménagé de façon que les drogues y reçoivent le premier jour une chaleur médiocre, & le second jour une chaleur un peu plus ardente, sans néanmoins les faire bouillir.

Laissez-les refroidir, & versez la liqueur au clair par inclination dans une bouteille de verre, qu'on tiendra bien bouchée. Reversez sur le marc de ces drogues trois autres pintes du même esprit-de-vin : Rebouchez le matras, & le remettez au Bain-marie pendant deux fois vingt-quatre heures, y entretenant le feu comme ci-devant. Le tout étant refroidi, versez laliqueur comme vous l'avez déja fait, dans la même bouteille. Otez du matras tout le marc, & en exprimez le reste de la liqueur au travers d'un linge épais & blanc, & la joignez à l'autre liqueur.

Vous en remettrez la moitié dans le même matras, & y ajouterez de l'élixir de propriété & du baume du Commandeur, de chacun quatre onces, du sang-dragon en larmes réduit en poudre, trois onces & demie; de la véritable gomme de Gayac aussi pulvérisée, & du véritable baume noir & liquide du Pérou, de chacun trois onces; & gomme-laque en grain, deux onces.

Rebouchez votre matras, & le mettez encore au Bain-marie pendant deux fois vingt-quatre heures aux dégrez de chaleur déja indiquez. Après qu'il sera refroidi, versez la liqueur au clair par inclination dans une autre bouteille de verre que vous boucherez bien. Remettez le reste de la premiere liqueur dans le matras sur le reste des gommes, pour achever de les dissoudre: Placez de nouveau ce matras au Bain marie pendant deux fois vingt-quatre heures, & lorsqu'il sera refroidi, verfez ce qu'il contient dans la derniere bouteille. Filtrez cette liqueur au travers des cornets de papier gris fimples, introduits dans des entonnoirs d'ofier, qui feront pofez fur des bocals de verre à cerifes, qui recevront la liqueur, & lorfqu'elle fera toute filtrée, mettez-là dans une très-grande bouteille de verre, d'une grandeur à pouvoir contenir les liqueurs fuivantes, que vous y ajouterez.

Eau vulnéraire & eau premiere de canelle, trois pintes de chaque.

Eau feconde de canelle, trois chopines.

Efprit de cochlearia tiré avec la racine de raphanus, quatre pintes.

Il faut que toutes ces liqueurs foient bien fpiritueufes.

Vous agiterez fuffifamment cette bouteille, pour que le tout foit bien mêlé enfemble; & afin que cette liqueur foit entiérement clarifiée, vous la filtrerez encore une fois par de nouveaux cornets de papiers gris doubles, & vous la renfermerez dans une ou plufieurs bouteilles bouchées exactement.

Il n'eft pas fort néceffaire d'avertir ici, qu'on peut diminuer proportionnellement les dofes des drogues énoncées ci-dessus, suivant qu'on veut moins de liqueur : Cela doit se comprendre aisément. Si j'en fais une si grande quantité, c'est que le débit en est considérable chez moi.

Cette eau, comme on vient de l'annoncer dans le titre, est souveraine contre les affections scorbutiques des gencives.

Elle empêche qu'elles ne se gonflent & ne saignent aisément : Elle les fortifie & les vivifie.

Elle émousse la trop grande acreté & la saumure des liqueurs qui arrosent & parcourent les vaisseaux capillaires qui composent les gencives, laquelle acreté les ronge, les ulcére, & y produit souvent des hémorragies. Ces parties se relâchant par la désunion de leurs fibres, donnent occasion au sang d'y abonder de plus en plus, & à la sérosité de s'y amasser en trop grande quantité ; ce qui forme dans la suite des fungositez, des ulcéres & la carie.

Par sa vertu les dents ne sont pas sujettes à s'ébranler avant le tems : Elle raffermit celles qui ne sont pas considérablement déchaussées & chancelantes, & elle les maintient dans leurs alvéoles : Elle les entretient plus saines,

&

& elle en calme souvent la douleur, en mettant dans la cavité cariée, un petit coton qui en soit imbibé.

Elle guérit les aphtes, ou petits ulcéres qui surviennent aux gencives & au dedans des lévres, quand on les en frote quatre ou cinq fois dans un même jour, & elle diminuë la mauvaise odeur, dont la bouche pourroit être infectée.

Enfin cette eau & la précédente sont les remédes les meilleurs & les plus universels que l'Auteur ait trouvez pour la conservation & la guérison des gencives & des dents.

Ceux qui n'ont les dents que médiocrement ébranlées ou mal affermies dans leurs alvéoles, & dont les gencives sont molles, livides, boufies ou gonflées, prolongées & sujettes à saigner aisément, ou enfin scorbutiques, se serviront de cette eau une fois le matin, une fois après le dîner, & une fois le soir en se couchant, & ils continueront jusqu'à ce que les gencives soient suffisamment fortifiées : Mais dans la suite pour les maintenir en bon état, il ne sera besoin de s'en servir qu'une fois tous les matins, ou tous les soirs en le mettant au lit.

Son usage est d'en prendre sept à huit gouttes dans un petit verre, d'y tremper plusieurs fois le bout du doigt, & de s'en froter fortement les gencives & les dents.

Les personnes qui ont ces parties moins malades, & qui veulent les conserver en bon état, en prendront tous les matins la même quantité dans un verre, avec une bonne cuillerée d'eau chaude, & s'en laveront la bouche, en se frotant les gencives & les dents avec une éponge fine, ou avec le doigt.

Il est bon d'avertir ceux qui ont les dents mal propres, qu'il est nécessaire de se les faire netteïer, & de dégorger les gencives, avant que de se servir de cette eau; l'effet en sera plus prompt & plus avantageux.

Cette eau est encore merveilleuse, pour panser les abcès fistuleux & autres qu'on aura été obligez d'ouvrir à une bouche où il y a carie: L'on en imbibera alors les tentes, les tampons, ou les plumaceaux dont on se servira.

S'il arrive que cette eau, lorsqu'elle est employée toute pure, échauffe & enflamme les gencives, ce qui est très-rare, on doit en ce cas-là mêler avec de l'eau commune chaude, ainsi qu'on vient de le dire, ou se servir de l'eau précédente, qui est fort rafraîchissante, & à laquelle pour lors on peut ajouter quelques goutes de celle-ci.

CHAPITRE VI.

Causes générales des maladies essentielles, symptomatiques, accidentelles & relatives aux Dents, aux Alvéoles & aux Gencives: Le pronostic, diagnostic & dénombrement de ces maladies.

LES causes qui produisent les maladies des dents, sont deux en général. L'une est intérieure, & l'autre extérieure. La cause intérieure dépend pour l'ordinaire des vices de la lymphe peccante en quantité ou en qualité, acre ou corrosive, jusqu'au point de détruire par ses mauvaises impressions les parties les plus compactes du corps humain, telles que sont les dents, en rompant & en déchirant le tissu des lames osseuses qui les composent.

La lymphe se trouve d'un tel caractére dans les scorbutiques, dans ceux qui sont attaquez des écrouelles, surtout dans les vérolez.

Lorsque le suc nourricier est trop abondant, ou d'ailleurs vicié en quelque façon que ce soit, ou qu'il se distribuë en trop grande quantité dans une dent, qui se rencontre étroitement serrée entre les parois de quelque alvéole, alors il peut y produire des effets très dangéreux: De même, le sang dans une disposition inflammatoire, peut former un dépôt flegmoneux ou érésipellateux dans la cavité de la dent, ou dans son voisinage: Il peut aussi occasionner des douleurs violentes qui ne se terminent que par la perte de la dent; à moins qu'on n'ait le bonheur de la sauver, ou par le secours des remédes topiques, ou par quelque opération pratiquée de bonne heure & à propos.

Le régime de vivre que l'on observe, le trop dormir, le trop veiller, la vie trop sédentaire ou trop turbulente, ne contribuent pas peu à la conservation, ou à la perte des dents.

La bonne qualité du lait des Nourrisses, est d'une grande importance pour contribuer à la sortie des dents dans le tems qu'elles doivent paroître. Cette bonne qualité de lait sert à prévenir ou à diminuer tant de fâcheux accidens qui surviennent aux enfans, lorsque les dents sont disposées à percer la membrane des gencives, qui couvre en ce tems-là leur extrêmité, & qui s'oppose à leur issuë.

Toutes les passions violentes capables d'altérer la digestion, d'aigrir ou d'épaissir la masse du sang, d'occasionner des obstructions, & d'empêcher les sécrétions & excrétions qui doivent s'exécuter journellement pour la conservation & le maintien de la santé; ces passions, dis je, peuvent, lorsqu'elles altérent à un certain point la masse du liquide, être mises au rang des causes intérieures qui produisent les maladies des dents.

Tous ceux qui sont d'un tempérament pituiteux ou plectorique, dans lesquels la lymphe est trop abondante, sont ordinairement très-sujets à souffrir non-seulement des douleurs de dents, mais même à les perdre.

La plûpart des femmes grosses, sont aussi très-sujettes à éprouver le même sort: Les menstruës ne coulant point, la masse du sang reste chargée de superfluitez, dont elle se dépuroit auparavant par cette voie. Delà vient qu'ordinairement ces superfluitez se déposent sur les dents, ou sur les gencives, & que les femmes souffrent ces incommoditez plutôt dans la grossesse que dans tout autre tems; & nous voyons qu'elles en sont aussi souvent affligées, par la même raison, lorsqu'elles cessent d'être réglées.

La maladie que l'on nomme jaunisse, cause de si grands désordres dans la masse du sang, que les dents même s'en ressentent à un point, que quelquefois il en périt par le dépôt qu'elle occasionne sur ces parties.

Les causes extérieures ne sont pas en moindre nombre, & ne produisent pas des suites moins fâcheuses. Les vapeurs trop épaisses qui s'élevent de l'estomac & du poulmon, s'attachant à la bouche à peu près comme la suie s'attache à la cheminée, forment un limon visqueux qui rend la bouche pâteuse. Ce limon est très-contraire aux dents. Certaines portions d'alimens qui se nichent entre les dents, dans leurs intervales, ou du côté des gencives, produisent le même effet, pour peu qu'on néglige de se rinser souvent la bouche.

Le froid & le chaud causent encore aux dents & aux gencives des obstructions, dont les suites sont dangéreuses pour les dents.

Les injures du tems causent des rûmes & des caterres, dont les dents, les alvéoles & les gencives ne se ressentent que trop souvent.

Les efforts que l'on fait avec les dents, les ébranlent, les déracinent en rompant les adhérances & divisant l'union qu'elles ont avec les alvéoles & les gencives. Lorsque ces efforts sont trop violens, ils les courbent en les luxant tantôt dans un sens, tantôt dans un autre ; enfin ils les rompent, ou les emportent hors de leur place.

Les remédes mêmes dont on fait un trop grand usage en les appliquant sur les dents, dans l'intention de se les conserver, servent le plus souvent à les détruire ; car ils usent ou rongent la partie la plus importante à leur conservation, c'est-à-dire, leur émail.

Le trop grand usage de la fumée du Tabac, celui des sucreries & des fruits austéres leur est très-nuisible.

Les chutes & les coups violens qu'elles reçoivent sont très-souvent la cause de leur perte.

Enfin la négligence & le peu de soin que l'on prend de les nettéïer, est la cause la plus ordinaire de toutes les maladies qui détruisent les dents.

Leur plus grand ennemi est le mercure, vulgairement nommé argent-vif. Il ne l'est pas seulement par lui-même; mais encore par les mauvais effets qu'il est capable de produire dans le corps humain, par les corrosifs dont la plûpart des préparations mercurielles sont chargées, ou par les alliages qu'il contracte dans nos corps avec différens principes, par son trop long séjour, surtout lorsqu'il n'est pas évacué à propos. Le mercure fait par ses effets gonfler évidemment les gencives, les ronge & les détruit; il agit de même sur les membranes qui revêtent la racine des dents, soit intérieurement ou extérieurement; il les dissèque, pour ainsi dire, les déracine, les fait tomber, ou les détruit par les caries qu'il occasionne. Ces funestes effets ne se voyent que trop souvent, surtout dans le mauvais usage que font du mercure les gens peu versez à l'employer. Les Médecins & les Chirurgiens les plus expérimentez dans les maladies vénériennes, quoiqu'ils ne s'en servent qu'avec grande précaution, ont assez de peine, en se servant de toute leur industrie & de tous leurs soins, d'empêcher que le mercure ne détruise les dents. Les Doreurs à l'or moulû, les Miroitiers, les Plombiers, & tous ceux qui travaillent dans les Mines, &c. ne font que trop souvent la fatale expérience des mauvaises impressions que le mercure fait sur eux, & particuliérement sur leurs dents.

C'est par les mauvais effets qui viennent de ces causes, que les dents sont atteintes de tant de diverses maladies, presque toujours accompagnées de douleurs plus ou moins violentes.

Les maladies des dents se peuvent réduire à trois Classes, ou espéces différentes

Je range dans la premiere Classe, toutes les maladies des dents, produites par des causes extérieures.

Dans la deuxiéme Classe, celles qui attaquent les parties des dents engagées dans leurs alvéoles, ou recouvertes des gencives, lesquelles maladies sont occultes ou cachées.

Et dans la troisiéme Classe, les maladies symptomatiques causées par les dents.

Premiere Claſſe, qui renferme les maladies des Dents produites par des cauſes extérieures.

1. Le limon blanchâtre & viſqueux attaché aux dents.

2. Le limon d'un jaune ſafranné, comme collé aux dents : L'un & l'autre de ces limons précédent ordinairement le tuf ou le tartre des dents, & en ſont comme l'ébauche ; puiſque c'eſt de ce limon que ſe forment les couches du tartre.

3. Le tartre jaunâtre nouvellement formé & d'une conſiſtance plâtreuſe & fortement attaché aux dents.

4. Le tartre griſâtre ou noirâtre formé depuis pluſieurs années, a encore beaucoup plus de conſiſtance, & eſt ſi fortement adhérant & attaché à la ſurface de la dent, qu'il ſemble ne faire qu'un même corps avec elle.

5. Le tartre entiérement pétrifié ſur la dent, forme des maſſes pierreuſes d'un volume très conſidérable. (*a*)

6. La jauniſſe des dents, ou le terniſſement de l'émail, cauſé par une craſſe, ou par une viſcoſité qui s'attache à la ſurface de l'émail, fait à peu

(*a*) Voyez la Planche 2.

près le même effet que la poussiére & l'humidité qui s'attachent à la glace d'un miroir négligé.

7. Le ternissement de l'émail des dents, causé par une crasse grisâtre, ou noirâtre.

8. Le ternissement de l'émail des dents, causé par une crasse verdâtre.

9. La jaunisse de la substance propre de l'émail de la dent, dépendante de quelque matiére altérée qui la pénétre, ou du suc nourricier vicieux.

10. La lividité de la propre substance de la dent, causée par l'impression de quelque coup violent, qui aura donné lieu au suc nourricier de s'extravaser.

11. Les taches plus blanches que la substance de l'émail des dents, & qui pénétrent jusqu'à la cavité du corps de la dent.

12. L'érosion, ou les tubérositez de la substance émaillée de la dent, irréguliérement détruite, accompagnée d'une crasse noire qui s'engage dans les endroits les plus enfoncez de la surface de l'émail ainsi délabré.

13. L'émail de la dent est encore sujet à une autre déperdition de substance : Il s'use universellement dans

toute son étendue, ou dans partie d'icelle, surtout à l'extrêmité de la couronne, par la rencontre des autres dents, &c.

14. Les dents sont sujettes à plusieurs sortes d'agacemens; leur agacement ne dépendant quelquefois que de ce que leur surface émaillée est trop usée.

15. L'agacement des dents causé par de certains fruits acerbes que l'on mange.

16. L'agacement des dents qui se produit par l'effet de certains sons.

17. L'agacement des dents qui naît de l'effet de certains corps que l'on touche.

18. Les dents excédant en longueur leurs voisines, doivent être regardées comme des dents malades, étant disposées en partie contre nature; puisque non seulement elles déparent la bouche; mais qu'elles causent aussi des incommoditez aux parties voisines, & qu'elles nuisent à l'articulation de la voix, ce qui oblige à les limer.

19. Les dents qui viennent hors de leur rang, soit qu'elles soient surnuméraires, ou non, doivent être regardées comme un défaut de conformation, &

par conséquent comme une maladie.

20. La douleur des dents causée par l'impression des liqueurs trop chaudes ou trop froides.

21. La carie des dents est de deux espéces en général & de plusieurs en particulier. La carie molle & pourrissante fait le premier genre; & la carie séche fait le second.

Voici quelles sont les espéces particuliéres des caries du corps des dents.

22. La carie molle & pourrissante des dents.

23. La carie séche & comme mastiquée des dents.

24. La carie des dents compliquée, étant en partie molle & en partie séche.

25. La carie des dents compliquée de fracture.

26. La carie superficielle des dents, ne pénétrant que l'épaisseur de l'émail, ou partie d'icelui.

27. La carie plus profonde, pénétrant jusqu'à la substance non émaillée de la dent.

28. La carie très-profonde, pénétrant jusqu'à la cavité de la dent.

29. La carie située à l'extrémité du corps des dents.

30. La carie située à la surface extérieure des dents.

31. La carie située à la surface intérieure des dents.

32. La carie située à la surface latérale des dents.

33. L'excroissance charnuë ou fongueuse du cordon des vaisseaux dentaires, laquelle excroissance se manifeste dans les trous des dents considérablement cariées.

Des fractures du corps de la dent.

34. Les dents se fracturent suivant leur longueur, & l'on peut appeller cette espéce de fracture, fente ou scissure.

35. Les dents qui se fracturent obliquement, laissent des chicots tranchans, ou des esquilles pointuës, qui incommodent bien souvent la langue, ou les jouës, & alors on est obligé de les émousser avec la lime.

36. Les dents se fracturent horisontalement, & c'est la fracture qui leur est ordinaire, surtout dans le tems qu'on fait des efforts pour les ôter. Les chûtes & les coups contribuent aussi à les détruire. Il y a aussi des dents

qui sont si fragiles, qu'elles se cassent en mangeant.

37. Les dents sont ordinairement sujettes à une autre maladie que l'on nomme ébranlement, ou déplacement, & que l'on peut nommer luxation complette, ou incomplette.

38. Les dents se luxent, ou déboëtent en dehors.

39. Elles se luxent en dedans.

40. Et quelquefois sur les côtez.

41. Les dents se déboëtent encore en se tournant dans leurs alvéoles, de façon que leurs parties latérales se trouvent pour lors disposées d'un côte en dehors, & de l'autre en dedans.

42. Les dents se luxent en se déboëtant entiérement de leurs alvéoles par quelque coup violent, & tiennent encore à la gencive. Pour lors on peut les remettre en place, & bien souvent elles s'y maintiennent en bon état pendant plusieurs années, & quelquefois aussi pendant tout le cours de la vie, restant aussi saines qu'auparavant. Cette luxation est complette.

43. Les dents se luxent en travers, de façon qu'une de leurs extrêmitez touche la langue, l'autre les lévres, ou

la jouë, & c'est encore une luxation complette.

44. Les dents se luxent, étant poussées par quelques matiéres qui les chassent de leurs alvéoles, leur faisant surpasser le niveau de leurs voisines.

45. Les dents se luxent, en s'enfonçant dans l'alvéole au-delà de sa profondeur naturelle, par l'effet de quelque chûte, ou de quelque coup violent qui les aura frappées par leurs extrêmitez extérieures.

Seconde Classe, qui renferme les maladies qui surviennent aux parties des dents contenuës dans les alvéoles, ou entourées des gencives, lesquelles maladies étant cachées, ne peuvent être connuës le plus souvent que par ceux qui ont acquis une grande expérience.

1. La carie du colet de la dent, est la premiére & la plus ordinaire de ces maladies.

2. La carie située à la voûte des racines des dents.

3. La carie attaquant la racine des dents.

4. La carie attaquant l'intérieur de la cavité du corps de la dent, ou celle

de ses racines, sans que la dent soit d'ailleurs cariée dans aucun endroit de toute sa surface.

5. La fracture de la racine des dents, ou des chicots.

6. L'inflammation flegmoneuse, ou érésipellateuse, de la membrane qui tapisse l'intérieur de la cavité des dents & du canal des racines.

7. L'abcès qui se forme dans l'intérieur des dents.

8. La perte du germe de la dent.

9. L'inflammation de la membrane qui revêt les racines des dents extérieurement.

10. L'obstruction du cordon des vaisseaux dentaires.

11. L'inflammation de ce même cordon.

12. La supuration du cordon des vaisseaux dentaires.

13. La douleur distensive de toutes ces parties.

14. La douleur sourde des dents.

15. La douleur poignante des dents.

16. La douleur pulsative des dents.

17. L'atrophie, ou desséchement de l'alvéole, de ses membranes & des gencives, qui est suffisante pour causer la chute de la dent, sans que la dent

soit cariée, ni tartareuse, ni qu'elle ait causé aucune douleur.

Troisiéme Classe, qui renferme les maladies occasionnées par les dents, que l'on peut nommer accidentelles, ou symptomatiques.

1. La carie des alvéoles causée par les dents.

2. Les exostoses des alvéoles occasionnées par les dents.

3. La compression des alvéoles occasionnée par le trop grand accroissement de certaines dents.

4. L'inflammation du périoste qui revêt intérieurement les alvéoles & la surface extérieure des racines.

5. Le gonflement des alvéoles, lorsque leur substance spongieuse est abreuvée de quelque humeur surabondante & viciée; ce que les dents peuvent occasionner.

6. La fracture simple des alvéoles, causée par l'extraction de la dent, & par toute autre cause.

7. La fracture compliquée des alvéoles, avec déperdition de substance, occasionnée de même.

8. L'hémorragie simple, ou quel-

quefois très-violente, occasionnée par l'extraction des dents.

9. L'hémorragie dépendante de la rupture des vaisseaux dentaires, rompus en conséquence d'une dent fracturée.

10. L'hémorragie dépendante de la fracture de l'alvéole, en conséquence de quelque dent adhérante, ôtée avec violence.

11. L'hémorragie dépendante de quelque lambeau des gencives emporté, ou simplement déchiré, en ôtant une dent.

12. Le prurit, ou démangeaison des gencives des enfans, occasionné par la compression des dents.

13. La douleur des gencives à la sortie des dents.

14. Les ulcéres des gencives, occasionnez par les dents.

15. Les ulcéres de la langue, occasionnez par les dents.

16. Les ulcéres des lévres & des jouës, occasionnez par les dents.

17. Les gonflemens des gencives, causez par les dents.

18. Les abcès des gencives, ou du palais, causez par les dents.

19. Les fistules des gencives, causées par les dents.

20. Les fistules du palais, occasionnées par les dents.

21. Les fistules des jouës, causées par les dents.

22. Les fistules du menton, causées par les dents.

23. Les excroissances des gencives, causées par les dents.

24. La puanteur de la bouche, causée par des corps étrangers putréfiez aux environ des dents.

On peut encore ranger dans cette Classe les maladies causées par les dents, & que l'on appelle sympatiques, ou relatives; sçavoir,

25. L'avortement occasionné en conséquence de quelque maladie des dents.

26. Les nausées que les dents causent.

27. Les vomissemens que les maladies des dents causent.

28. Les diarrées que les maladies des dents causent.

29. La fiévre occasionnée par la douleur des dents.

30. L'insomnie occasionnée par la douleur des dents.

31. Le délire provenant des maux de dents.

32. Les maux de tête causez par les dents.

33. La maigreur des enfans occasionnée par les dents.

34. Les convulsions causées par les dents.

35. Le ptialisme occasionné par les dents.

36. L'ulcére & les gonflemens des parotides & des amigdales, occasionnez par les dents.

37. Les douleurs & les dépôts aux oreilles, causez par la douleur des dents.

38. Les ophtalmies, ou inflammations des yeux, causées par les douleurs des dents.

39. Les tumeurs, ou gonflemens des jouës, causées par les douleurs des dents.

40. Le polipe occasionné, ou entretenu par les dents cariées.

41. Les fistules lacrimales occasionnées par les maux de dents.

Les maladies des dents contenuës dans ces trois Classes, sont au nombre de cent trois: L'on pourra peut-être à l'avenir par la pratique, en reconnoître quelque espéce de plus. Il paroît par les écrits imprimez de ceux qui ont traité des dents, que l'on a jusqu'à présent négligé d'établir, les espéces & les différences des maladies qui concernent ces parties. C'est sans doute parce qu'on ne les pas examinées d'assez près, & qu'on n'a point observé régulièrement tout ce qui concerne les dents dans l'état contre nature.

Les premiéres maladies des dents, se manifestent avant que les dents paroissent, & ces maladies sont si considérables, qu'il y va quelquefois de la vie. Comme nous en avons déja traité au Chapitre II. de ce premier Tome, où nous avons prescrit quelques remédes pour les soulager & les guérir, nous ne nous étendrons point ici sur cette matiére, afin d'éviter la répétition.

A peine les dents ont elles commencé à paroître dans la bouche, qu'elles ont besoin d'un nouveau secours de la Chirurgie. La carie est la premiére maladie qui travaille à les détruire, & qui leur fait le plus la guerre dans tout le cours de la vie. C'est elle qui nous occupe le plus, ou à la combattre, ou à réparer les désordres qu'elle a faits.

La carie des dents se peut ranger sous plusieurs espéces. Si nous avons égard aux différentes parties & aux différentes causes qui la produisent, nous établirons plusieurs espéces de carie, lesquelles demandent des égards différens dans la maniére d'opérer & dans tous les traitemens.

La carie scorbutique, vérolique, scrofuleuse, &c.

La carie molle, ou pourrissante, & la carie séche.

La carie superficielle, est celle qui est la moins incommode & la moins dangéreuse, & celle dont on peut le plus aisément arrêter les progrès.

La carie profonde, au contraire, est celle qui cause de grandes douleurs, & qui engage souvent à ôter les dents, surtout lorsqu'elle pénétre dans la cavité du corps de la dent, ou dans celle de la racine.

La carie séche est ressemblante à du mastic, & ne cause point de douleur, à moins qu'elle ne dégénére en quelqu'autre espéce de carie.

La carie dépendante des causes intérieures, agit ordinairement sur les racines des dents, tantôt sur leur surface extérieure, tantôt sur la surface intérieure des racines, ou sur celle de la cavité du corps de la dent.

La carie qui vient des caufes extérieures, attaque ordinairement la furface extérieure, ou la partie émaillée du corps de la dent, quelquefois leur colet, rarement leurs racines, à moins que les dents ne foient déja chancelantes, ébranlées dans leurs alvéoles, & divifées des gencives.

La carie produite par les caufes intérieures, eft plus difficile à connoître, que celle qui vient des caufes extérieures, furtout lorfqu'elle n'attaque que les racines, ou le colet de la dent; parce qu'alors les gencives & les alvéoles la cachent. On ne peut fouvent la découvrir que par des conjectures fondées fur la violence & la permanence des douleurs pulfatives, des gonflemens, des tumeurs, ou des abcès plus, ou moins confidérables, qui très-fouvent l'accompagnent. Les fuites de celle-ci font plus fâcheufes que celles de la carie qui vient des caufes extérieures.

La carie provenant des caufes extérieures, eft plus aifée à reconnoître. Elle fe montre à découvert; elle eft auffi plus aifée à guérir, lorfqu'elle n'a pas été négligée, parce qu'il eft plus facile d'en ôter la caufe, & d'y apporter

ter un prompt secours ; ne s'agissant que d'y appliquer quelque reméde convénable, comme de limer, ruginer, cautériser, ou plomber l'endroit de la carie de la dent malade, &c.

La carie des dents est incurable, lorsqu'elle a fait de trop grands progrès. Alors il faut que la dent périsse, en tout, ou du moins en partie.

Les caries rongeantes, ou comme vermoulues, causées par un virus vérolique, scrofuleux, scorbutique, &c. sont celles qui font en peu de tems le plus de progrès : Elles sont les plus à craindre, & les plus difficiles à guérir.

Les progrès de la carie molle & pourrissante sont ordinairement plus faciles à arrêter. Celle qui est la moins à craindre est la carie séche ; puisque l'on peut se passer de la plomber, de la ruginer, ou de la cautériser ; qu'elle est indolente, & que même il ne faut pas l'ôter.

La carie des dents, de quelque espéce qu'elle soit, & de quelque cause qu'elle provienne, produit des effets plus, ou moins considérables, suivant les parties de la dent qu'elle attaque. Les opérations qu'il y a à pratiquer à son occasion, sont plus aisées, ou plus difficiles, suivant la situation des parties de chaque dent; ou suivant la situation des mêmes dents, ou que la carie est plus ou moins étenduë dans le corps, ou dans les racines de la dent.

Les tems dans lesquels la carie ravage le plus les dents, sont depuis l'âge de vingt-cinq ans, jusqu'à l'âge de cinquante ans. Ce n'est pas que dans tous les âges les dents ne se carient; mais plus ordinairement à ces âges-là, qu'à tout autre.

Quoique les dents, lorsqu'elles sont bien conditionnées, soient beaucoup plus dures & plus compactes qu'aucun des autres os, tant dans l'homme, que dans les brutes; elles ne laissent pourtant pas d'être susceptibles de fractures, surtout lorsqu'elles sont déja cariées.

Les dents se fracturent en différens sens, de même que tous les autres corps; & sont bien plus sujettes à ces accidens, que les autres os.

Les dents peuvent être fracturées dans toutes leurs parties en tous sens; cela arrive souvent par les efforts que l'on fait imprudemment avec elles, par les chûtes, ou des coups considérables qu'elles reçoivent, particuliérement dans les efforts que l'on est obligé de faire avec les instrumens, lorsqu'il s'agit de les extirper avant qu'elles soient ébranlées : Enfin quand il se rencontre que leurs racines sont unies, adhérantes & fortement attachées à leurs alvéoles ; cette sorte d'adhérance trop ordinaire, occasionne souvent la fracture de la machoire dans l'endroit des alvéoles, ou celle de la dent même. Lorsque la conformation se rencontre disposée de cette maniére, la dent ne peut être extirpée, si l'un de ces deux cas n'arrive.

Les dents comme les autres os, se fracturent en travers, ou horisontalement, ou obliquement, ou dans leur longueur. Leurs parties étant une fois divisées, ne se réunissent jamais ; soit parce que les vaisseaux qui s'y distribuent, ne sont pas disposez de maniére à fournir un suc suffisant & capable d'aglutination ; soit parce que leur propre substance est trop serrée & compacte pour lui donner passage ; ou que d'ailleurs le mouvement, l'air & les matiéres qui les touchent, sont autant d'obstacles qui concourent encore à s'opposer à la réunion de leurs parties divisées.

Quoique la réunion des parties des dents fracturées soit impraticable, leur fracture ne laisse pas de donner occasion à certaines opérations de Chirurgie; soit pour ôter les esquilles, ou les chicots qui restent après la fracture; soit pour les polir & unir dans leurs angles les plus pointus, les plus aigus, ou les plus tranchans. Ces chicots contribuent quelquefois à remédier aux défauts que la fracture laisse, & que l'art repare si bien qu'il est facile de s'y méprendre & de confondre ses opérations (a) avec celles de la nature même.

Tous les déplacemens, que les os souffrent dans leur articulation, doivent être mis au rang des luxations, ou des dislocations complettes, ou incomplettes; par conséquent on doit ranger de même ceux de l'articulation des dents. Lorsqu'une dent est chancelante, c'est une luxation commencée.

Lorsqu'après avoir été naturellement bien situées, elles se portent ou en devant; ou au dedans de la bouche, ou sur l'une ou l'autre des parties latérales, ce sont comme autant de luxations.

(a) Dents à tenons. Voyez la Planche 34.

Lorsqu'une dent tourne dans son alvéole, ensorte que les parties latérales de la dent répondent d'un côté en dehors & de l'autre en dedans; c'est une luxation complette.

Lorsqu'une dent semble être allongée, & qu'elle excéde par sa longueur ses voisines, que son colet & partie de ses racines surpassent le niveau des gencives, parce que l'alvéole, ou quelque matiére contenuë dans ce même alvéole la chasse; c'est une semi-luxation.

Toutes ces luxations, ou déplacemens des dents, & plusieurs autres dont on a déja parlé, peuvent se rétablir par différentes opérations de Chirurgie indiquées dans ce Traité, dans lesquelles on employe le secours de la main, des instrumens, des liens, & autres remédes. Les succès sont différens suivant les causes, & les circonstances qui accompagnent ces accidens.

Le plus ordinaire de ces déplacemens & celui qui précéde ordinairement les autres, c'est le tremblement des dents, ou la luxation commencée.

Les grosses dents se luxent en dedans bien plus fréquemment qu'en dehors. Les incisives au contraire se luxent bien plus souvent en dehors, qu'en dedans. Quoique l'un & l'autre de ces déplacemens soient très-fâcheux & très-incommodes, & qu'ils s'opposent également à la mastication, la luxation en dedans, est une des plus fâcheuses, parce qu'elle fatigue ou blesse la langue ; ce qui inquiéte plus que l'incommodité que cause la dent contre les lévres, ou contre les joues, lorsqu'elle est penchée en dehors. La moins incommode de ces luxations, c'est lorsque la dent est luxée sur le côté, ou qu'elle n'est qu'en partie tournée de la droite à la gauche, ou de la gauche à la droite, présentant ses surfaces latérales, l'une en dedans & l'autre en dehors.

Celle qui est la plus fâcheuse de toutes, c'est lorsque la dent est luxée en travers. Lorsque les dents sont luxées de telle façon qu'elle excédent par leur extrêmité leurs voisines, ce que nous appellons luxation, ou déplacement de bas en haut pour la machoire inférieure, & de haut en bas pour la machoire supérieure, la mastication est très-difficile à faire. Dans tous ces cas, il faut employer toutes sortes de moyens pour remboëter les dents, chacune dans sa cavité naturelle, pour qu'elles s'y rafermissent, s'il est possible. L'on y réussit souvent en ôtant les causes qui ont occasionné ces luxations, & en fortifiant les gencives. En attendant, on assujettira artistement ces dents, de maniére qu'elles ne se dérangent plus, & qu'elles puissent faire leurs fonctions. L'art a trouvé des moyens pour y parvenir, qu'on verra dans ce Traité; il faut les épuiser dans ces occasions.

La partie émaillée des dents, est encore sujette à une maladie qui ressemble fort à la carie; mais qui cependant n'est point une carie. Leur surface extérieure devient quelquefois inégale & raboteuse, quasi en forme de rape; mais disposée plus irréguliérement. Je nomme cette maladie érosion de la surface émaillée, ou disposition à la carie. Elle provient de ce que l'émail est usé par quelque matiére rongeante, qui y a produit le même effet en cette occasion, que la rouille produit sur la surface des métaux. L'on guérit cette maladie en polissant avec la lime la surface de la dent.

Les dents sont encore très-susceptibles de changemens de couleur; elles deviennent plus, ou moins noirâtres, ou jaunâtres, selon que les divers sucs qui les touchent, sont conditionnez & que leurs pores sont disposez à en recevoir les mauvaises impressions. On peut quelquefois par l'application & par l'usage de certains remédes, rétablir la couleur des dents en son premier état; mais il est dangéreux de s'y trop opiniâtrer, lorsque les couleurs accidentelles ne cédent pas à l'application des remédes: En ce cas, il faut cesser son entreprise, plutôt que de s'exposer à perdre les dents, en voulant vainement les rétablir dans leur premiére blancheur.

L'émail des dents est très-sujet à être recouvert d'une matiére tartreuse & quasi pierreuse, qu'on appelle tuf, ou tartre de la dent, laquelle s'attache, se colle & s'unit si intimement à la surface émaillée, qu'elle semble bien souvent ne faire qu'un même corps avec elle: Ce tartre est quelquefois le précurseur de la carie absolument dépendante d'une cause extérieure: Il est aisé à détruire & facile à prévenir: Cette maladie a pour cause principale la négligence & la malpropreté.

Les dents sont encore sujettes à se ressentir des impressions que certains bruits & certains raclemens font fur elles, qui caufent une douleur affez vive que l'on appelle agacement; ce qui arrive encore en mangeant de certains fruits. Cette douleur dépend de la difpofition des pores des dents & de la maniere dont l'air, ou les fucs fe modifient & s'infinuent dans ces mêmes pores, en pénétrant jufqu'à l'extrêmité de leurs nerfs. Cette maladie fe guérit d'elle-même en peu de tems, & n'a aucune fuite dangéreufe: D'ailleurs pour peu que l'on foit impatient, elle céde promptement aux remédes les plus communs.

Il y a encore d'autres fortes d'agacemens, dont l'un dépend, furtout dans les rikais, de la délicateffe, ou moleffe des dents, & l'autre de ce que l'émail de l'extrêmité des molaires, ou la pointe, ou le tranchant des canines & des incifives, vient à être beaucoup ufé. L'un & l'autre ne peuvent fe guérir que par fucceffion de tems, fans le fecours des remédes.

L'on voit quelquefois des dents d'une fubftance fi tranfparente, que le jour paroît à travers; ce que l'on obferve particuliérement dans les rikais. De celles-là il y en a de plus, ou moins molles, de plus ou moins dures, & de plus ou moins fragiles.

Le vice de conformation des dents, doit être regardé en certaines occasions, comme une maladie, qui non-seulement rend une bouche difforme ; mais qui peut encore incommoder beaucoup, & avoir même des suites fâcheuses ; puisque dans les opérations, qu'on est obligé de faire sur ces dents contrefaites, pour les extirper, ou les remettre dans leur ordre naturel, cette difformité du corps des dents, ou des racines, est souvent la cause de quelque déperdition de substance très-considérable, soit osseuse, ou charnuë ; d'où il peut s'ensuivre des douleurs très-aiguës, des hémorragies violentes, des abcès, des fistules, même la carie.

L'on souffre assez souvent des douleurs de dents qui sont très-violentes, quoique les dents ne soient nullement cariées. Ces douleurs proviennent de ce que la membrane nerveuse qui tapisse leur cavité, souffre quelque inflammation ; & alors ces douleurs sont distensives. Si cette membrane est abreuvée de quelque sérosité acre, ou rongeante, les douleurs sont très-vives.

Quelquefois des douleurs semblables dépendent de ce que la membrane qui enveloppe la racine & qui tapisse l'alvéole, est abreuvée & enflammée, de même que les ligamens de la dent, le cordon des vaisseaux & les parties voisines des dents. Ces sortes de douleurs ne sont point à négliger, les suites en étant fort à craindre. Il faut avoir recours promptement à la diette, à la saignée, à quelques topiques anodins, & résolvans. Si elles ne cédent point à tous ces remédes, il faut se résoudre à ôter les dents sans différer.

Quelquefois l'on trouve des vers dans les caries des dents, parmi le limon, ou le tartre : On les nomme vers dentaires. Il y a des observations qui en font foi, rapportées par des Auteurs illustres. N'en ayant jamais vû, je ne les exclus, ni ne les admets. Cependant je conçois que la chose n'est pas physiquement impossible ; mais je crois en même tems, que ce ne sont pas ces vers qui rongent & qui carient les dents ; qu'ils ne s'y rencontrent, que parce que les alimens, ou la salive viciée ont transmis dans la carie des dents des œufs de quelques insectes, qui se sont trouvez mêlez avec ces alimens; & que ces œufs étant ainsi déposez ont pû éclore & se manifester ensuite. Quoi qu'il en soit, ces vers n'étant point la seule cause qu'il s'agit de combattre en telle occasion, leur existence ne demande aucun égard particulier.

Quelquefois le tartre s'entasse sur les dents de certaines personnes négligentes & mal constituées; de façon qu'il recouvre & embrasse les dents à un tel point, qu'il s'en forme des tumeurs pierreuses quasi du volume d'un œuf d'une jeune poule. (*a*) On ne peut ôter quelquefois ces pétrifications qu'avec violence; quelquefois même il faut ôter la dent qui ne fait qu'un même corps avec l'entassement du tartre pétrifié. Le tartre est un des plus grands ennemis des dents, & l'on ne sçauroit prendre assez de précaution pour le détruire; quoiqu'il n'agisse pas précisément sur elles, mais sur les gencives.

L'usage de la lime indiscretement pratiqué sur les dents, leur est aussi contraire qu'il leur est avantageux, lorsqu'on le met en pratique bien à propos.

(*a*) Chap. 34. Observ. 3. de ce Volume. Voyez la seconde Planche.

DENTISTE. 133
Les maladies des gencives font causées par la sortie des dents. Le prolongement & le gonflement de ces mêmes gencives, est une maladie qui leur est assez ordinaire, aussi bien que l'époulis, le paroulis, les ulcéres, les excroissances, les fistules, &c. Ces maladies se manifestent par des signes particuliers. Chacune d'elles est sujette à dégénérer en d'autres maladies de différens genres. On reconnoît aisément leur caractére, pour peu que l'on soit praticien. Il est facile d'en tirer le pronostic; mais bien souvent la cure n'est pas aussi aisée à faire. On en jugera mieux par les chapitres 17. 18. 19. 20. 21. 22. 23. contenus dans ce volume, & dans lesquels il est traité en particulier & amplement de chacune de ces maladies.

Les désavantages & les maladies que la perte des dents cause, sont très-considérables : Cette perte rend la bouche disgracieuse, elle empêche la prononciation, elle peut même incommoder la poitrine. Les restes d'une dent cariée nous font quelquefois souffrir des tourmens insuportables, & rendent la bouche puante. La puanteur de la bouche provient aussi quelquefois d'ailleurs, comme de la malpropreté des dents, de quelque ulcére, ou fistule à la bouche, des vapeurs qui s'élévent d'un estomac dont le ferment est vicié & surchargé d'alimens indigestes, ou enfin des exhalaisons qui s'élévent d'un poulmon mal sain, & qui rend l'haleine d'une odeur très-insuportable.

Enfin les alvéoles & les gencives s'affaissent & se détruisent, les dents se carient, s'usent, se déjettent, se déplacent, &c. On les perd avec l'âge, & souvent plutôt, si on les néglige.

Tant de différentes maladies, dont les alvéoles, les gencives & les dents sont si souvent attaquées, ont besoin pour être guéries, de divers secours, dont la théorie & la pratique renferment un nombre infini de circonstances, qu'on a rassemblées dans ce Traité, autant qu'il a été possible.

CHAPITRE VII.
De la sensibilité & de l'agacement des Dents.

CEUX qui ont traité des dents, se trouvent partagez au sujet de la sensibilité de ces parties. Les uns ont crû que les dents étoient insensibles ; d'autres ont soûtenu le contraire. Il est vrai qu'à ne considérer les dents simplement que comme des os, on peut dire qu'elles sont insensibles ; mais si on les considére comme des parties munies, recouvertes & tapissées de membranes, de vaisseaux & de nerfs, on ne doit pas leur refuser la qualité d'être sensibles, ainsi que toutes les autres parties du corps.

Il est aisé de voir que cette maniére différente de considérer les dents, concilie facilement ces deux opinions qui paroissent si opposées l'une à l'autre : Néanmoins je crois qu'il vaut mieux penser comme les derniers, par la raison que je viens de marquer, & qui est confirmée par l'expérience journaliére, qui fait voir que les maladies qui attaquent les dents, cauſent de la douleur, & que par conſéquent les dents ſont capables de ſentiment.

Pour mieux concevoir la ſenſibilité des dents, il faut ſe rappeller ce que j'ai établi au commencement de ce Traité touchant les différentes parties qui compoſent les dents; cela ſuppoſé, je crois qu'on peut diſtinguer leur ſenſibilité en deux eſpéces générales : L'une ſera compriſe ſous le nom de douleur fixe & permanente ; ce que l'on exprime ordinairement, lorſque l'on dit que l'on a mal aux dents ; & l'autre ſous celui d'agacement, ou douleur paſſagére, auquel je crois qu'on peut comparer & rapporter cette ſenſation incommode que l'on éprouve lorſqu'on paſſe la main ſur certaines étoffes, comme ſur un chapeau ; ou qu'on entend froter d'une certaine façon certains inſtrumens, les uns contre les autres, &c.

Les douleurs des dents ſont de pluſieurs ſortes : Les plus ordinaires ſont celles que l'on nomme poignantes, & celles que l'on nomme diſtenſives.

Ces deux ſortes de douleurs ſe font ſentir dans la carie & dans les fluxions, &c. Pour concevoir la raiſon de leur diverſité,

diversité, il suffit de considérer ce qui se passe dans la carie & dans les fluxions qui surviennent aux dents.

Dans la carie, l'air desséchant, ou crispant les filets nerveux & les tuniques des petits vaisseaux, les rend tendus, de façon que ne prêtant & ne cédant plus facilement à la liqueur qui les parcourt, l'effort que les liquides font pour écarter & distendre les parois de ces mêmes vaisseaux, cause cette espéce de douleur appellée distensive.

Si au contraire, il se trouve de petits vaisseaux rompus, ou crevez, la liqueur qui s'épanchera bientôt après, s'altérant & se corrompant, irritera par son picotement les membranes & les vaisseaux qui se trouveront à sa rencontre ; ce qui produira la douleur nommée poignante.

Dans les fluxions, ce sont les environs de la dent qui se trouvent attaquez, & particuliérement la membrane qui les entoure. Les vaisseaux de cette membrane se gonflant la rendent plus épaisse, & font qu'elle serre la dent plus étroitement ; d'où il s'ensuit que cette douleur est plus distensive, que poignante ; à moins que l'étranglement des vaisseaux ne soit si considérable, que leurs tuniques soient rongées par les liqueurs qui ne peuvent plus continuer leur route. Ces explications qui paroissent très-vraisemblables, serviront à ceux qui travaillent aux dents ; elles leur faciliteront les moyens de trouver les remédes propres à réussir dans certaines conjonctures, soit pour emporter radicalement le mal, soit pour appaiser la douleur, la calmer, ou du moins la rendre plus supportable : Par exemple dans les fluxions où l'on voit que les vaisseaux sont engorgez, on juge que la saignée convient, aussi-bien que certains topiques, &c.

L'agacement est une autre espéce de sensation, à laquelle, quoique très-incommode, on ne donne pourtant point communément le nom de douleur.

L'opinion ordinaire est que l'agacement vient des sucs acides, qui se trouvent insinuez entre les fibres de la membrane dont la racine de la dent est revêtuë, & que la dent venant à être pressée contre cette membrane, cette disposition occasionne l'action des sucs contre les filets membraneux.

Je ne disconviens pas que les sucs de certains fruits, tels que sont les groseilles, les cerises aigres, &c. ne puissent s'insinuer dans les interstices des filets qui composent la membrane, dont les racines des dents sont revêtuës: Je conviens aussi qu'ils peuvent causer des distensions à cette membrane, intercepter le cours des liqueurs dans quelques vaisseaux, tirailler les nerfs, & causer ainsi plus ou moins une sensation incommode & douloureuse, mais bien différente de l'agacement, dont le siége me paroît être au corps de la dent.

Ce qui m'a fait juger que l'agacement se borne uniquement au corps, ou même à la surface de la dent, c'est que si l'on frote fortement cette surface avec un linge chaud seulement, on diminuë pour lors l'agacement: Il y a encore une expérience qui prouve sensiblement ce que je dis, & qui paroît détruire l'opinion contraire: Si l'on mâche de l'oseille, l'agacement pour l'ordinaire cesse tout d'un coup; ce qui n'arriveroit pas de même, s'il étoit produit par des acides de la manière dont on le dit ordinairement: L'oseille que l'on mâcheroit, qui est acide, bien loin de faire cesser l'agacement, devroit au contraire l'augmenter. De plus si cette incommodité venoit des sucs coagulez par un acide dans les petits vaisseaux, & si le suc d'oseille devoit enfiler la route de ces petits vaisseaux, pour lever l'obstruction qu'on y suppose, il seroit bien difficile de concevoir comment cet effet seroit aussi prompt qu'il l'est. Il est bien plus vraisemblable que quelques parties de ces sucs sont assez subtiles pour pénétrer l'émail, & agir sur les filets qui s'y terminent, lorsque quelque corps agissant sur la surface de la dent, les met en mouvement. On peut se confirmer encore dans cette opinion, si l'on remarque que le seul attouchement des parties de l'air qu'on attire en respirant, la bouche un peu ouverte, est capable d'exciter une sensation assez incommode dans l'agacement: On ne s'avisera jamais de croire que l'air en passant, appuye assez fort sur la dent pour faire qu'elle comprime la membrane dont sa racine est revêtuë. Il est bien plus naturel de s'imaginer que les particules qui se sont trouvées assez subtiles & assez déliées pour s'insinuer dans la dent, n'ont qu'une de leurs extrémitez engagée entre les fibres osseuses, tandis que l'autre fait saillie en dehors; ce qui rend la dent comme hérissée de petites pointes extrêmement fines, que l'air en passant peut sans peine ébranler; ce qui cause cette sensation incommode & fâcheuse à laquelle on donne le nom d'agacement. Des conjectures si vraisemblables me donnent lieu de conclure que les dents sont sensibles, nonseulement par rapport à la membrane, dont leurs racines sont revêtuës, mais encore par rapport aux filets nerveux & membraneux qui sont répandus dans tout le corps de la dent. La seule chose qu'on doit observer, c'est que la sensibilité est bien moins grande à l'émail, qu'au reste de la dent; parce que son tissu étant très-serré, & ses pores très-étroits, rien ne peut les pénétrer facilement. Delà vient qu'il est impossible que les mêmes causes puissent occasionner sur la partie émaillée, une sensation aussi vive & aussi douloureuse, que celle qu'on peut ressentir au reste de la dent. La maniére particuliére dont les filets nerveux se trouvent dans l'émail de la dent, peut cependant faire conjecturer assez vraisemblablement, qu'il est l'unique siége de l'agacement.

 Ce seroit ici le lieu d'expliquer plus

au long cette espéce de sensation incommode que j'ai rangée sous l'agacement, & qui se fait sentir surtout aux incisives & aux canines, lorsqu'on passe la main sur l'étoffe d'un chapeau, ou sur un autre corps semblable, ou lorsqu'on entend à une certaine distance froter certains instrumens l'un contre l'autre ; mais comme ce sont des choses pour lesquelles on n'a pas ordinairement besoin du secours du Dentiste, & que d'ailleurs les explications qu'on a données à ce sujet, me paroissent fort incertaines, j'aime mieux épargner au Lecteur la peine de lire de pareilles conjectures, & me renfermer dans les bornes que me prescrit ma profession.

CHAPITRE VIII.
Des différentes caries des Dents, & des causes qui les produisent.

APRÉS avoir expliqué l'agacement & la sensation douloureuse des dents, je passe à l'examen de leur carie.

Les dents sont plus sujettes à la carie que tous les autres os du corps humain, soit que leur structure y soit plus disposée, soit pour une autre raison.

La carie des dents est une maladie qui les détruit. Cette maladie est produite par une humeur qui s'insinuë entre les fibres osseuses de la dent, qui ne se carie, que parce que ses fibres se détruisent; les fibres ne se détruisent, que parce que les petites parties qui les composent, se déplacent; & ces parties ne se déplacent, que parce qu'elles sont ébranlées.

Ce qui détruit le plus ordinairement la contexture de la dent, c'est l'humeur qui est arrêtée autour d'elle, & dont chaque particule communique à celles de la dent son impulsion particuliére, ce qui à la fin détache les parcelles les unes des autres, & forme des cavitez qui font que toute l'étenduë de la surface paroît noirâtre. A l'égard des parcelles détachées, elles peuvent être froissées & tellement diminuées de leur masse, qu'elles suivent en tout le mouvement de l'humeur, & s'échappent avec elle.

Les causes qui peuvent produire ces désordres sont extérieures, ou intérieures. Les causes extérieures sont les coups, les efforts violens, l'usage de la lime indiscrétement pratiqué sur les dents, l'application de certains corps, l'air, la salive altérée, les impressions du chaud & du froid & certains alimens. Les causes intérieures sont celles qui se trouvent dans la masse du sang, ou dans le vice particulier de la lymphe.

Il n'est pas mal-aisé de concevoir, comment les coups & les efforts violens sur les dents, produisent la carie. Ils peuvent occasionner l'épanchement de la liqueur contenuë dans les vaisseaux, ou par l'ébranlement qu'ils font à toute la dent, dont les petites parties peuvent comprimer, tirailler, ou déchirer les vaisseaux, ou parce qu'ils agissent immédiatement sur les tuniques de ces mêmes vaisseaux. La carie peut aussi être occasionnée par l'action de la lime, lorsqu'elle découvre la cavité de la dent, ou qu'elle en approche trop. La salive dépravée, les alimens acres, certains corps rongeans appliquez sur les dents, pour en amortir la douleur, ou pour les blanchir, &c. peuvent aussi causer la carie, en ce que leurs particules s'insinuant avec la salive le long des racines des dents

dans

dans les interstices des filets membraneux, peuvent affaisser, ou ronger les vaisseaux de la maniére que j'ai expliquée dans le Chapitre précédent.

Les causes contenuës dans la masse du sang ne produisent la carie, qu'en ce qu'elles rendent le sang moins fluide, & le disposent à former des obstructions dans les vaisseaux d'un diamétre trop petit, & qui n'ont pas l'espace suffisant, pour céder à la liqueur qui fait effort pour les dilater.

On pourra ainsi concevoir comment la carie est quelquefois accompagnée de maux de tête, de fiévre, &c. & comment au contraire en certaines occasions, elle fait son chemin presque imperceptiblement & sans douleur. Tout cela dépend de l'endroit où elle se forme; car si des filets nerveux se rencontrent dans son siége, ou si la liqueur s'y extravase, il est constant qu'elle agira sur ces filets, soit à raison de la fermentation que le séjour de l'humeur fixée occasionnera, soit autrement.

Si au contraire la carie commence à la portion émaillée, comme il ne s'y rencontre que peu de filets nerveux, & même que ceux qui s'y trouvent sont en quelque maniére affaissez; il est évident que la carie fera son progrès assez imperceptiblement, & qu'elle ne causera de douleur, que lorsque l'émail étant consumé, les membranes seront exposées à l'action de quelque matiére viciée, ou à l'impression de l'air, comme je l'ai rapporté.

Il peut même arriver qu'après que la carie aura fait quelque progrès, les filets nerveux & les extrémitez des vaisseaux, se trouvent tellement desséchez par l'action de l'air, qu'elle s'arrête, & que la matiére de la carie se desséche & se durcisse comme une espéce de mastic, & qu'elle devienne d'une consistance aussi dure que le corps même de la dent.

Nous voyons souvent les dents attaquées par des caries semblables, que nous nommons séches : Il faut bien se garder d'y toucher, puisqu'elles sont sans douleur, & qu'il n'est pas ordinairement à craindre que ces caries augmentent ; en ce cas l'opération qu'on y feroit pourroit en augmenter le progrès. Néanmoins si la cavité cariée se trouvoit considérable, & qu'on jugeât y pouvoir faire tenir le plomb, il seroit à propos d'y en mettre, après avoir nettéié la cavité cariée selon la méthode qui sera enseignée à l'occasion des dents plombées : Par cette opération, on empêcheroit les alimens & d'autres matiéres de s'y arrêter.

Les dents sont plus sujettes à la carie que tous les autres os du corps, parce que leur tissu est plus serré ; d'où il s'ensuit que les vaisseaux y étant plus à l'étroit, il s'y forme plus aisément des embarras, des obstructions, des étranglemens, &c. D'ailleurs la situation des dents les expose plus que les autres os, à l'action immédiate des corps qui peuvent occasionner les dérangemens que nous venons de remarquer. Et ce qui peut prouver que la plûpart des caries des dents sont produites par des causes extérieures, c'est que les dents humaines & celles des autres animaux, dont on se sert, pour en remettre de postiches & remplacer celles qui manquent, sont quelquefois aussi sujettes à se carier dans la bouche que les autres dents ; où nous devons penser que les causes intérieures n'y ont aucune part, & que les causes extérieures occasionnent presque toujours la carie des dents.

Ce qu'il y a de singulier cependant, c'est que nous observons que les dents dont nous avons ôté parfaitement la carie par les limes & par les rugines, & celles que nous avons bien plombées, se conservent un tems très-considérable, & souvent même toute la vie, sans se carier davantage, surtout quand on n'a pas attendu trop tard à y faire remédier, & que le Dentiste, dont on a fait choix, est expérimenté.

On pourra dire, que puisque les matières qui carient la plûpart des dents, viennent de causes extérieures, ces mêmes causes devroient continuer de faire les mêmes impressions & les mêmes progrès sur les dents où étoit la carie avant qu'elle fût ôtée.

Je répons à cette objection, que si nous voyons rarement que les dents auxquelles un bon Dentiste a remédié à propos, soient sujettes à cet inconvénient, c'est parce que les surfaces cariées ont changé de disposition par les opérations qu'on y a faites, ou parce que les causes qui donnoient auparavant atteinte à ces parties, sont devenuës moins capables de faire des progrès fâcheux.

En effet, il est certain que les dents se conservent, quand elles sont réparées à propos & de la main d'un habile homme. L'expérience fait voir qu'il y a auſſi des dents plus diſpoſées à ſe carier les unes que les autres.

Les molaires ſont plus ſujettes à ſe carier que les inciſives & les canines : Après elles, ce ſont les inciſives & les canines de la machoire ſupérieure qui ſont plus ſujettes à ſe gâter que celles de l'inférieure ; parce qu'à tous les inſtans elles ſont plus découvertes & plus expoſées au chaud & au froid par leur ſituation, ſoit qu'on boive, ou qu'on mange, ſoit par la ſeule aſpiration & expiration de l'air. On remarque encore que les derniéres molaires, lorſqu'elles ne viennent que dans un âge avancé, ſe carient fort aiſément.

Il arrive ſouvent qu'après qu'une dent a été attaquée de la carie, la pareille de l'autre côté de la même machoire, ſe carie auſſi ordinairement. J'ai fait tant de fois cette remarque, qu'il ne me paroît pas que cet effet dépende du ſeul hazard. Ce que j'ai trouvé de ſurprenant dans cet effet, c'eſt que non-ſeulement la dent pareille ne manque guéres de ſe carier ; mais qu'elle ſe carie pour l'ordinaire en des endroits ſemblables, & quelquefois avec une parfaite ſimétrie. La raiſon de cet effet paroît assez difficile à déveloper : On pourroit cependant penser que ces dents ainsi cariées avec simétrie, étant d'une même consistance, & organisées de même que leurs pareilles, les sucs dépravez qui ont pû donner atteinte aux premiéres, n'ont pas plus de difficulté à attaquer leurs semblables.

Le vulgaire & même certains Auteurs ont crû & croyent encore que toutes les douleurs des dents, & les caries, sont causées par des vers dentaires, & que ces vers rongent peu à peu le tissu des fibres osseuses, ou les filets nerveux. Si cela étoit, l'explication de la douleur & de la carie des dents seroit aisée à donner, & par-là on épargneroit bien de la peine aux Physiciens. L'on fonde cette opinion sur de prétenduës expériences que l'on rapporte touchant ces insectes, lesquels par le moyen de la fumée de la graine de jusquiame, nommée aussi hanebane, tombent, à ce que l'on dit, des dents; ce que M. Andry (a) traite de fable, ainsi que d'autres faits semblables, que l'on peut lire dans le neuviéme

(a) Docteur-Régent de la Faculté de Médecine de Paris, &c.

Chapitre de son Livre de la génération des vers.

Riviere (*a*) admet (*b*) pour une des causes des douleurs des dents, des vers engendrez dans leur carie, & il croit que toute sorte de matiére retenuë & pourrie dans la cavité cariée, est capable de les produire, soit qu'elle soit excrémenteuse, ou alimenteuse; mais particuliérement les choses douces qui s'attachent aisément à cause de leur viscosité.

M. Andry rapporte que par le microscope on découvre des vers qui se forment sous une croute amassée sur les dents par la malpropreté; que ces vers sont extrêmement petits; qu'ils ont une tête ronde marquée d'un petit point noir; que le reste de leur corps est long & menu, à peu près comme les vers que l'on découvre dans le vinaigre à la faveur du microscope: Il ajoute que ces vers rongeant les dents peu à peu, y causent de la puanteur; mais qu'ils ne font pas sentir de grandes douleurs: Il croit aussi que c'est une erreur de s'imaginer, que les violens maux de dents soient causez par des

(*a*) Qui étoit Médecin de Montpellier.
(*b*) Tit. 1. l. 6. c. 1. p. 461.

vers. Dans l'article premier du neuviéme Chapitre de son même Livre, il marque encore que les vers des dents, ne causent qu'une douleur sourde assez légére & accompagnée de démangeaison.

J'ai fait ce que j'ai pû pour me convaincre par mes yeux de la réalité de ces vers : Je me suis servi des excellens microscopes de M. de Manteville (*a*) & j'ai fait avec ces microscopes un grand nombre d'expériences, tant sur la carie des dents nouvellement ôtées, que sur la matiére tartareuse de différente consistance qui s'amasse autour d'elles, sans avoir pû réussir à y découvrir des vers.

Ce qui me rend d'autant moins crédule sur ces insectes, c'est qu'Hémard dit, (*b*) que quoique plusieurs Auteurs ayent avancé que de la corruption des dents il s'engendre un ver au creux de la dent, il n'en a pas encore pû trouver.

Je suis très convaincu de l'habileté & de la sincérité de M. Andry; je ne doute pas de la vérité des faits qu'il rapporte, mais il est aisé de voir par tout

(*a*) Chirurgien-Juré à Paris.
(*b*) Pag. 63. lign. 30.

ce qu'il dit, le peu de cas que l'on doit faire de ces prétendus guérisseurs de dents avec leurs spécifiques tant vantez, qu'ils prétendent être propres à faire mourir les vers; puisque les douleurs pour lesquelles on a recours aux remédes, sont presque toujours, suivant ce sçavant Auteur, celles qui ne viennent point de cette cause.

Les dents sont quelquefois cariées par des causes intérieures, sans qu'on puisse penser que les vers ayent en aucune façon occasionné ces caries, tandis que l'émail de la dent & sa surface sont en entier & sans aucune altération.

J'ai vû aussi des caries attaquer les racines des dents & la voûte de leur fourchure, sans qu'il y eût aucune couche de tartre, ni aucune croute amassée & propre à loger ces sortes d'insectes. Je suis convaincu par ces exemples & plusieurs autres, qu'il y a des caries qui se forment aux dents, sans que les vers y ayent aucune part. Je ne suis d'ailleurs nullement persuadé, qu'en aucun cas, les vers soient la cause de la carie des dents. Quoi qu'il en soit, cela ne préjudicieroit en rien à ce que je propose ci-après, pour remédier à la carie.

CHAPITRE IX.

De la carie des Dents, ce qu'il faut observer avant que de ruginer les Dents cariées.

LA carie est une des plus funestes maladies qui puissent arriver aux dents : Son progrès les détruit & les consume : Il faut avoir recours aux moyens que je vais donner, pour en interrompre le cours : Je vais aussi marquer les cas où il est possible d'en venir à bout.

Lorsqu'il arrive que la cavité située au milieu du corps de chaque dent, est découverte par la carie, ou autrement; nous ne pouvons ordinairement espérer la guérison d'une telle maladie, que par le secours de diverses opérations, & par celui des remédes les plus spécifiques; encore est-ce un grand hazard, quand par ces moyens pratiquez méthodiquement & suffisamment continuez, nous parvenons à guérir une carie qui a fait de grands progrès.

Ce qui peut arriver de plus heureux dans ces occasions, est que les filets des nerfs, qui entrent dans la dent, ne soient pas voisins de l'endroit carié, ou que tous les vaisseaux qui vont à la dent cariée, soient desséchez, ou consumez par quelque cause, ou qu'ils soient affaissez à un tel point, qu'ils ne soient plus capables de sensibilité.

De ce fait bien établi, nous devons conclurre que les remédes particuliers, dont une infinité de gens se vantent d'avoir le secret, n'ont paru réussir, que lorsque les vaisseaux de la dent étoient déja affaissez, ou desséchez par l'effet de l'humeur même qui causoit la maladie, ou qu'enfin cette humeur rongeante soit devenuë assez radoucie, pour faire cesser l'inflammation & la douleur. Pour lors ces distributeurs de remédes n'ont pas manqué de s'attribuer l'honneur de pouvoir guérir, sans que le Public se soit apperçu de l'inutilité de leurs drogues.

Si l'application de certaines emplâtres, si certaines liqueurs que ces Charlatans employent dans toutes les espéces de douleurs causées par la carie & d'autres indispositions, ont quelquefois diminué la douleur, on ne doit pas pour cela en atttribuer la guérison à ces remédes, qui n'empêchent pas le retour de la maladie, ce qui fait qu'ils n'ont pas longtems la vogue, & que l'on a été obligé de leur en substituer successivement une infinité d'autres avec aussi peu d'avantage.

La qualité que ces Empiriques attribuent à ces liqueurs & à ces emplâtres, d'emporter infailliblement la douleur sans retour, est un charme puissant qui persuade ceux qui en sont vivement tourmentez. Si l'expérience du passé pouvoit une fois être prise pour régle des jugemens qu'on doit porter de ces sortes de gens, qu'on entend tous les jours prôner de nouveau, & qui abusent de la crédulité du Public, il seroit inutile d'en parler ; mais la facilité qu'ils trouvent à duper des personnes crédules & à amasser de l'argent, est une amorce trop forte pour n'en pas faire multiplier l'engeance ; aussi en voit on de toutes espéces, de tout sexe & de toute profession.

Les uns disent qu'ils guérissent les douleurs de dents par un élixir, ou des essences particuliéres ; d'autres par des emplâtres ; quelques uns par des priéres & signes de croix, promettant de faire des miracles ; d'autres ont des spécifiques pour faire mourir le ver, qu'ils supposent ronger la dent & être l'auteur du mal que l'on ressent ; c'est ainsi qu'avec de telles impostures ils amusent le Public. Les vers des dents (s'il est vrai que par hazard il s'y en rencontre quelquefois) ne causent point de douleurs violentes ; ce que M. Andry a très bien observé. Enfin il y en a qui prétendent être si habiles, que si l'on veut les en croire, ils guériront les maux de dents les plus invétérez, en les touchant avec les doigts trempez, ou lavez dans une liqueur rare & mystérieuse : Cette façon de guérir les maux de dents, a fait assez de bruit dans Paris ; mais depuis que l'Auteur de ce beau reméde n'en a plus fait mystére, & qu'il est devenu commun, il a cessé de faire des miracles.

D'autres gens promettent encore de guérir toutes sortes de douleurs de dents, en scarifiant les oreilles avec la lancette, ou en les cautérisant avec un fer rouge, ce qu'ils appellent barrer la veine.

Je sçai qu'on pourroit alléguer en faveur d'un tel préjugé, que le célébre M. Valsalva, Médecin Italien, détermine avec grand soin l'endroit de l'oreille où il faut appliquer le cautére actuel pour appaiser le mal de dents : Il détermine aussi la grandeur du fer & la maniere de l'appliquer : L'autorité d'un Auteur si célébre, & dont l'opinion est respectable, m'engageroit volontiers à croire qu'il peut y avoir des cas, où ce reméde seroit employé avec succès ; cependant je ne sçaurois me persuader qu'on guérisse par-là les douleurs qui arrivent communément aux dents.

J'ai connu à Nantes ville de Bretagne, un Turc Horloger de profession, qui étoit renommé pour cette maniére de guérir les douleurs de dents. Je sçai aussi que nonobstant ces prétenduës guérisons, la plûpart de ceux qui se mirent entre ses mains, furent enfin obligez d'avoir recours à moi pour soulager leurs douleurs. J'ai vû depuis, plusieurs autres personnes se servir du même moyen avec aussi peu de succès. Il y a encore une infinité d'autres remédes que l'on vante pour les maux de dents, dont la plûpart sont si ridicules & si extravagans, que le détail en seroit inutile & ennuyeux. J'en rapporterai cependant encore un, à cause de sa singularité, dont M. de Brantôme fait mention : (a) « Je fus (il parle de lui-même) deux jours sans l'aller voir ('Elisabeth de France femme de Philippe II. Roi d'Espagne) à cause du rhume des dents que j'avois gagné sur la Mer : Elle demanda à Riberac fille, où j'étois, & si j'étois malade ; & ayant sçû mon mal, elle m'envoya son Apotiquaire, qui m'apporta d'une herbe très-singuliére pour ce mal, que la mettant & la tenant dans le creux de la main, soudain le mal se passe, comme il me passa aussi-tôt. »

Hémard dit que la guérison des douleurs de dents, qui est attribuée à des paroles, à des attouchemens & à de certains billets, ou à des remédes appliquez dans la main, &c. n'est produite que par la force de l'imagination, & il pense que le malade croyant vivement le myftére qu'on lui propose, est tellement émû en son ame, que par cette émotion il se peut faire que l'humeur se détourne du lieu affligé, pour se porter à d'autres parties du corps.

Quiconque sçaura combien peuvent en nous les facultez animales, selon

(a) Dames illustres, vie d'Elisabeth, p. 179.

qu'elles sont plus ou moins agitées, ne trouvera pas cela étrange : Il verra que par les effets de la colére, les blessez ne sentent pas leur mal ; & que si la peur peut causer des maladies, elle peut aussi en guérir d'autres. D'où vient que nous rions, quand nous voyons rire, & que nous pleurons, quand nous voyons pleurer ? N'est-ce pas par cette forte idée, qui nous rend sensibles au plaisir & à la tristesse d'autrui ? On n'ignore pas qu'il arrive souvent que ceux qui sont attaquez de grandes douleurs de dents, ayant pris la résolution de se les faire tirer, & allant aussi-tôt chez le Chirurgien Dentiste, se trouvent saisis d'une crainte qui leur fait dire, qu'ils ne sentent plus aucun mal, & qui les oblige de s'en retourner jusqu'à ce qu'ils soient forcez de revenir par la même douleur, qui quelquefois cesse pour toujours.

Certainement, dit cet Auteur, *les histoires & les expériences journaliéres nous instruisent assez de tous ces effets; mais les causes en procédent de la faculté animale, laquelle par la joie, le plaisir, la crainte, la fâcherie, la colére, la honte, en attirant, ou chassant la chaleur naturelle, produit en nous des opérations*

rations merveilleuses & extraordinaires.

Avec tout cela, ces moyens de guérir par de certaines paroles, de certains signes, attouchemens, billets &c. étant très suspects de superstition & d'artifice diabolique, sont défendus par l'Eglise, comme des péchez contre le premier Commandement, tant à l'égard de ceux qui les exercent, ou conseillent, que pour ceux qui les admettent, ou les recherchent.

Les caries qui n'ont point du tout, ou qui n'ont que peu intéressé la cavité intérieure des dents, sont guérissables par quatre moyens. Le premier est celui des limes & des rugines; le second, l'application du plomb; le troisiéme, les huiles, ou essences de canelle & de girofle mêlées ensemble, ou employées séparément; & le quatriéme, l'application du cautére actuel.

M. Dionis (*a*) conseille, lorsque la carie est sur la tablette de la dent, c'està-dire, à la surface qui est à l'extrêmité du corps de la dent, de la cautériser avec l'huile de souffre, ou de vitriol, dont on porte une petite goute dans la dent gâtée avec un des petits pin-

(*a*) Dans son Traité d'opérations, p. 509.

ceaux, dont on se sert pour peindre en mignature. Il ajoute que si la carie augmente, on doit y appliquer le cautére actuel. Sans vouloir attaquer le mérite d'un aussi habile Chirurgien, j'ose dire que cette pratique est fort dangéreuse; parce que ces huiles étant corrosives, elles peuvent exciter, ou augmenter la douleur, en rongeant & en déchirant le tissu de la dent; outre que l'action lente de ces huiles rendroit la douleur plus vive & plus durable: De plus il est impossible de borner l'action de ces huiles, lesquelles se répandent & s'insinuent dans toute la cavité cariée, & n'attaquent pas moins les parties saines, que celles qui sont gâtées. On peut encore ajoûter que la salive qui se mêle avec elles, devant ensuite se répandre sur les gencives, peut y causer quelque désordre. Il vaut donc mieux s'en tenir aux quatre moyens que je viens d'indiquer.

Quand une dent est légérement cariée, il suffit d'en ôter la carie, en se servant des instrumens dont je parlerai dans la suite, & d'en remplir la cavité cariée avec du plomb. Lorsque la carie pénétre un peu avant, & qu'elle cause de la douleur, il faut, après l'avoir emportée, mettre tous les jours dans la cavité cariée un peu de coton roulé & imbibé d'huile de canelle, ou de girofle. Cet ufage doit être continué pendant un tems fuffifant, obfervant d'arranger & fouler le coton par dégrez, afin d'accoutumer à la preffion les parties fenfibles: Quatre ou cinq jours après, on enléve de nouveau les matiéres qui ont féjourné dans la cavité cariée: Cette précaution empêche quelquefois que la douleur ne revienne: Elle produit aux fibres offeuffes de la dent une petite exfoliation fuffifante: Elle empêche la continuation & les progrès de la carie & de la douleur. Si après avoir affez longtems continué cette méthode, la douleur ne ceffe pas, il faut y appliquer le cautére actuel, & quelques mois après plomber la dent, fi la difpofition de la cavité cariée le permet; car il fe rencontre quelquefois des cavitez cariées difpofées de façon, qu'il n'eft pas poffible d'y faire tenir le plomb.

Lorfque la carie pénétre jufqu'à la cavité de la dent, elle peut y engendrer un abcès; ce que j'ai fouvent obfervé en plufieurs perfonnes, aufquelles la carie des incifives & canines cau-

O ij

soit beaucoup de douleur. J'introduis alors l'extrêmité de ma sonde dans la carie jusques dans la cavité de la dent, pour faciliter l'évacuation des matiéres: Dès que le pus est évacué, la douleur cesse. Je laisse ainsi ces personnes en repos pendant deux ou trois mois : Au bout de ce tems, je plombe leurs dents cariées, pour les empêcher de se gâter davantage.

Quoique je me sois récrié avec raison en ce Chapitre, contre les promesses que les Charlatans font à l'occasion des effets de leurs prétendus spécifiques, qu'ils donnent pour infaillibles, excluant tous les autres que l'art peut fournir en cette occasion ; je ne prétens pas cependant que certains topiques ne puissent contribuer en quelque maniére à calmer les douleurs des dents, en dissipant les fluxions, par les dérivations & par les évacuations qu'ils peuvent faire des humeurs qui se déposent sur les dents, sur les gencives, ou sur les parties qui en sont les plus voisines. Je vais donner la composition de deux sortes de topiques, que l'expérience m'a fait reconnoître pour les plus efficaces.

Emplâtre pour les maux des Dents

Prenez des gommes, ou résines de Tacamaque & de Caregne de chacune une once. Faites-les dissoudre à une chaleur lente, dans une suffisante quantité d'huile de mastic: Ajoutez-y un gros d'extrait de laudanum; le tout bien incorporé ensemble, ôtez-le du feu; laissez-le refroidir, & en formez des emplâtres sur du taffetas, ou sur du velours noir de la grandeur d'un liard. On les applique sur les artéres temporales, de l'un & de l'autre côté, on les laisse jusqu'à ce qu'elles tombent d'elles-mêmes, pour leur en substituer de nouvelles, & on les porte aussi longtems qu'on sent en avoir besoin.

Pâte pour dissiper les fluxions & appaiser les douleurs des Dents.

Prenez de la racine de pirêtre, du poivre noir, du gingembre, du staphisaigre, du macis, du clou de girofle & de la canelle, de chacun demie once, du sel marin une once. Le tout réduit en poudre subtile, mettez-le dans un vaisseau de terre vernissé; versez par dessus douze onces de bon vinaigre rouge; faites bouillir le tout à petit feu, en le remuant toujours avec une spatule de bois jusqu'à ce qu'il soit réduit en consistance de miel épais : Alors vous l'ôterez du feu, & le garderez dans un pot de fayance. Pour se servir de cette pâte, on en prend la grosseur d'une petite féve que l'on envelope dans un petit linge fin ; on la met entre la gencive & la jouë du côté qui souffre la fluxion & la douleur.

L'effet de ce reméde, est de faire cracher plus abondamment que ne le feroit la fumigation, ou la mastication du Tabac, qui a beaucoup de désagrément. On ôte la pâte lorsque la douleur de la dent est appaisée, ou que la fluxion a commencé à diminuer, & on en remet de nouvelle dans le besoin. Si on la tient dans la bouche un peu trop longtems, elle échauffe le dedans de la jouë, & y excite quelquefois de petites ampoules, qui se dissipent facilement en se lavant la bouche avec de l'eau tiéde.

Ces remédes réussissent quelquefois, surtout lorsqu'on a soin d'appliquer en même tems dans la cavité cariée de la dent un peu de coton, ou de charpie imbibée d'huile de girofle, ou de canelle, mêlée avec partie égale d'extrait d'opium, & qu'on a recours à propos à l'usage de la saignée & de la purgation ; ce qu'il ne faut pas négliger, lorsqu'il s'agit de personnes pléthoriques & sujettes aux fluxions.

J'ai beaucoup soulagé par le reméde suivant, plusieurs personnes qui avoient presque toutes les dents cariées, & que des fluxions & des douleurs tourmentoient très-fréquemment.

Il consiste à se rinser la bouche tous les matins, & même le soir, avant que de se coucher, avec quelques cuillerées de son urine tout nouvellement renduë, supposé qu'on ne soit pas malade. On l'y retiendra quelque tems, & il faudra en continuer l'usage. Ce reméde est bon ; mais il est vrai qu'il ne peut être agréable qu'autant qu'il est capable de procurer un grand soulagement. Quelques uns de ceux à qui je l'ai conseillé, & qui s'en sont servis, m'ont assuré qu'ils avoient été délivrez des fluxions auxquelles ils étoient continuellement sujets. On a un peu de peine dans le commencement à s'y accoutumer : mais que ne fait-on pas pour son repos & pour sa santé ?

Pour se convaincre de la vertu de l'urine, (a) il suffira de sçavoir qu'elle est composée d'une liqueur séreuse empreinte de beaucoup de sel volatil & d'un peu d'huile. Ces substances actives ne peuvent manquer de lui donner plusieurs qualitez, qui la rendent propre à bien des maladies. L'expérience nous apprend que celle d'une personne fort saine est très-propre pour adoucir & calmer les douleurs de la goutte, pour lever les obstructions, &c. C'est donc un résolutif qui peut dissiper les engorgemens qui se forment aux extrêmitez capillaires des gencives, & les tumeurs qui naissent dans la bouche, & peut prévenir & détruire peu à peu plusieurs maux qui affligent cette partie. Sur ces principes j'ai conseillé de prendre de l'urine saine, & le succès en a été heureux.

On pourroit substituer à l'urine humaine, l'esprit d'urine rectifié, dont on prendroit deux gros, qu'on mêleroit avec trois ou quatre onces d'eau-de-vie, ou d'eau de cresson, ou de cochlearia, &c.

Le sel volatil d'urine a les mêmes

_____
(a) Nicolas Lemery, Cours de Chymie, pag. 799. & autres Auteurs.

vertus : On en feroit fondre quinze, vingt, trente grains dans la même quantité des fufdites liqueurs.

CHAPITRE X.

De la maniére de trépaner les Dents, quand elles font ufées, ou cariées, & qu'elles caufent de la douleur.

LA plûpart des douleurs que caufent les dents incifives & canines, lorfqu'elles font ufées ou cariées, ceffent prefque toujours par le trépan. Si les caries font placées dans les intervales ou aux parties latérales de ces dents, il faut commencer par les féparer autant qu'il eft néceffaire, & élargir cette féparation en dedans fur l'endroit carié ; ce qu'on doit faire avec de petites limes à demi rondes, & qui foient convenables. Enfuite on ôtera de cette dent toutes les matiéres cariées, avec les rugines en bec de perroquet & les rugines en alêne, qu'on propofera dans la fuite, pour ôter les caries. Cela fait, on ouvrira & l'on élargira le canal, ou la cavité intérieure de la dent, avec un

équarissoir, ou perforatif proportionné
à ce canal : On prendra une éguille
assez fine & assez longue, dont les
Brodeurs se servent, que l'on tiendra
par le gros bout avec les doigts, ou
avec les pincettes à Horloger, & l'on
introduira la pointe de cette éguille le
plus avant qu'il se pourra dans le fond
de la cavité de la dent ; ce qu'on fera
deux ou trois fois de suite, après quoi
cette cavité se trouvera débouchée,
& sa membrane intérieure percée : Par
ce moyen, l'abcès qui peut y être formé, ou les humeurs qui y sont épanchées & retenuës, en sortiront aisément, & la douleur cessera aussi-tôt,
ou peu de tems après, par cette opération.

Il est bon d'avertir, qu'avant que
de se servir de cette éguille, on doit
lui donner de la flexibilité, en la faisant détremper sur le feu de la bou-
gie : En cet état, elle ne sera plus en
risque de se casser, ni de rester dans la
cavité de la dent, d'où elle ne pourroit être tirée ; ce qui empêcheroit
qu'on ne guérît le malade. D'ailleurs
ayant ôté la trempe à cette éguille,
elle sera plus en état de suivre la direction du canal de la dent, & de

s'accommoder à ses variations. On doit encore observer de l'enfiler & d'en tenir le fil en opérant, afin que le malade ne courût pas le risque de l'avaler, si elle s'échappoit des doigts, ou des pincettes. Il est des cas où au lieu d'éguille, on peut se servir d'une épingle qu'on nomme *Camion*, & dont les Dames se servent pour leur coëffure. On ne doit point la mettre au feu comme les éguilles ; mais il faut un peu en applatir la tête, afin de la mieux tenir avec les pincettes, le fil sera encore nécessaire ici.

Il arrive quelquefois que le canal de la dent se trouve si étroit, qu'il n'est pas possible que l'éguille, quelque fine qu'elle soit, puisse y être suffisamment introduite : Alors on se servira d'un foret convenable, monté sur son chevalet, qu'on tiendra de la main gauche ; & avec son archet tenu de la main droite, on percera & ouvrira ce canal autant qu'il sera à propos, en suivant sa direction.

Après cette opération, il faut laisser passer quelques semaines, sans rien faire à cette dent ; & pour empêcher qu'elle ne se gâte davantage, on aura dans la suite le soin d'y mettre du coton roulé & imbibé d'un peu d'huile de canelle, ou de girofle. On la laissera dans cet état pendant quelques mois, ayant soin d'y renouveller le coton. Il faut observer que lorsqu'on commence à l'y mettre, ce doit être avec légéreté, & sans le fouler beaucoup; afin que s'il arrivoit encore un écoulement de matiére, elle pût s'échapper au travers de ce coton, qui ne doit servir alors qu'à empêcher les alimens d'entrer & de gâter la dent de plus en plus. Si on le fouloit d'abord, la matiére qui ne pourroit s'évacuer, s'épaissiroit, s'engorgeroit & pourroit causer beaucoup de douleur, si les parties nerveuses de la dent n'étoient pas encore desséchées, ou détruites. Il arriveroit la même chose après l'application du plomb, & l'on seroit obligé de l'ôter, & de laisser écouler un tems considérable avant que de le remettre.

Il peut encore arriver, quoique rarement, qu'après avoir trépané une dent, la douleur ne cesse point : En ce cas on doit juger que la maladie n'est point dans sa cavité ; mais qu'elle est sur la membrane nerveuse, qui est commune à l'alvéole & à la partie extérieure de la racine, ou encore sur les vaisseaux qui se trouvent au-delà de l'extrêmité de cette racine, avant qu'ils soient entrez dans la cavité. Alors l'extrême douleur que l'on ressent, ne peut naître que de l'engorgement & de l'inflammation de ces mêmes vaisseaux, & il n'y a point d'autre parti à prendre, que d'ôter la dent. Ce qu'il y a de singulier, c'est qu'après son extraction, la douleur est plus vive, & dure plus longtems que celle qu'on ressent dans toute autre circonstance. Si après l'avoir ôtée, on considére l'extrêmité de sa racine, on y trouvera une portion assez considérable de vaisseaux, qui sont extraordinairement gros dans ce tems là à cause de leur tension & de leur inflammation ; ce qui n'arrive guéres dans des cas différens de celui-ci, & dans lesquels on peut à peine les appercevoir sans l'aide des loupes, ou des microscopes. Ces vaisseaux gonflez, & qu'on remarque si distinctement, ont donné sans doute occasion de croire, que c'étoit un ver qui étoit la cause immédiate des vives douleurs que l'on ressentoit.

L'opération du trépan sur les dents incisives & canines, en ôte presque toujours la douleur, quand elle vient de ce qu'elles font ufées, ou cariées, de ce qu'il y a abcès à leurs vaiffeaux, ou que leur cavité eft remplie de quelque liqueur épanchée ; parce que ces fortes de dents n'ayant ordinairement qu'une feule racine, elles n'ont auffi qu'une feule cavité, qu'il ne faut qu'ouvrir pour en faire fortir la matiére. Il n'en eft pas de même des dents molaires, qui ont chacune plufieurs racines, plufieurs cavitez & plufieurs vaiffeaux, qui varient en beaucoup de façons, & qu'il n'eft guéres poffible de pouvoir attaquer avec une grande juftefle. Hémard (*a*) juge qu'il faut tirer ces fortes de dents, ou pour le moins les *déchapeller*, c'eft-à-dire, les caffer & en emporter la couronne, pour donner iffuë à l'humeur corrompuë qui fe trouve renfermée dans leur cavité ; ce qui fait quelquefois ceffer la douleur.

Cet Auteur dit avoir vû beaucoup d'abcès dans l'intérieur des dents, fans qu'elles fuffent gâtées extérieurement ; & qu'après les avoir rompuës, il y avoit trouvé une pourriture d'une odeur infupportable ; ce qui ne provenoit que d'une humeur épanchée, qui ne pou-

(*a*) Pag. 63. & fuivantes.

vant s'évacuer, s'étoit corrompuë dans la dent même, d'autant plus aisément que l'artére, la veine & le nerf y étant logez à l'étroit, ils sont aussi-tôt tendus & engorgez par les humeurs qu'ils y apportent. Il ne faut pas penser qu'il n'y ait que cette partie qui en souffre, & l'on doit juger que les parties voisines en sont fortement irritées & extrêmement douloureuses. La plûpart des violentes fluxions qui en proviennent, ne se terminent souvent que par des abcès & des fistules aux gencives & aux environs, & quelquefois par des caries très-considérables & très-dangéreuses, comme il est rapporté dans mes Observations.

Quoique j'aie indiqué les huiles de girofle, ou de canelle, pour guérir, ou appaiser les douleurs causées par les dents cariées, je n'assure pourtant pas que ces remédes soient aussi efficaces que bien des gens se l'imaginent : Nous en voyons souvent, qui après en avoir fait un long usage, n'en ont pas été plus soulagez, & qui même ont perdu leurs dents. Si quelques dents ont été conservées par leur moyen, on ne doit point penser qu'elles produisent toujours cette guérison ; mais on doit plutôt juger que l'humeur acre qui rongeoit la dent, & qui irritoit ses parties nerveuses, est devenuë plus douce & comme balsamique, ou que l'acreté de cette même humeur, après avoir corrodé, ou carié l'os de la dent, a rongé, desséché, ou détruit aussi ses vaisseaux qui auparavant la rendoient sensible. Ce sont là les principales causes de la guérison, ou cessation de la douleur, comme il a été déja dit pag. 155. de ce Volume. Cela peut encore être confirmé par l'exemple de beaucoup de personnes qui ont eu des dents cariées, & qui pendant un tems plus ou moins long, leur ont causé de vives douleurs, lesquelles ont cessé, sans avoir employé aucuns remédes. Ce que je viens de dire doit être suffisant pour détromper ceux qui croyent que la guérison de leurs dents n'est dûë qu'à l'huile de canelle dont ils se sont servis, & faire connoître aux Dentistes qu'ils ont tort de tant vanter ces sortes d'essences.

CHAPITRE XI.

Du tartre, ou tuf, qui se forme sur les Dents, & les mauvais effets qu'il y produit.

LE tartre, ou le tuf, que quelques Auteurs & le vulgaire nomment chancre, est une matiére qui s'acumule sur la surface des dents, & qui devient par son séjour comme une croute pierreuse, d'un volume plus ou moins considérable.

La cause la plus ordinaire de la perte des dents, est la négligence de ceux qui ne se les font pas netteïer lorsqu'ils le peuvent, & qu'ils s'apperçoivent du séjour de cette substance étrangére, qui produit des maladies aux gencives. Le tartre est la cause que la gencive se consume, & par là occasionne quelquefois la carie de la dent.

Pour mieux connoître ce que c'est que le tartre des dents, il faut considérer les causes qui le produisent, la maniére dont il se formme peu à peu & presque insensiblement. J'en trouve trois principales.

La premiere cause vient des portions des alimens qui s'arrêtent dans les espaces qui sont entre les dents & les gencives, ou entre les intervales des dents. Ces portions détrempées par la salive, deviennent comme un limon pâteux, qui ne tarde pas à se dessécher dans les instans où la bouche est moins arrosée de la salive, ou ne l'est point du tout, l'air que nous respirons enlevant pour lors les parties les plus fluides.

La seconde cause dépend de l'air, qui étant poussé hors de la bouche par la respiration, & chargé d'exhalaisons, fait que ce qu'il y a de visqueux, d'onctueux, & de pésant dans ces exhalaisons, s'arrête contre les dents qu'il touche, & se joint à la premiere couche de tartre ébauché par le limon desséché dont je viens de parler.

La troisiéme cause ne contribuë pas moins que les deux précédentes à former le tartre. Cette cause est la salive, lorsqu'étant viciée en conséquence de quelque dépravation de la limphe, & se trouvant chargée de sels & de beaucoup de parties terrestres, elle les dépose contre le corps des dents. Je ne vois pas comment, sans admettre cette derniére cause, on pourroit rendre raison des croutes qui couvrent quelquefois la plûpart des dents, sans même en excepter les racines, comme je l'ai quelquefois observé. Ce qui m'a fortifié dans cette opinion, est la conformité que j'ai remarquée entre cette matiére qui avoit encrouté la dent toute entiére, & les corps étrangers que l'on a trouvez plus d'une fois à la racine de la langue, comme on le lit dans le Journal des Savans de l'année 1721. Cette matiére étoit pierreuse, de même que ces corps, qui ne peuvent avoir été formez que par une limphe viciée & semblable à la salive altérée.

J'ai tiré sous la langue d'une femme un corps pierreux semblable à ceux dont nous venons de parler, contenu entre l'insertion du filet & le corps de la langue, & près des veines ranules. Ce corps avoit la figure d'une petite amande. Il seroit difficile d'en imaginer d'autre cause, que la matiére de la limphe épaissie & devenuë tartareuse. Ce corps étranger n'avoit nullement blessé l'articulation, ni diminué le son de la voix de cette femme.

La premiere couche de tartre une fois formée, s'augmente tous les jours par de nouvelles couches, qui s'appliquent les unes sur les autres; à peu près de même qu'il arrive à la pierre dans la cavité de la vessie, & à toutes sortes de pierres, qui croissent par addition de couches.

Les mouvemens de la langue détruisent la plus grande partie du tartre qui s'attache à la surface intérieure des incisives de la machoire supérieure; au lieu que les autres dents s'en trouvent presque toutes recouvertes, surtout celles de la machoire inférieure, la matiére par son propre poids, s'y portant toujours, & la langue ne pouvant la balayer de même : Si l'on tarde à se la faire ôter, elle s'insinuë entre les gencives & les dents, & par son séjour elle gonfle & dilate les gencives. De là vient que par la suite les dents étant déchaussées, elles deviennent chancelantes, & cédent au moindre attouchement.

Le tartre n'est pas la seule maladie qui vient de la négligence qu'on apporte à se tenir les dents nettes; on peut encore ajouter que cette négligence cause la puanteur de la bouche, puanteur fâcheuse à celui qui en est atteint, & insupportable aux autres. Cette maladie ne vient pour l'ordinaire que des portions des alimens qui restent dans les interstices des dents, & dans les trous que forme la carie, & qui s'y corrompent, ou parce qu'on ne mâche pas des deux côtez.

Les moyens de remédier promptement à tous ces désordres, sont ceux-ci. 1. D'observer un régime de vivre tel que celui que nous avons indiqué. 2. De faire netteïer ses dents, quand elles en ont besoin. 3. De les entretenir de la maniére qu'on a enseignée, & enfin d'ôter les causes qui les produisent.

Explication des Figures contenuës dans la Planche deuxiéme.

LA *Figure I.* représente dans sa grandeur, ou dans son volume naturel, un corps tartareux & pierreux formé sur une dent molaire du côté droit de la machoire inférieure, vû dans sa situation renversée.

A. Les racines de la dent sur le corps de laquelle le tartre s'est intimement attaché, acumulé & pétrifié, de façon qu'il ne faisoit plus qu'un même corps avec elle.

B. B. B. B. Les éminences les plus raboteuses de la surface de ce même corps pierreux, qui posoient sur les gencives.

La Figure II. représente le même corps pierreux vû par une autre surface.

C. Les racines de la même dent, vûës par les côtez opposez.

D. La surface plate & unie qui regardoit la langue.

E. La fosse, ou enfoncement formé par les dents de rencontre de la machoire supérieure.

La Figure III. représente le même corps pierreux, vû par sa surface la plus convéxe & la moins raboteuse.

F. La surface unie & convéxe, qui appuyoit sur les muscles masseters.

G. La surface la plus arrondie & la plus convéxe, qui faisoit saillie en dehors, appuyant contre la jouë.

CHAPITRE XII.

L'idée générale de la pratique contenuë dans les Chapitres suivans.

QUOIQUE les dents paroissent d'un volume très-médiocre, respectivement au reste de la masse du squelette, le grand nombre de maladies qui les attaquent, nous oblige à recourir souvent aux opérations que j'indiquerai, & que je détaillerai chacune en particulier, avec le plus de netteté qu'il me sera possible.

Voici les opérations qui se pratiquent sur les dents. C'est de les netteïer, les séparer, les racourcir, emporter leur carie, les cautériser, les plomber, les redresser, les arranger, les raffermir, les trépanner, les ôter simplement de leurs alvéoles, les remettre dans leurs mêmes alvéoles, ou les ôter pour les placer dans une autre bouche, & enfin d'en substituer d'artificielles à la place de celles qui manquent.

Toutes ces opérations demandent

dans celui qui les exerce, une main légére, sûre, adroite & une parfaite théorie : Elles demandent une connoiſſance auſſi parfaite, qu'elle eſt rare, pour le déterminer à les entreprendre à propos, les ſurſeoir, ou les abandonner. Une perſonne en effet peut ſçavoir tout le manuel d'une opération, & cependant l'entreprendre dans un cas où il ne convient point d'opérer. Il ne tombera dans cet inconvénient que faute de connoître la véritable cauſe de la maladie, ou le vrai moyen de parvenir à ſa guériſon.

De là il faut conclure que la ſcience requiſe, pour être un parfait Dentiſte, n'eſt pas ſi bornée que pluſieurs ſe l'imaginent, & qu'il n'y a pas moins d'imprudence & de danger à ſe mettre entre les mains d'un ignorant, que de témérité & de préſomption dans la plûpart de ceux qui entreprennent l'exercice d'une profeſſion ſi délicate, ſans en ſçavoir à peine les premiers élémens.

J'ai établi les principes ſur leſquels la pratique dont il s'agit, doit être fondée. Dans la ſuite je décris chaque opération en particulier, de même que les inſtrumens & les remédes qui doivent
ſervir

servir pour parvenir à la guérison des maladies dont je traite. Je ferai en même tems remarquer autant qu'il me sera possible, toutes les circonstances auxquelles il faut faire attention, pour ne rien entreprendre au préjudice de la santé du malade, & de la réputation de l'art.

CHAPITRE XIII.

La situation des parties de la bouche eû égard aux dents. La situation où il faut que soit le malade, sur lequel on doit opérer, & celle que doit prendre le Dentiste.

IL ne suffit pas d'avoir considéré les dents par rapport à elles-mêmes, & les gencives & les alvéoles de l'une & de l'autre machoire, dans lesquelles les dents sont enchassées par gomphose, c'est-à-dire, comme des chevilles en des trous. Il faut encore considérer leur situation, eû égard à la capacité de la bouche & aux parties qui en forment les principaux parois.

L'arrangement des dents forme un

demi cercle dans chaque machoire assez semblable à un fer à cheval : Le milieu de ce demi cercle se trouve situé au-devant de la bouche, & les dents qui s'y rencontrent, sont antérieures par rapport à celles qui se trouvent à ses extrêmitez : Ces dents antérieures sont situées entre les lévres & la langue. La surface qu'elles présentent du côté des lévres, est nommée antérieure, ou extérieure; celle qui lui est opposée, est nommée postérieure, ou intérieure; elle répond à l'extrêmité de la langue, la loge & l'embrasse : Ces dents antérieures sont les incisives & les canines. Celles qui viennent ensuite, situées aux côtez de la bouche, sont les dents nommées petites & grosses molaires. Celles qui sont aux extrêmitez de chaque demi cercle, étant les plus reculées & les plus enfoncées dans la bouche, sont nommées postérieures respectivement aux dents de devant. La surface que les dents situées sur les côtez de la bouche présentent du côté des jouës, est nommée extérieure. La surface qui lui est opposée & que touche la langue, est nommée intérieure. Les surfaces qui se trouvent aux extrêmitez extérieures, ou bases des dents, sont nommées couronnes à l'égard des dents molaires. Elles se terminent en pointe, ou tranchant à l'extrêmité des canines, & des incisives. Les surfaces des côtez des dents, se nomment latérales.

Les dents de la machoire inférieure, ont leurs corps supérieurs à leurs racines. Celles de la machoire supérieure au contraire, ont leurs corps inférieurs à leurs racines. On voit assez quelle est l'utilité de cette disposition par la mécanique & la fonction des dents. On ne prend pas toujours garde aux applications qu'on en peut faire, lorsqu'il s'agit de considérer les maladies, & les opérations que l'on pratique sur les dents, surtout lorsqu'on donne des descriptions à ce sujet. Cette disposition des dents embarasse, & donne occasion à plusieurs de confondre la partie d'une dent avec celle d'une autre. Cette méprise se peut éviter, en nommant les dents de la machoire supérieure, dents supérieures, & celles de l'inférieure, dents inférieures. On doit diviser & subdiviser d'ailleurs les parties de chaque dent, suivant l'usage ordinaire établi par les Anatomistes.

Ainsi lorsqu'il s'agira des dents de la

machoire inférieure, on pourra nommer le colet de ces dents, la partie inférieure du corps de ces mêmes dents; & leur extrêmité, la partie supérieure. Ce qui se trouvera entre ces deux parties, sera nommé la partie moyenne, extérieure, intérieure, ou latérale, &c.

Lorsqu'il s'agira de celles de la machoire supérieure, on nommera au contraire le colet de ces dents, la partie supérieure du corps de ces mêmes dents; l'extrêmité de ce même corps, partie inférieure; & ce qui est contenu entre la partie supérieure & la partie inférieure des dents, sera divisé & subdivisé de même qu'aux dents inférieures, & on lui donnera les mêmes dénominations, qu'on a marquées pour la machoire inférieure.

Il faut encore considérer les obstacles que forme dans les opérations qu'on fait sur les dents, la situation des jouës, celle de la langue & celle des lévres. Il faut ranger à propos ces parties, pour mieux reconnoître la maladie, pour opérer plus commodément, ou pour ne pas blesser ces parties en opérant.

Lorsqu'un malade se présente à nous,

il faut avoir soin de le situer avantageusement pour bien reconnoître la maladie. A fin de rendre l'opération plus aisée, on doit le faire asseoir sur un fauteuil ferme & stable, propre & commode, dont le dossier sera garni de crin, ou d'un oreiller molet, plus ou moins élevé & renversé suivant la taille de la personne, & surtout suivant celle du Dentiste.

Le malade étant placé dans un fauteuil, ses pieds portant à terre, son corps appuyé contre le dossier, ses bras sur ceux du fauteuil, on appuyera sa tête contre le dossier : On observera de varier les attitudes de sa tête, suivant qu'il sera nécessaire : Tantôt elle sera dans un plan vertical avec le corps plus ou moins recourbé en arriére vers le milieu du dossier, ou panché en arriére sur le côté droit, ou sur le côté gauche : Tantôt la tête sera plus ou moins inclinée sur le devant, de droit à gauche, ou de gauche à droit : En un mot dans l'attitude la moins gênante que faire se pourra, pour le malade, & en même tems la plus commode pour le Dentiste.

Pour opérer il sera placé, tantôt au côté droit, tantôt au côté gauche;

quelquefois devant, & rarement derriére le malade.

Etant placé au côté droit, il se servira de la main droite pour tenir l'instrument avec lequel il doit opérer, se servant de la main gauche, & passant le même bras par-dessus la tête du malade, pour placer sa tête & l'assujettir dans un attitude convenable, & pour ranger à propos les lévres, leurs commissures, les jouës & la langue, en éloignant ces parties des dents sur lesquelles il doit opérer : Il se servira même des doigts de cette main pour embrasser, soutenir, ou appuyer certaines parties qui ont besoin de ce secours pendant qu'il agit : Il assujettira de même le menton, afin de moins fatiguer les muscles de la bouche, que la machoire en soit plus stable, & qu'elle ne se luxe pas en opérant sur les dents.

Le Dentiste étant situé du côté gauche, s'il est ambidextre, il se servira de la main gauche pour tenir l'instrument, & opérera de la même main, passant le bras droit par dessus la tête du malade, pour exécuter avec la main droite les fonctions requises en ce cas, à l'occasion des lévres, des jouës, &c.

S'il n'eſt point ambidextre, il tiendra l'inſtrument de la main droite, ſe ſervant de la gauche pour ranger, ou ſoûtenir les parties que nous avons ci-devant nommées. Il ne ſe placera en-devant que le moins qu'il lui ſera poſſible, pour ne pas s'ôter lui-même la clarté du jour qui lui eſt ſi néceſſaire dans cette occaſion: Cette clarté eſt préférable à toute autre lumiére, lorſqu'il s'agit de reconnoître les maladies des dents, ou de travailler à leur guériſon.

Outre les attitudes que nous avons indiquées, le Dentiſte s'élevera, ou s'abaiſſera plus ou moins, inclinant d'ailleurs ſon corps & ſa tête, ſelon qu'il en ſera beſoin, tantôt d'un côté, tantôt d'un autre, pour ne point perdre de vûë la partie ſur laquelle il opére; pendant qu'il levera, qu'il baiſſera, qu'il portera plus, ou moins en dedans, ou en dehors, en avant, ou en arriére, le bras, le poignet, ou la main qui tient l'inſtrument; pendant qu'il racourcira, qu'il allongera ſes doigts, ou qu'il les fera gliſſer ſur l'inſtrument pour parvenir par le moyen de tous ces différens mouvemens & de toutes ces attitudes, à diviſer, couper, racler & emporter la dent, la gencive, partie d'icelles, ou les corps étrangers qui les environnent, dans le cas de la carie, &c.

Les situations & les attitudes que je viens de proposer, sont les plus ordinaires, & peuvent se multiplier à l'infini suivant l'exigence des cas; c'est pourquoi il faut les considérer comme arbitraires; mais il y en a d'autres qui sont dépendantes de la nécessité, pour lesquelles il faut avoir de très-grands égards : Par exemple, lorsqu'une personne a perdu l'action des muscles releveurs, ou abaisseurs de la tête, ou lorsque quelque fluxion, dépôt, ou paralisie, rumatisme fâcheux, ou quelque enchilose, auront rendu un malade perclus à un tel point, qu'il ne pourra baisser son dos, lever, baisser, ni tourner sa tête, ni la pancher sur le côté. Si en même tems il s'agit de travailler à ses dents les plus enfoncées dans la capacité de sa bouche, il ne sera plus question dans un tel cas, ou en d'autres semblables, de situer le malade dans un fauteuil; il faudra lui substituer le canapé, le sopha, ou le lit. S'il est alité, il ne sera question que de le situer le plus favorablement qu'il

DENTISTE. 193

qu'il fera poffible, à la faveur d'oreillers, ou couffins multipliez fuffifamment & bien placez : On obfervera la même circonftance, fi on le place fur un fopha, ou fur un canapé; & pour lors on opérera à fa bouche commodément, la fituation du fujet ainfi couché à la renverfe, étant la plus avantageufe.

Je fuis furpris que la plûpart de ceux qui fe mêlent d'ôter les dents, faffent affeoir ordinairement les perfonnes à terre; ce qui eft indécent & mal propre : D'ailleurs cette fituation gêne & épouvante ceux à qui on ôte des dents, furtout les femmes enceintes : Elle leur eft d'ailleurs très nuifible. Ce qui me furprend davantage, c'eft que certains Auteurs enfeignent encore aujourd'hui, que cette fituation eft la plus convenable, quoiqu'elle foit celle qu'il faut abfolument rejetter.

CHAPITRE XIV.

Ce qu'il faut observer avant que d'ôter les dents, en les ôtant, & après les avoir ôtées.

LORSQU'UNE dent s'oppose à la sortie d'une autre dent; lorsqu'elle est trop difforme, ou nuisible, ou qu'elle est cariée & en danger de gâter celles qui lui sont voisines, on ne peut se dispenser de l'ôter. Quant aux premiéres dents des enfans, que l'on nomme dents de lait, il ne faut pas en venir à cette opération, à moins qu'elles ne soient disposées à tomber, ou atteintes de quelque maladie particuliére, qui empêche de différer davantage, & qui oblige indispensablement de les ôter. L'alvéole n'a point aux enfans beaucoup de solidité, & cependant les racines de leurs dents peuvent être plus fermes & plus solides qu'on ne l'auroit crû; ainsi en ôtant pour lors leurs dents, on pourroit causer des accidens fâcheux; parce que l'alvéole n'ayant pas assez de force, pour soûtenir l'effort qu'on fait en emportant la dent, ce même alvéole pourroit être endommagé, & même enlevé en partie avec la dent. De plus le germe qui doit former la seconde dent, & qui est caché à l'extrêmité de la racine de celle que l'on veut tirer, pourroit aussi être altéré, ou même détruit; d'où il s'ensuivroit que la dent qui doit succéder, ne paroîtroit que plusieurs années après, ou même ne paroîtroit point du tout; ou que si elle revenoit, elle seroit très-mauvaise, ainsi que je l'ai vû arriver plusieurs fois. D'ailleurs il se rencontre quelquefois des dents de lait qui ne tombent pas, & qui ne se renouvellent jamais.

Il faut par conséquent différer le plus qu'il est possible de tirer les dents des enfans, lorsqu'elles ne sont point chancelantes. Néanmoins la douleur qu'elles causent, peut quelquefois être tellement insupportable, & la carie dont elles sont attaquées si considérable & si dangéreuse pour les dents voisines, que l'on ne peut remettre cette opération à un autre tems. En ce cas, il faut la faire sur le champ, & s'y comporter avec précaution & avec sagesse, pour éviter les inconvéniens fâcheux que nous avons marquez.

Certaines gens croyent faire merveille, lorsque de deux dents mal arrangées dans la bouche d'un enfant, dont l'une est tortuë, l'autre droite, ils choisissent celle qui est tortuë pour l'ôter, laissant celle qui paroît droite & mieux placée; mais ils se trompent; car il arrive que celle qu'ils ôtent, est justement celle qu'ils auroient dû laisser; puisque ce n'est pas la dent qui est tortuë, qui nuit à la dent qui est droite; mais qu'au contraire, c'est celle qui est droite, qui rend l'autre tortuë, & la fait placer hors de rang, en ne lui laissant pas la liberté entiére de sortir.

Ceux qui ont le malheur de tomber entre les mains de personnes si peu versées dans la connoissance des dents, ne tardent guéres à s'appercevoir des fautes que ces mauvais Opérateurs commettent. La dent qu'ils ont laissée, n'est pas longtems sans tomber, & il n'en revient plus d'autre pour la remplacer.

Si chacun ne se mêloit que d'une seule profession, & qu'il en fût bien instruit, on ne verroit pas si souvent arriver ces sortes d'accidens; mais tant de gens s'ingérent de travailler aux dents, quoiqu'ils soient d'une autre profession, que je crois qu'il y aura bien-tôt plus de Dentistes, que de personnes affligées de maux de dents. Il y a même certains Couteliers qui se mêlent d'ôter les dents : Apparemment les instrumens qu'ils font, leur donnent la démangeaison de les essayer. J'en connois un dans cette ville qui passe déja dans son quartier pour arracheur de dents. Ce particulier qui avoit vû opérer quelques charlatans, croyant qu'il lui seroit aussi facile de tirer les dents que de faire des couteaux, s'est mis sur les rangs, & ne manque pas, quand l'occasion s'en présente, de mettre sa prétenduë dextérité en pratique, & ses instrumens à l'épreuve; & s'il n'emporte pas toujours la dent entiére, il en enleve du moins quelque esquille. Il y a quelques années qu'on lui amena une jeune personne qui avoit une petite dent molaire marquée de taches noires; ce qui fit juger à ce fameux Opérateur que cette dent étoit infailliblement gâtée : Il tenta de la tirer, mais n'ayant emporté que la couronne (parce que ce n'étoit qu'une dent de lait qui devoit bien tôt tomber) ce nouveau docteur, dont le discernement étoit trop borné pour en pouvoir bien juger, crut avoir manqué son coup, & que la dent étoit cassée : Afin de ne pas laisser l'opération imparfaite, il tira encore la prétenduë racine de cette dent : Pour lors il fut bien étonné de voir que c'étoit une dent entiére & non une racine, & que c'étoit précisément celle qui devoit succéder à la couronne de la premiére qu'il avoit ôtée; les premiéres dents, comme je l'ai fait remarquer ailleurs, n'ayant presque jamais de racines qui les accompagnent, lorsqu'elles sont prêtes à tomber. Ce Coutelier eut pourtant assez de présence d'esprit pour n'en rien faire connoître à ceux qui se trouvérent présens à cette belle opération, & renvoya ainsi cette jeune personne moins riche d'une dent, dont la privation sera toujours un témoignage certain de l'ignorance & de la témérité de ce digne Opérateur, & de l'imprudence qu'il y a toujours à se confier indifféremment à toutes sortes de gens.

La régle qu'il faut suivre, pour ne pas tomber dans le même inconvénient, est de tirer toujours la dent qui a parû la premiére, & de laisser la seconde dent qui est facile à connoître, en ce qu'elle est ordinairement d'une plus grande solidité, & d'une plus belle couleur que la première.

Lorsqu'une dent mal arrangée, ne peut être redressée par aucun des moyens que je proposerai, & que d'ailleurs elle incommode, ou qu'elle rend la bouche difforme, il faut nécessairement l'ôter, pour emporter avec elle les incommoditez qu'elle peut causer.

Les dents cariées ausquelles on ne peut remédier par les huiles de canelle, ou de girofle, le cautére actuel & le plomb, doivent être ôtées de leurs alvéoles, pour quatre raisons considérables.

La premiére, à cause de la douleur violente, qui bien souvent ne cesseroit pas, si l'on n'ôtoit la dent.

La seconde, pour empêcher que la carie ne se communique aux dents voisines.

La troisiéme, pour dissiper les mauvaises odeurs qui s'exhalent des matiéres arrêtées dans la cavité cariée, & emporter le limon tartareux qui s'engendre aux dents du même côté par l'inaction de ces parties, sur lesquelles on ne peut manger, tandis qu'elles sont douloureuses, ou foibles.

La quatriéme, parce que la carie des dents cause souvent des maladies qui ne peuvent pour l'ordinaire être guéries, à moins qu'on ne remonte jusqu'à leur source, qu'il faut nécessairement connoître, si l'on veut réussir à les détruire.

On a vû depuis peu des inflammations causées à cette occasion, occuper non-seulement les jouës & la tête; mais s'étendre encore jusqu'à la gorge, & former une esquinancie.

Lorsque la fluxion est considérable & accompagnée d'accidens fâcheux, il ne faut rien entreprendre sans l'avis d'un Médecin, ou d'un Chirurgien expérimenté. Lorsque le mal n'est qu'aux gencives & à la joue du même côté, sans être accompagné d'aucun autre accident, ni même d'une douleur vive particuliére à la dent, il suffit d'appliquer sur la partie gonflée quelques topiques doux & anodins. S'il s'y forme un abcès, il faut l'ouvrir avec la lancette, ou avec un déchaussoir bien tranchant, afin d'en faire sortir le pus; après quoi on fait laver la bouche du malade avec le lait, ou de l'eau tiéde.

Lorsque la douleur causée par la carie de la dent devient trop violente,

& que le malade ne peut manger depuis longtems sur cette dent, il n'y a point d'autre parti à prendre, que de l'ôter, s'il est possible d'y porter l'instrument : Le malade se trouve guéri peu de tems après l'opération par la sortie de la dent, & du pus qui s'étoit formé par la proximité de quelque abcès.

Si le gonflement & la tension ne permettent pas d'approcher l'instrument de la dent, il faut faire saigner le malade une, ou deux fois s'il est nécessaire, & appliquer sur la gencive des figues grasses, qu'on aura fait bouillir auparavant dans du lait. Le malade doit tenir ce lait un peu tiède dans sa bouche, & il l'y fera rouler de tems en tems, pour l'humecter & détendre la partie malade : On fait ensuite un cataplâme avec le lait, la mie de pain, le jaune d'œuf & le safran. Si ce cataplâme ne suffit pas pour diminuer le gonflement & la dureté, on se servira d'un autre cataplâme fait avec les herbes émolliantes, que l'on appliquera sur la jouë du même côté de la dent malade.

Après l'administration de tous ces remédes, on ne doit pas tirer la dent, si la douleur & le gonflement cessent, si cette douleur trop violente ne revient pas, si le malade peut manger sur la dent, & si c'est une des incisives, canines, ou petites molaires; parce que celles-ci servant à l'ornement de la bouche, il faut toujours éviter de l'ôter, quand il est possible.

Quoique le gonflement ait cessé, ou qu'il ne soit pas considérable, si la douleur subsiste, on ne doit point hésiter à ôter la dent, supposé qu'il n'y ait aucuns moyens d'ailleurs pour ôter la douleur, & arrêter les progrès de la carie.

Il survient quelquefois aux dents des douleurs si vives, & si opiniâtres, que nous nous trouvons dans l'obligation d'ôter les dents, quoiqu'elles soient sans carie & sans difformité.

Nous voyons souvent des femmes grosses & des nourrisses tourmentées de douleurs fort vives à cause de quelques dents cariées, & nous ne faisons point de difficulté de les leur tirer, nonobstant la grossesse & contre l'opinion du vulgaire qui croit que cela peut altérer & faire perdre le lait, & causer d'autres accidens fâcheux. Il est vrai que l'imagination des femmes grosses & des nourrisses, ainsi mal prévenuës, est quelquefois si foible, & qu'elles font si aisées à effrayer par l'idée qu'elles se forment de la violence qu'elles ont à essuyer dans l'opération qu'il s'agit de leur faire, que leur seule appréhension peut produire les mauvais effets qu'elles craignent d'ailleurs sans fondement; & comme je ne trouve point d'autre cause des accidens qui peuvent arriver à des femmes dans un tel état, que la frayeur qu'elles se font à l'occasion d'une telle opération, je crois que l'habileté du Dentiste en cette occasion, consiste à calmer d'abord autant qu'il peut, l'imagination effarouchée de ces personnes, & à leur donner de la résolution par ses exhortations, en leur faisant envisager le peu de durée de l'opération, & les accidens que peuvent leur causer la douleur, les veilles & les inquiétudes qui accompagneront leur mal pendant un longtems; outre que l'humanité les engage à prendre ce parti, afin que les enfans n'en souffrent pas, les méres pouvant accoucher avant leur terme, & les nourrisses donner de mauvais lait à leurs nourrissons. Quand on les a déterminées par des raisons si touchantes, je ne crois pas qu'il y ait aucun risque à leur tirer les dents cariées &

douloureuses ; mais si l'on ne peut venir à bout de leur tranquilliser l'esprit, il faut temporiser & tâcher d'adoucir la douleur jusqu'à ce qu'on ait gagné le tems propre à opérer, pour n'avoir pas lieu d'appréhender ces inconvéniens.

Les incisives & les canines se tirent avec les pincettes droites, & les molaires avec le davier, le poussoir, ou son crochet. On ne doit se servir du davier pour les unes & les autres dents, que lorsqu'elles branlent, ou tiennent très-peu ; mais quand elles paroissent tenir beaucoup, il faut avoir recours au pélican, & s'y comporter comme nous l'enseignerons dans la suite.

Il faut toujours avoir la précaution, pour ne pas effrayer le malade, de cacher à sa vûë les instrumens dont on se sert pour opérer à sa bouche, surtout lorsqu'il s'agit de lui ôter quelque dent, & avoir en même tems plusieurs autres instrumens tout prêts à servir, pour suppléer à ceux qui pourroient manquer en opérant.

CHAPITRE XV.

Du resserrement des dents & de la maniére d'ouvrir la bouche par force, lorsque par quelque accident elle est fermée à un tel point, qu'on est obligé d'en venir à l'opération pour faire prendre des alimens au malade, ou pour reconnoître ce qui se passe dans toute l'étenduë de la bouche.

CE n'est pas sans fondement que M. Dionis dans son Cours d'opérations de Chirurgie, au Chapitre où il traite des dents, (*a*) a rangé à la tête de la plûpart des opérations que les Dentistes font sur les dents, celle d'ouvrir la bouche, lorsqu'elle est tellement fermée, & que les dents sont si serrées les unes contre les autres, qu'il n'est pas possible de les ouvrir pour prendre de la nourriture, sans mettre cette opération en usage. La prééminence que cet Auteur accorde à cette opération, est d'autant mieux établie,

(*a*) Pag. 505.

qu'il est assez ordinaire d'avoir recours aux Dentistes en semblable occasion ; parce qu'il y a plusieurs circonstances à y observer, qui les regardent uniquement, puisqu'il s'agit de la conservation des dents, ou de n'en détruire que le moins qu'il est possible.

C'est pourquoi avant que de traiter des opérations que nous devons pratiquer aux parties de la bouche, je suis d'avis de me conformer à l'ordre qu'a suivi en ce point cet Auteur très méthodique & très-expérimenté. (*a*)

Le serrement des dents, ou la contraction des machoires, dépend de plusieurs causes. Quelquefois les dents sont serrées par des mouvemens convulsifs provenans du désordre qui se passe dans toute la machine du corps humain, en conséquence de quelque maladie intérieure, ou à l'occasion de quelque blessure considérable, qui attaquant le genre nerveux, met en confusion les esprits animaux, & cause ainsi des convulsions très-violentes qui serrent à un tel point les muscles fermeurs

(*a*) M. Dionis Chirurgien-Juré à Paris, Démonstrateur d'Anatomie & de Chirurgie au Jardin Royal des Plantes, Auteur de plusieurs Livres de Chirurgie, &c.

de la bouche, qu'il n'eſt preſque pas poſſible de l'ouvrir, & de forcer leur réſiſtance ; parce que ces muſcles étant très-puiſſans & très-forts, l'on n'en peut vaincre la contraction convulſive, ſans employer une force très-conſidérable ; c'eſt pourquoi l'on eſt obligé d'avoir recours en pareille occaſion à l'opération dont il s'agit, qui doit s'exécuter avec méthode, & par le moyen des inſtrumens convenables.

Quelquefois les dents ſont ſerrées par la réſiſtance d'un homme inſenſé, ou qui étant dans le délire, s'opiniâtre à ne pas ouvrir la bouche. Ces états font naître la néceſſité d'employer la violence. Le même effet eſt encore produit par le caprice d'un enfant épouvanté, malin, ou revêche, & par les vapeurs hiſtériques des femmes, qui continuent pendant pluſieurs jours. Les cataleptiques ſont ſujets au même inconvénient. Dans toutes ces occaſions, on eſt obligé d'avoir recours à la même opération.

Lorſqu'il s'agit d'ouvrir la bouche par force, on doit y procéder méthodiquement, & avec précaution ; il faut le plus qu'on peut, préſerver les dents de toute atteinte fâcheuſe, & prendre bien garde en même tems de ne pas luxer, ni fracturer la machoire inférieure.

Les instrumens propres à faire cette opération sont un élévatoire (*a*) tel que celui dont on se sert dans l'opération du trépan, & un *speculum oris*. (*b*) Il y a des *speculum oris* de plusieurs formes & de différente construction. Il faut encore employer un baillon (*c*) pour tenir la bouche ouverte après l'opération.

Pour procéder à l'ouverture des dents, lorsqu'elles sont serrées les unes contre les autres, il faut y introduire un élévatoire, ou quelqu'autre instrument capable de produire le même effet : On doit se servir, pour faire passer cet instrument, de l'intervale qui se trouvera le plus considérable entre la jonction des extrêmitez des dents : Ces intervales se trouvent quelquefois suffisamment grands dans l'endroit des incisives & des canines, aux bouches de ceux dont les dents sont mal arrangées, ou d'une longueur inégale, surtout lorsqu'elles n'ont pas été égalisées par les pincettes incisives, ni par la lime.

(*a*) Voyez la Figure 1. de la Planche 3.
(*b*) Voyez la Figure 2. de la Planche 3.
(*c*) Voyez la Figure 3. de la Planche 3.

L'élévatoire

L'élévatoire étant introduit, on l'engage le plus qu'on peut en le tournant en différens sens, & pour lors en l'élevant, ou en le baissant, on tâche de faire effort pour éloigner par ce moyen les dents inférieures, des supérieures, jusqu'au point de pouvoir introduire entre leurs extrêmitez, le bout antérieur du *speculum oris*, qui sera pour lors fermé.

Après son introduction, l'on écarte les extrêmitez de cet instrument insinuées entre les dents; on tourne la vis engagée le long de cette machine, supposé que l'on se serve du *speculum* ordinaire construit à vis, que je n'ai point fait graver dans cet ouvrage : Si au contraire, l'on se sert du *speculum* à simple jonction qui fait la fonction du double levier, on presse fortement l'extrêmité des branches en les approchant ainsi l'une de l'autre. Leur extrêmité opposée s'écarte alors suffisamment pour produire l'effet que l'on souhaite.

Le *speculum oris* à simple jonction dont je viens de parler, a ses branches très-longues, par rapport à ses machoires, qui doivent être extérieurement traversées de petite rainures, ou sillons, afin qu'elles puissent mieux s'engager

Tome I. S

entre les extrêmitez des dents.

En faisant cette opération avec les instrumens qui servent à ouvrir la bouche, il faut observer de les appuyer sur des dents fortes & bien affermies ; car si l'on les appuyoit sur des dents ébranlées, foibles, chancelantes, ou cariées, on pourroit les renverser, ou les casser ; ce qu'il faut éviter, à moins qu'on n'y soit absolument obligé. Par la méthode que je viens de prescrire, on ne parvient pas toujours à vaincre la résistance que fait la contraction des muscles : Elle est quelquefois si puissante, qu'on fractureroit plutôt la machoire, qu'on ne la surmonteroit. On peut voir par le calcul que Stenon a fait, & plusieurs autres après lui, qu'elle est la puissance de ces muscles : L'obstacle qu'ils forment dans le cas en question, devient encore plus difficile, ou tout-à-fait insurmontable, lorsque l'égalité & l'arrangement des dents ne permettent pas l'introduction d'aucun instrument.

Pour lors il faut, malgré soi, se résoudre à sacrifier une dent pour sauver la vie au malade. Ayant égard à l'utilité des dents, celle qui me paroît devoir être ôtée préférablement, est la première, ou la deuxième des petites molaires supérieures, ou inférieures. L'ornement & la mastication souffrent moins de la perte de celles là, que de celle des autres.

Pour procéder à ôter cette dent la bouche étant fermée, & n'étant pas possible de l'ouvrir autrement, il faut se servir du poussoir qu'on appuye sur cette dent assez près de la gencive, frappant sur le manche de cet instrument, avec la masse de plomb (*a*) ou un poids équivalant. L'on fait ainsi sauter cette dent, de dehors en dedans, & pour lors on parvient au point d'introduire dans la bouche du malade, des alimens suffisans pour le substanter, en lui serrant le nez en même tems, pour l'obliger à avaler l'aliment liquide.

Cette opération ne se fait qu'à la dernière extrêmité, & lorsque sans son secours le malade périroit infailliblement, faute de nourriture. Elle est sujette à un inconvénient très-fâcheux; puisque la dent une fois ôtée de cette façon, reste dans la bouche, sans qu'on puisse quasi espérer de l'en retirer, tant que la bouche sera fermée : Cette dent

(*a*) Voyez la Figure 1. de la Planche 28.

y demeurera ambulante, & dans le danger d'être avalée de travers par le malade. Pour éviter cet inconvénient fâcheux, s'il arrive que les dents se surpassent, on tâche, s'il est possible, de se servir de l'instrument le plus convenable ; par exemple, du pélican, pour tirer en dehors une de celles qui excédent en dehors, & éviter par-là qu'elle ne reste dans la bouche, comme il arrive lorsqu'on est obligé en pareille occasion de l'ôter avec le poussoir.

Il faut observer, lorsqu'on veut dans un tel cas tirer une dent en la poussant en dedans, qu'elle n'excéde pas en dehors par sa longueur, la dent qui lui est opposée, ni que le poussoir soit plus large que la dent qu'on veut tirer ; parce que si l'on n'avoit pas égard à ces deux circonstances, on s'exposeroit à emporter, ou à ébranler plusieurs dents, au lieu d'une seule qu'il suffit d'ôter, pour satisfaire à l'intention que l'on a.

Avant que de se résoudre en pareille occasion à ôter une dent, il faut examiner, y regardant de près, même avec un stilet, (a) s'il ne seroit pas

───────────
(a) Voyez la Figure 1. de la Planche 6. de ce Volume.

possible, de découvrir entre les dents quelque intervale capable de donner passage à un tuyau de la grosseur de la plume de l'aîle d'un petit oiseau. Ce tuyau étant ajouté à une cuillier à bec, ou à un biberon, à un entonnoir, à un cornet, ou à quelqu'autre instrument semblable, suffiroit pour introduire du bouillon dans la bouche du malade, en telle quantité que l'on voudroit, & pour lors on devroit s'abstenir de lui ouvrir la bouche par force, & de lui ôter aucune dent. Par cette précaution, on a l'avantage d'avoir conservé les dents au malade, sans avoir déparé sa bouche, & sans nuire en aucune façon à la mastication.

Les autres causes qui nous obligent en certains cas, d'employer la force pour ouvrir la bouche suffisamment, sont les cicatrices qui résultent des abcès des parotides, ou des brides causées par les ulcéres du flux de bouche : Quoi qu'il en soit, il faut toujours y procéder à peu près de même que nous l'enseignons, & se servir des mêmes instrumens, en observant, après avoir ouvert la bouche, d'employer le baillon en coulisse & en forme de coin, pour la tenir ouverte, jusqu'à ce que les accidens ayent cessé : Par-là on ne sera pas obligé de réïtérer plusieurs fois la même opération, & on en retirera tout le fruit que l'on en doit attendre.

Lorsqu'il s'agit de quelque cicatrice, l'extension continuée par le moyen du baillon, ne contribuëra pas peu à relâcher & à étendre les fibres des muscles fermeurs de la bouche, contractez, ou racourcis, & à donner à la machoire inférieure un mouvement suffisant, pour qu'elle puisse agir autant qu'il est nécessaire pour faire ses fonctions.

Ce baillon doit être de bois de buis, ou de cormier. On peut le percer de même qu'on perce certains bouchons de bouteilles, l'enfiler d'un ruban, ou d'un cordon de fil. Ce cordon sert à le retirer plus facilement de la bouche; & d'ailleurs on évite par son moyen l'inconvénient qui pourroit arriver, s'il se déplaçoit, & s'il s'engageoit dans l'œsophage, ou s'il étoit avalé par le malade : On prévient tous ces accidens sans gêner le malade, si l'on attache ce même cordon à son bonnet, pour rendre le baillon plus propre à produire sûrement son effet, en l'empêchant de glisser de dessus l'extrémi-

Tom. 1.er Planche 3.me pag. 21

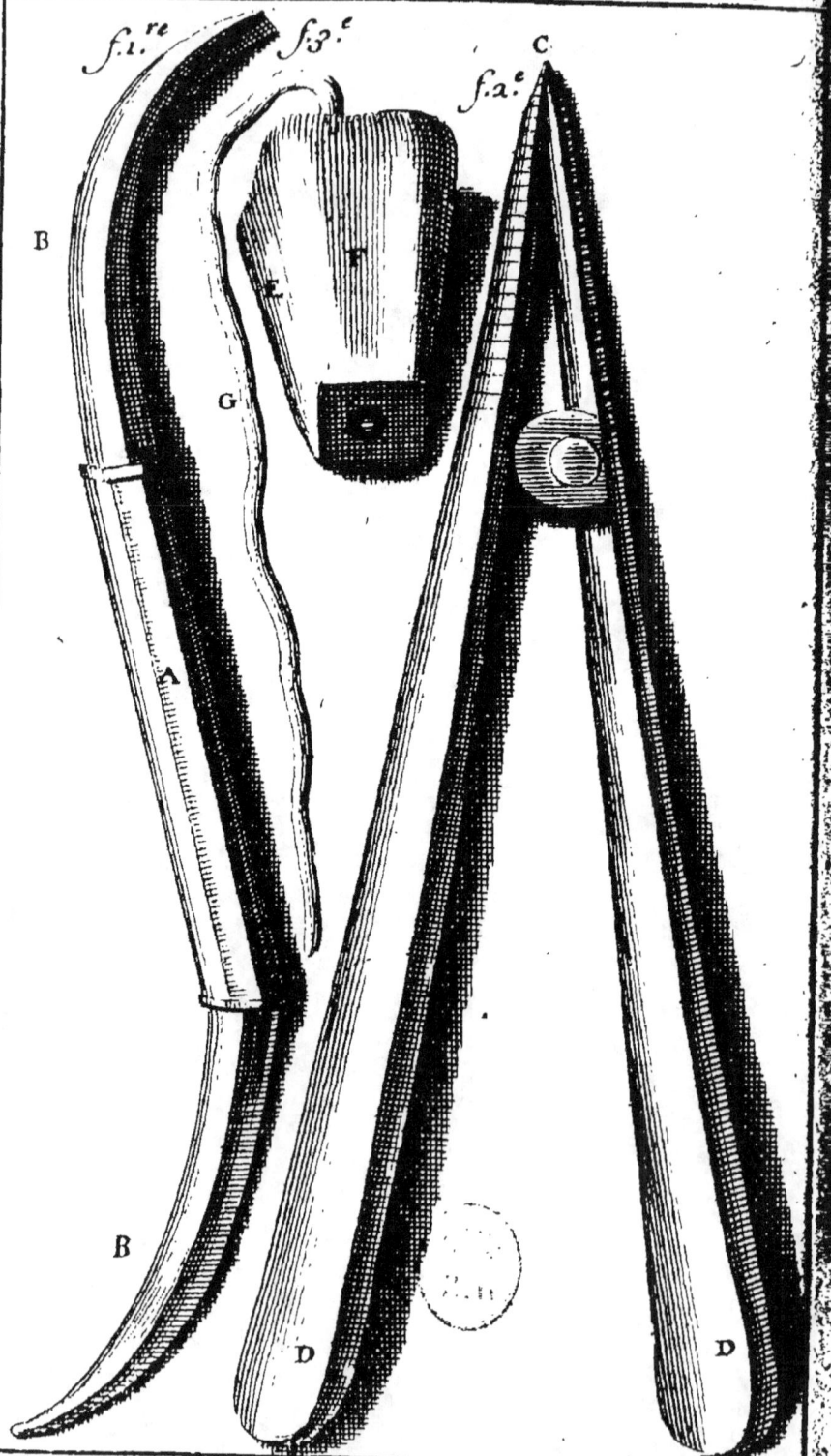

té des dents. On a soin de le couvrir d'un linge fin & propre toutes les fois qu'on s'en sert. Ce sont-là les circonstances les plus essentielles à observer en pareille occasion : Circonstances obmises par les Auteurs qui ont parlé de la nécessité & de la maniére d'ouvrir la bouche par force.

Explication de la Planche III. où l'on voit la figure de trois Instrumens qui servent à ouvrir la la bouche.

LA Figure I. représente un élévatoire, servant à ouvrir la bouche.

A.   Le corps de cet instrument.

B. B. Ses deux extrémitez recourbées dans un sens opposé.

La Figure II. représente un *speculum oris* en forme de dilatatoire.

C.   L'extrêmité antérieure de ses deux branches jointes ensemble & sillonnées par leurs surfaces extérieures.

D. D. L'extrêmité postérieure des branches.

La Figure III. représente un baillon fait en forme de coin à couliſſe, ſervant à tenir la bouche ouverte.

 E. Vûë d'une de ſes parties latérales.

 F. Sa couliſſe.

 G. Le cordon qui l'enfile, deſtiné à l'aſſujettir.

CHAPITRE XVI.

De la ſtructure, de l'étenduë, de la connexion & des uſages des Gencives.

AVANT que de traiter des maladies qui affligent les gencives, il eſt néceſſaire de donner une idée de leur ſtructure ; Cette notion ſervira à mieux faire connoître les accidens qui leur ſurviennent, à les prévenir, ou à les corriger, en ſe ſervant des remédes convenables, & en pratiquant à propos les opérations que l'art indique.

La ſubſtance qui compoſe les gencives eſt ferme, & d'une matiére aſſez dure : Elle eſt beaucoup plus glanduleuſe que fibreuſe : Elle eſt contenuë & enveloppée entre la peau qui revêt
     intérieurement

intérieurement la bouche, & le périoste: Cette même substance est pénétrée & arrosée par plusieurs vaisseaux de différens genres, par des artéres, des veines, des nerfs & des vaisseaux limphatiques, presque tous divisez & multipliez en autant de vaisseaux capillaires, formez par la continuation des vaisseaux qui se distribuent aux parties les plus voisines des gencives.

Les gencives s'étendent en chaque machoire, depuis la derniére dent du côté droit, jusqu'à la derniére dent du côté gauche, tant en la machoire supérieure, qu'en la machoire inférieure, soit en dedans, soit en dehors. Elles s'étendent encore en dehors, sur les côtez & sur le devant, depuis le colet de chaque dent, jusqu'à la peau qui revêt intérieurement les jouës & les lévres. Les gencives s'étendent au-dedans de la machoire inférieure, depuis le colet des dents, jusqu'à la circonférence de la base de la langue, & au-dedans de la machoire supérieure, jusqu'à la circonférence de la voûte du palais.

Les gencives s'attachent & sont fortement adhérentes au colet de chaque dent: Du côté extérieur elles adhérent à la partie extérieure des dents ; & du côté intérieur à leur partie intérieure : Quelquefois les gencives se placent dans les intervales des dents, particuliérement lorsqu'une dent vient à manquer : Pour lors les alvéoles s'affaissant en partie & se rétrécissant, les gencives effacent & occupent l'espace des dents. C'est en s'unissant qu'elles remplissent cet espace, de façon que la portion des gencives, qui couvroit la face intérieure du colet de la dent, vient à la rencontre de celle qui couvroit la face extérieure. S'approchant par-là mutuellement, en s'attachant & en se réunissant à l'alvéole, elles s'unissent à la fin entr'elles par la rencontre de leur prolongation, ou accroissement. C'est de cette façon que les gencives remplissent en partie le vuide des alvéoles, & qu'elles couvrent la place des racines des dents, lorsque quelque dent vient à manquer.

Les gencives dans les enfans sont naturellement unies entr'elles, & couvrent entiérement les alvéoles : Elles sont divisées par la sortie des dents ; c'est pourquoi lorsque les dents tombent, les gencives se trouvent disposées à se réduire à leur premier état, en occupant les mêmes espaces qu'elles occupoient avant que les dents par leur sortie les eussent divisées & éloignées l'une de l'autre dans cet endroit.

On voit par cette description, que les gencives tapissent non seulement le colet des dents, mais encore partie des surfaces de l'un & de l'autre os maxillaire, dans les endroits où les alvéoles sont placez dans ces deux os : On voit aussi que l'union de la substance des gencives avec les dents & les surfaces des os maxillaires, se fait par le moyen du périoste.

Le principal usage des gencives, est de rendre les dents plus fermes & plus stables dans les alvéoles, qui contiennent leurs racines. Les gencives sont les conservatrices des dents : Elles contribuent aussi à l'ornement de la bouche, quand elles sont bien configurées & découpées en forme de demi croissant. Lorsqu'elles se manifestent à l'occasion du ris, elles étalent un rouge vermeil, qui reléve l'éclat de la blancheur des dents, & qui est réciproquement relevé par cette même blancheur : Cette opposition de couleur, avec l'ordre & la régularité des dents, & du bord des gencives, offre à la vûë un objet des plus gracieux.

CHAPITRE XVII.

Des maladies des gencives, & en premier lieu de l'excroissance ordinaire aux gencives, & l'opération convenable pour traiter cette maladie.

LA connexion & le rapport qu'il y a entre les gencives & les dents, m'engagent à traiter en particulier des maladies les plus ordinaires aux gencives. Ces maladies détruisent le plus souvent le tissu des dents, & leur causent une infinité d'accidens fâcheux.

Les maladies des gencives sont les douleurs que les dents causent en sortant (comme nous avons parlé de ces douleurs, &c. au Chapitre II. nous nous en tairons ici) les excroissances ordinaires ; l'épaulis, excroissance très-fâcheuse ; le parulis, abcès très-incommode & très-dangéreux ; les ulcéres ; les fistules ; le scorbut, &c.

Il y a différentes espéces d'excroissances des gencives. La véritable excroissance est celle qui survient à la suite de quelque excoriation, ou ulcération des gencives, par la prolongation ou l'alongement que le sang & le suc nourricier produisent, en s'accumulant à l'orifice des vaisseaux sanguins, qui arrosent les gencives, dans l'endroit où ils sont rompus, ou dilacérez. Entre les excroissances de cette espéce, il y en a de simplement charnuës, & plus ou moins dures, ou molasses: Il y en a d'autres spongieuses, polipeuses, schirreuses, chancreuses, ou carcinomateuses, même quelquefois d'osseuses, ou pierreuses.

Il y a d'autres excroissances improprement nommées, qui dépendent seulement du gonflement des gencives, causé par l'infiltration de quelques humeurs hétérogénes, qui causent de la tension à leur substance, tendent en même tems, & prolongent les vaisseaux qui les arrosent, & leur donnent lieu de surpasser leurs limites. On voit de ces fortes d'excroissances, ou pour mieux dire, des prolongemens des gencives, si grands & si étendus, qu'ils recouvrent quelquefois la couronne des dents.

Cette maladie est une de celles qui affligent le plus souvent les gencives. Nous la nommerons excroissance, pour nous accommoder au langage ordinaire ; quoiqu'elle ne soit qu'un gonflement. Les gencives deviennent alors si molasses, si spongieuses, si tendres & si délicates, que pour peu qu'on les touche, ou que le malade vienne à pomper sa salive, on en voit sortir du sang : Les dents s'en ressentent quelquefois de façon, qu'elles deviennent chancelantes, & qu'elles périssent à cette occasion, si l'on n'y remédie promtement.

La cause la plus ordinaire de cette maladie, est le tartre qui s'accumule autour des dents, & s'insinuë entr'elles & la gencive, d'où viennent la compression des vaisseaux, & l'opposition au passage des liqueurs. Alors ces liqueurs faisant effort, dilatent ces vaisseaux, & elles s'infiltrent tellement, que l'abondance du sang & des sérositez tend par cet obstacle ces mêmes vaisseaux sanguins & limphatiques, dont les parois qui ont peu de résistance se rompent d'eux mêmes, ou cèdent aux moindres efforts : De-là vient enfin que les gencives se gonflent, & saignent si facilement & si souvent.

Les dents étant chancelantes, les gencives gonflées & douloureuses, on évite de manger de ce côté là, par la douleur que la mastication cause; cependant cette douleur augmente de jour en jour, lorsqu'on en use ainsi; & elle cesseroit plutôt, si la mastication se faisoit sur ces parties affligées; parce que les alimens comprimant les dents & les gencives tuméfiées, les dégorgeroient, & par conséquent diminueroient le gonflement, & en même tems la douleur.

Si l'on néglige ces excroissances, elles ne manquent pas de faire des progrès plus ou moins grands, plus ou moins rapides, ou lents, selon que la compression du corps étranger, est considérable, ou foible, ou que l'humeur est plus ou moins abondante, liquide, ou épaisse, bénigne, ou maligne. Pour lors il arrive que ces humeurs, par le long séjour qu'elles font dans la partie, soit qu'elles soient arrêtées dans leurs propres vaisseaux, ou infiltrées dans les interstices voisins, fermentant & s'aigrissant, rompent, rongent & déchirent la substance des gencives; d'où il naît, outre leur gonflement, des excoriations, ou des ulcéres. Si la liqueur contenuë dans la substance glanduleuse des gencives, ne peut se faire jour, parce que les tuyaux excrétoires qui contiennent cette liqueur sont bouchez, & parce que cette liqueur ne peut, en se résolvant, transpirer, ou rétrograder dans la masse du sang, ou s'évacuer par la suppuration; alors il arrive que les parties les plus liquides s'exhalent, & que les plus massives & les plus grossiéres s'épaississent par leur séjour; & par conséquent il en vient une tumeur dure & quelquefois schirreuse.

Il peut aussi arriver que l'humeur qui se trouve ainsi infiltrée, étant sans cesse frappée par les impulsions réïtérées des artéres, & changeant de qualité, dégénére en une matiére capable de s'aigrir par la fermentation, de devenir corrosive, de donner lieu au schirre, & de se convertir en carcinôme, ou en cancer: La même matiére peut quelquefois carier dans la suite les os voisins.

Pour prévenir ces fâcheux événemens, il faut de bonne heure avoir recours à tous les moyens convenables en pareille occasion; il faut détacher avec grand soin le tartre, qui s'insinuë entre la surface des dents & le bord des gencives; il faut scarifier les gencives avec la lancette affermie & cachée dans une petite bandelette, qui ira jusqu'à la pointe de ladite lancette, (*a*) ou avec un déchaussoir bien tranchant (*b*) & couper avec les ciseaux l'excédent des gencives. Si les gencives ne sont que médiocrement gonflées, & qu'il n'y ait point de tartre à ôter, il suffira de les dégorger, en les scarifiant par de petites incisions assez multipliées & suffisamment profondes. Après avoir observé ces circonstances, il ne s'agit que de résoudre l'humeur, qui a pû encore rester infiltrée dans les gencives: Il faut, après avoir résous cette humeur, fortifier les gencives. Comme il est assez ordinaire, qu'il y ait une cause intérieure qui produise cette sorte de maladie, il faut toujours être attentif à combattre cette cause, tandis qu'on fomente souvent les gencives avec une décoction faite avec l'iris, la sauge, les noix de Cyprès, les feuilles, ou les glands de chêne, dont on fait une décoction dans le vin rouge. Lorsqu'il s'agit d'extirper quelque portion des gencives plus ou moins excédentes, on y procéde en la maniére suivante.

(*a*) Voyez la Figure 3. de la Planche. 5.
(*b*) Voyez la Planche 18. tome 2.

Si c'est pour inciser, ou retrancher les gencives sur le devant de la bouche, on prend des ciseaux droits, (*a*) bien tranchans & bien pointus. S'il s'agit de pratiquer une semblable opération sur les côtez de l'une ou de l'autre machoire, on prendra des ciseaux courbes, (*b*) d'ailleurs conditionnez de même que les ciseaux droits; mais un peu plus courbes que ceux dont on se sert ordinairement en Chirurgie : Ensuite le Dentiste tenant les ciseaux de la main droite, reléve, ou baisse les lévres & écarte les jouës avec les doigts de la main gauche; afin de pouvoir agir librement en opérant, & de mieux exécuter son opération, sans blesser les parties saines ; Pour lors il extirpe dans toute son étenduë la partie excédente des gencives ; il comprime ensuite avec le doigt indicateur de bas en haut les gencives de la machoire inférieure ; au lieu qu'il doit comprimer celles de la supérieure de haut en bas ; & cela dans l'intention de les mieux dégorger : Il se sert après, pour les bassiner, des mêmes remédes ci-dessus indiquez. Par tous ces moyens on prévient les fâcheu-

(*a*) Voyez la Figure 2. de la Planche 5.
(*b*) Voyez la Figure 2. de la Planche 6.

ſes ſuites que nous avons rapportées. On ſe ſert encore en certains cas des ciſeaux droits ou courbes arbitrairement dans tous les endroits de la bouche, ſelon les circonſtances particuliéres.

Si nonobſtant ces ſages précautions, la maladie devenoit extraordinaire; qu'elle eût fait de plus grands progrès, ou qu'elle eût été négligée juſqu'au point d'être dégénérée en ſchirre, en chancre, en carcinôme, ou en cancer, pour lors il faudroit avoir recours à la méthode qui ſera indiquée à l'occaſion de ces cas, en procédant à ce traitement ſuivant le conſeil des plus excellens Médecins & Chirurgiens.

CHAPITRE XVIII.
De l'époulis, ou excroiſſance charnuë excédant le niveau de la ſurface des Gencives; & de l'opération convenable pour traiter cette maladie.

L'ÉPOULIS eſt une vraie excroiſſance particuliére à la gencive. Les Grecs l'ont nommée ainſi, parce qu'elle vient hors des gencives. Elle ne s'éléve point le long des interstices des dents, comme fait le prolongement ou le gonflement des gencives, dont on a parlé dans le chapitre précédent. Cette excroissance procéde d'une excoriation, d'une ulcération des gencives, ou d'une plaie.

De ces excroissances il y en a de deux espéces. Dans l'une de ces espéces, les chairs sont molles, blanchâtres & comme polipeuses: Elles sont produites par un sang chargé d'une limphe crasse & visqueuse: Ces chairs sont indolentes & même insensibles. Dans l'autre espéce, elles sont dures, rougeâtres & engendrées par un sang abondant en bile ou en parties terrestres: Elles sont toujours douloureuses, & tendent à la nature du schirre, ou du cancer.

Ces excroissances sont toujours causées par le vice des liqueurs, ou des sucs, qui arrosent la substance des gencives: Dans les excroissances qui sont rougeâtres, ce sont les vaisseaux sanguins qui sont les plus engorgez; dans les blanchâtres, les veines limphatiques sont les plus embarrassées: Les douleurs que l'on ressent à l'occasion de celles qui sont rougeâtres, dépendent en partie de la tenfion des fibres, & en partie de l'acrimonie des matiéres. Les excroiffances blanchâtres, font caufées par le vice de la limphe. Les excroiffances rougeâtres, ou noirâtres, font caufées par le vice du fang, ou de la bile. Quelquefois les unes & les autres en s'invétérant, acquiérent une telle confiftance, ou dureté, qu'elles réfiftent même au tranchant des inftrumens. Cela arrive plus fouvent à celles qui font caufées par un fang bilieux & terreftre, qu'à celles qui font caufées par le vice de la limphe.

Ces excroiffances ont pour l'ordinaire leur attache en forme de col; les vaiffeaux qui s'y diftribuent, fourniffent continuellement de nouvelles matiéres, qui augmentent infenfiblement leur volume; fi l'on n'a pas foin de les extirper de bonne heure, leur progrès devient d'une très-dangéreufe conféquence; ce qui n'eft que trop vérifié par l'expérience.

L'on verra par la figure que je donne de deux excroiffances (*a*) de cette efpéce, quel eft le volume qu'elles acquiérent quelquefois; puifque la plus confidérable a augmenté dans l'efpace

(*a*) Voyez la Planche 4.

de cinq années, jusqu'au point où elle est représentée dans la Planche.

Lorsque l'on veut emporter des excroissances dures, calleuses, carcinomateuses, ou pierreuses, le sujet sera situé dans un fauteuil, ou dans un lit, son dos & sa tête appuyez sur des coussins, ou contre un dossier. Le Dentiste doit être placé devant le sujet, s'il est dans un fauteuil; ou à la ruelle droite du lit, s'il est dans le lit : Il tient l'instrument dont il doit opérer, avec sa main droite, tandis qu'avec le pouce & l'indicateur de la main gauche, il range les lévres & les joues, assujettissant l'excroissance qu'il veut extirper, en la saisissant avec des pincettes de Chirurgien, ou avec une airigne, (*a*) si les doigts ne suffisent pas pour emporter cette excroissance : On l'emporte le plus près de la gencive qu'il est possible, avec les instrumens les plus convenables; & on évite soigneusement de découvrir l'os de la machoire, crainte d'occasionner la carie, en l'exposant à l'air, & aux mauvaises impressions du limon de la bouche. Si au contraire l'os est carié, on le découvre dans toute l'é-

(*a*) Voyez les Figures 2. & 3. de la Planche 7.

tenduë de la carie, & pour lors on procéde à la guérison suivant l'usage ordinaire.

Pour s'assurer de l'état de l'os, il faut avec une sonde à Dentiste, (a) ou bien avec un stilet ordinaire, reconnoître ce qui se passe dans la plaie qu'on vient de faire, en extirpant l'excroissance.

Si l'excroissance est située du côté gauche, il faut se placer du même côté, tenant l'instrument de la main gauche, tandis qu'avec la main droite on éloigne les lévres & la jouë, & que l'on assujettit l'excroissance. On opére d'ailleurs de même que l'on a opéré au côté opposé.

Si l'on veut opérer sans changer de place, il ne faut que passer le bras gauche par-dessus la tête de la personne sur laquelle on opére ; en observant dans la maniére d'opérer, les circonstances que nous venons d'indiquer.

L'opération faite, on fait laver la bouche avec du vin tiéde, appliquant sur la plaie un plumaceau imbibé de vin miellé, qu'on fait soûtenir avec le doigt pendant quelque tems. Si les vaisseaux coupez en opérant, fournissent trop de

(a) Voyez la Figure 3. de la Planche 6.

sang, il faut tremper un, ou plusieurs plumaceaux dans l'eau alumineuse, ou dans quelqu'autre liqueur astringente ou stiptique, &c. Il faut aussi les recouvrir de quelques compresses graduées, pour remplir suffisamment l'espace qui se trouve entre la gencive & la jouë, & procurer un point d'appui capable de faire une compression suffisante, afin de se mieux rendre maître de l'hémorragie : On peut encore, en cas qu'elle soit opiniâtre, appliquer des compresses sur la jouë, soûtenuës par un bandage convenable, & qui comprime suffisamment l'appareil que nous avons indiqué : On a par ce moyen un point d'appui ferme & solide, capable d'arrêter l'hémorragie, quoiqu'opiniâtre.

La cure de cette maladie après l'opération, ne consiste qu'à se rinser souvent la bouche avec les remédes que nous avons indiquez : On trempe dans ces remédes des plumaceaux qu'on applique sur la plaie : On les renouvelle au moins deux ou trois fois par jour, à moins qu'il ne se forme de nouvelles excroissances, ce qui arrive quelquefois : Il faut en ce cas-là consumer ces nouvelles chairs, tâchant de s'en rendre maître par le cautére actuel, ou

par

par les applications réitérées de la pierre infernale, que l'on porte dans la bouche du malade par le moyen de l'étui d'argent nommé porte-pierre-infernale, (a) lequel doit être plus long que celui dont on se sert ordinairement, afin de pouvoir appliquer plus commodément la pierre infernale dans les endroits les plus enfoncez de la bouche. Cet instrument étant le plus commode, & celui qui assujettit le mieux la pierre infernale, on ne doit l'appliquer dans la bouche, qu'étant montée sur cet instrument; de crainte que cette pierre n'échappe des doigts, ou des pincettes, & qu'elle ne fasse du désordre dans la bouche, & surtout dans l'estomac, si malheureusement le malade venoit à l'avaler. Cet accident est quelquefois arrivé : On le prévient par la précaution que j'indique. Si l'on étoit appellé pour secourir un malade, qui se trouveroit dans un cas aussi fâcheux par l'imprudence de quelque Dentiste, il faudroit faire avaler du lait, ou de l'huile en quantité au malade, & même lui faire prendre un vomitif, & derechef lui faire boire du lait,

(a) Voyez les Figures 2. & 3. de la Planche 8.

ou de l'huile. On doit encore observer par la même raison, de bien essuyer l'humidité dans l'endroit où cette pierre doit s'appliquer, afin d'empêcher, autant qu'il est possible, que la salive n'en dissolve quelques particules, qui pourroient causer du désordre dans la bouche, dans l'œsophage, & même dans l'estomac, si l'on venoit à avaler une salive imprégnée de la dissolution de cette pierre, ce que l'on évite toujours par cette seconde précaution. On fait d'ailleurs rinser plusieurs fois la bouche du malade, tant pour ôter le mauvais goût, que pour diminuer la douleur que cette pierre cause. Par ce moyen on guérit radicalement & en peu de tems cette maladie, à moins que l'os ne se trouve en même tems carié, comme nous l'avons dit, ou qu'il n'y ait une complication maligne d'une cause intérieure, qui dépende de quelque mauvais levain scorbutique, scrophuleux, ou vérolique, &c. Dans ce cas il faut recourir au secours de la Médecine, & agissant de concert avec elle, réitérer les mêmes opérations & l'usage des mêmes remédes en cas de récidive; car il arrive quelquefois que ces sortes de maladies reparoissent, lorsque les malades sont atteints d'ailleurs de quelque mal qui a vicié la masse du sang universellement.

Il ne suffit pas d'avoir donné une méthode pour les cas ordinaires, il faut indiquer encore quelques circonstances concernant la manière d'opérer dans les cas les plus extraordinaires, & lorsqu'il s'agit d'extirper quelque excroissance survenuë dans la bouche, qui a acquis par succession de tems un volume énorme, en dégénérant en une consistance osseuse, ou pierreuse, fortement adhérante, & ne faisant quasi qu'un même corps avec la partie osseuse avec laquelle elle s'est intimement unie. On ne peut extirper une excroissance de cette nature avec le scalpel, le bistouri, ni les ciseaux : Il faut emporter ces excroissances avec les instrumens qui servent à ôter les dents, en se servant du plus convenable, par rapport au volume & à la situation de l'excroissance, ou bien même avec un petit ciseau, nommé bec-d'âne, dont les Menuisiers se servent. On porte son extrémité tranchante sur l'excroissance, & l'on frape sur son manche avec un petit maillet, ou bien on coupe cette excroissance avec une scie, dont la lame sera emmanchée comme un couteau. Il faut proportionner le volume & la grandeur de ces instrumens à la disposition des parties sur lesquelles on doit opérer. Par ce moyen on peut ôter des excroissances, ou pétrifications semblables à celles que M. Carmeline a ôtées à M. Houssu, & à celle que M. Bassuel m'a communiquée, comme je le rapporte plus au long dans mes observations. Il ne faut pas négliger d'ailleurs pour le pansement d'une telle maladie, après l'extirpation faite, les circonstances requises, qu'il est aisé de recueillir en différens endroits de ce Traité.

Explication de la Planche IV. où sont représentez différens corps pierreux.

LA *Figure I.* représente une grande excroissance, ou épulis pétrifié, vû par la surface qui étoit attachée aux parties de la bouche.

  A.   L'endroit où il s'attachoit aux parties de la bouche.

  B. B. B. Plusieurs éminences raboteuses.

Tome I.er   Planche 4.me   Pag. 236

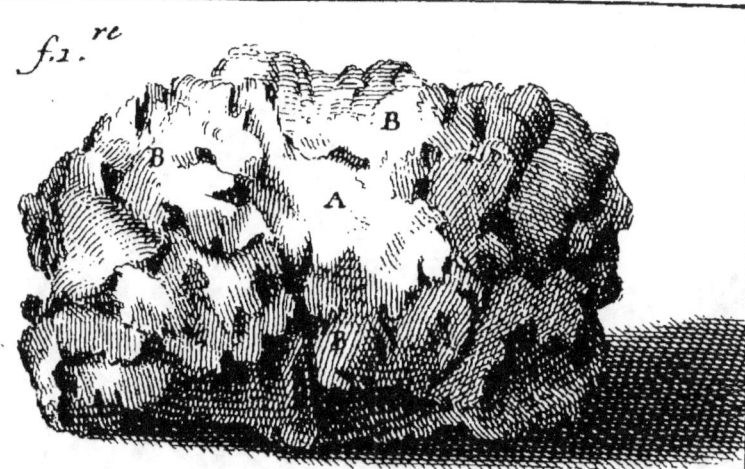

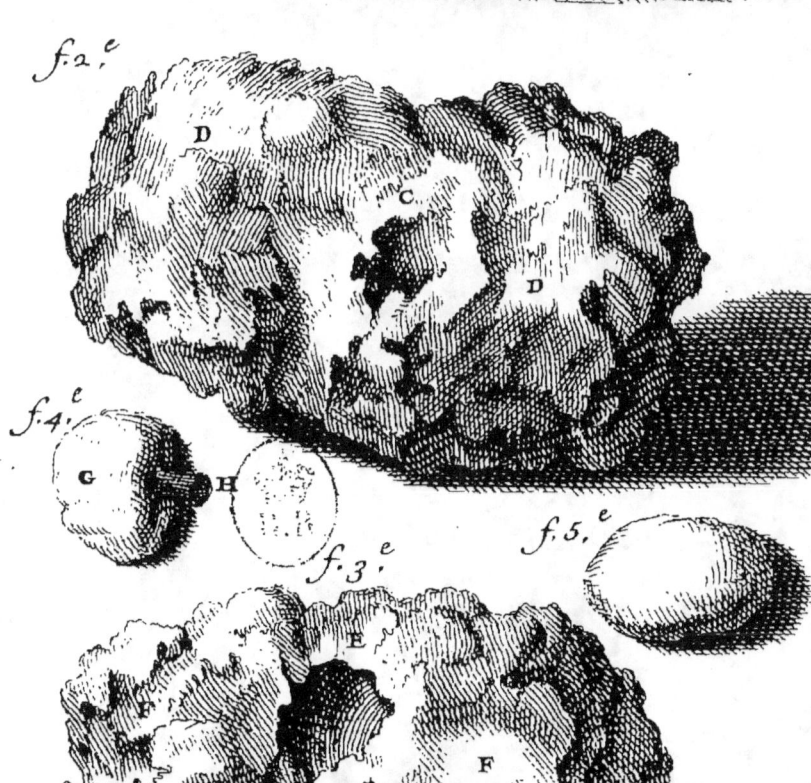

La Figure II. représente le même corps pierreux, vû par sa surface la plus convéxe.

C. Un enfoncement très-profond, dont la surface est irréguliére & inégale, ressemblant assez à une grote naturelle.

D. D. Éminences raboteuses & irréguliéres de ce corps.

La Figure III. représente une troisiéme surface de ce même corps pierreux, vû par le côté où le cautére actuel a porté & fait un trou profond, en calcinant une partie de la substance pierreuse.

E. Le trou formé par le cautére actuel.

F. F. Éminences raboteuses & irréguliéres de ce même corps pierreux.

La Figure IV. représente une petite excroissance, ou épulis pétrifié, vû de façon qu'on voit sa tête & son attache.

G. Le corps de cette excroissance.

H. Son attache.

La Figure V. représente la même excroissance, vûë par son sommet & dans sa circonférence la plus étenduë.

CHAPITRE XIX.

Du paroulis, ou abcès qui se forme aux Gencives par fluxion & inflammation, quelquefois par congestion, épanchement, & infiltration; la maniére d'opérer pour traiter cette maladie.

LE paroulis tire son étimologie de deux termes Grecs, qui signifient, proche & gencive, quoiqu'il vienne aux gencives mêmes, entr'elles & le dedans des joues. Il commence à paroître par une inflammation, presque toujours occasionnée par la carie de quelque dent, de quelque chicot, ou racine qu'on a négligé d'ôter, ou par l'alvéole carié. L'humeur acre & corrosive qui ronge l'os, fermente & agit avec violence, non-seulement sur l'os qu'elle détruit, mais encore sur ses enveloppes membraneuses & nerveuses, & y cause des divulsions qui font sentir des douleurs très-sensibles: Les esprits animaux ainsi irritez, refluent irréguliérement & donnent occasion aux liqueurs qui circulent dans les vaisseaux voisins, de s'arrêter en quelque manière dans leurs tuyaux ; parce que les filets nerveux devenant plus tendus qu'à l'ordinaire, les vaisseaux sanguins & limphatiques qui se rencontrent par leur distribution, comme croisez & entrelassez avec eux, sont comprimez par les nerfs ainsi tendus. Cela suffit pour arrêter, ou intercepter en quelque façon le cours des humeurs : Delà vient qu'il se forme des obstructions, qui gonflent tellement les vaisseaux, qu'ils se rompent à la fin. Il en vient une tumeur avec épanchement, plus ou moins considérable, étenduë, ou profonde, selon que les humeurs sont plus ou moins disposées à s'aigrir, à fermenter, ou à se déposer, par rapport à la cacochimie du sujet, ou à la plénitude de ses vaisseaux. Il peut encore arriver que l'humeur même qui sort de la carie, venant à s'insinuer dans les interstices des fibres de la gencive, & les écartant les unes des autres, peut causer l'inflammation, le gonflement, &c.

Il peut y avoir encore d'autres causes du paroulis ; comme quelque vice particulier de la masse du sang, ou bien quelque cause extérieure, qui dépende des injures du tems, des chûtes, ou de quelques coups reçûs. Quoi qu'il en soit, cette tumeur est presque toujours la même, à quelque circonstance près ; ce qui ne change pas de beaucoup la maniére de la traiter.

Le paroulis occasionné par l'une, ou l'autre de ces causes, doit être regardé dans son commencement, comme une inflammation simple ; dans son progrès, comme une tumeur disposée à s'abcéder ; dans son état, comme un abcès confirmé, capable d'avoir des suites très-fâcheuses, puisqu'il peut fort souvent occasionner la carie des os des machoires ; car les gencives étant peu épaisses, la matiére a bientôt pénétré & détruit l'enveloppe, ou le périoste de ces os, & successivement leur propre substance.

Lorsqu'on est appellé à l'occasion de ces sortes d'abcès, il faut reconnoître leur situation : Ils sont situez tantôt plus bas, tantôt plus haut, tantôt plus en avant, tantôt plus en arriére : Quelquefois l'inflammation, ou le gonflement, que le paroulis occasionne, s'étend dans toute la joue depuis l'oreille, les yeux, le nez, jusqu'aux lévres, même jusqu'au menton. Il faut encore

tâcher

tâcher de reconnoître au vrai, quelles sont les causes qui produisent ces abcès : Il faut examiner surtout les dents, & s'assurer de leur état. S'il y en a de cariées, & qu'il soit possible de les ôter, il ne faut pas différer de le faire, à moins que la tension & la douleur des parties ne s'y opposent. L'extraction des dents, ou des chicots, lorsqu'elle est praticable, est souvent suffisante pour faire disparoître le dépôt. Elle est au contraire capable de l'augmenter, si l'on s'opiniâtre à la faire mal-à-propos, & avec trop de violence.

Si les dents sont cariées, & qu'il faille différer de les ôter, on a recours en attendant, à la saignée suffisamment réïtérée, aux lavemens tempérans, émollians & laxatifs; observant la diette & le régime de vivre convenable : On examine souvent la maladie, pour juger de son progrès : On a soin de bassiner souvent les gencives avec du lait, dans lequel on a fait bouillir des figues grasses, des feuilles de mauve & de guimauve & un peu de pariétaire. On applique sur l'endroit de la gencive gonflée & tenduë, une ou deux figues des plus grasses, bien cuites dans du lait, tandis qu'extérieurement on fait des onctions fur toute l'étenduë de la jouë, avec un liniment compofé feulement de parties égales d'onguent d'altea & d'huile d'hypericum, appliquant par-deffus un papier brouillard & une compreffe fimple, foutenant le tout fans compreffion par le moyen d'un bandage contentif. Ce font-là les moyens capables d'appaifer la douleur, de détourner la fluxion, de réfoudre les matiéres difpofées à la réfolution, de cuire & de digérer celles qui tendent à la fuppuration, en relâchant & en ramolliffant les fibres de la partie malade.

Si malgré tous ces moyens la maladie fait un grand progrès; fi la tumeur s'éléve en quelque endroit plus qu'ailleurs, pour peu que l'on y fente de la fluctuation, il ne faut point héfiter à donner promtement iffuë à la matiére qu'elle contient, quand bien même la violence de la douleur feroit diminuée, ou tout-à fait calmée. Lorfque la tumeur eft prête à abcéder, il faut la percer fans attendre que la matiére perce d'elle même, parce qu'on donneroit le tems à la matiére de pénétrer jufqu'à l'os, ou de s'étendre jufqu'aux parties extérieures du vifage; ce qui cauferoit ainfi une maladie, dont les fuites feroient longues & fâcheufes, peut-être même accompagnées de quelque difformité très-difgracieufe. Cela n'arrive que trop fouvent, lorfqu'on eft obligé, pour avoir trop longtems différé l'opération, de percer la tumeur en quelque endroit de la jouë, ou du menton, ou que la matiére fe faifant jour par elle-même, foit en dehors, foit en dedans, occafionne des fiftules accompagnées de carie.

C'eft pourquoi, je le répéte encore, lorfqu'on fera convaincu par la fluctuation de l'exiftence d'une matiére dépofée par épanchement, on fera l'ouverture de l'abcès fans attendre davantage, afin de procurer promtement l'évacuation du pus, & de prévenir les accidens qui pourroient furvenir, fi l'on ne faifoit pas cette opération de bonne heure, en obfervant de faire l'ouverture affez étenduë, & dans la partie la plus inclinée.

Cette opération fe peut faire avec un déchauffoir bien tranchant, ou avec une lancette dont on affermit la chaffe avec la lame, au moyen d'une bandelette. Cette bandelette fert auffi à cacher la lame, pour moins effrayer le malade. Il ne faut laisser à découvert de la lame de cet instrument, vers sa pointe, que ce qu'il en faut pour faire l'incision. Le Dentiste tient cette lancette avec sa main droite. Le malade étant situé de façon convenable, le Dentiste est placé devant, ou au côté droit du malade pour opérer avec la main droite, soit sur le devant, ou sur le côté droit de l'une ou de l'autre machoire, tandis qu'avec la main gauche, il écartera des dents les lévres & la jouë avec l'indicateur & le pouce. L'ouverture étant faite, il presse les environs de l'abcès, pour exprimer & faire sortir le pus, qui peut être niché dans quelque sinus voisin. On fait ensuite rinser la bouche avec une décoction de sauge, faite dans du vin miellé, que l'on peut encore introduire dans toute la cavité de la plaie avec une moyenne seringue à abcès, (a) dont le tuyau sera suffisamment long, & courbé s'il est nécessaire; afin de pouvoir porter l'injection jusqu'au fond de la bouche sans incommoder. On seringue de cette façon la liqueur pour mieux déterger la cavité, en observant de seringuer doucement & sans violence, pour ne pas augmenter la divi-

(a) Voyez la Figure 1. de la Planche 8.

ion des parties. On continuë de même de rinſer les gencives, de baſſiner la plaie, ou de la ſeringuer juſqu'à la guériſon parfaite, & on applique à chaque panſement un plumaceau trempé dans la même liqueur, à l'endroit de la plaie.

Quand il faut opérer au côté gauche, le Dentiſte ſans changer de place, paſſant ſon bras gauche par deſſus la tête du malade, écarte la jouë avec cette main, tandis qu'il opére de l'autre. Il peut encore paſſant du côté droit au côté gauche, opérer de la main gauche, en écartant les parties avec la main droite, agiſſant d'ailleurs de même qu'il vient d'être indiqué.

Si les dents cariées ne ſont point ôtées, on les ôte le plutôt qu'il eſt poſſible. Si les alvéoles ne ſont point altérez, non plus que le périoſte, & que la maſſe du ſang ne ſoit point viciée, la guériſon ſuit de bien près cette petite opération.

Lorſque ces abcès ſont ſituez aux gencives de la machoire ſupérieure, leur guériſon eſt plus prompte que lorſqu'ils ſont ſituez aux gencives de la machoire inférieure; parce que l'humeur ſuivant ſa pente, s'évacuë plus facilement par l'ouverture de l'abcès, vers laquelle elle est entraînée par son propre poids : Ce qui n'arrive pas de même à la machoire inférieure ; parce que la matiére retenuë dans le sac de l'abcès par sa pésanteur & par sa situation, ronge par son séjour & par son acrimonie les parties qu'elle touche, & cause ainsi quelquefois des fistules & même la carie. C'est pourquoi il faut être attentif à ouvrir au plutôt ces sortes d'abcès, particuliérement ceux qui surviennent aux gencives de la machoire inférieure. Il faut presser plus souvent en ceux-ci les gencives de bas en haut, pour procurer une évacuation plus exacte de la matiére qui est contenuë dans leur cavité. On se sert d'ailleurs pour en procurer plus promtement la réunion, de compresses qu'on applique extérieurement sur le visage dans l'endroit du sinus, en comprimant toujours de bas en haut : Il faut soûtenir & embrasser ces compresses avec un bandage compressif ; c'est le moyen le plus assuré pour procurer une promte guérison, & pour éviter les désordres que la matiére pourroit faire par son trop long séjour, nonobstant l'ouverture de l'abcès, si 'on n'usoit de cette précaution.

Comme nous devons convenir que la cause la plus ordinaire de ces sortes d'abcès, est la carie des dents, & qu'on ne peut assez prendre de précaution, pour prévenir le paroulis, dont les suites sont quelquefois si fâcheuses, nous ne sçaurions trop recommander de ne pas négliger pour le prévenir, de se faire ôter de bonne heure les dents cariées, ou les chicots, surtout à la machoire inférieure; puisque c'est en celle-là qu'il arrive plus fréquemment.

L'os de cette machoire étant un des plus solides du squelette humain, on est souvent obligé, pour guérir les caries qui l'attaquent, non-seulement d'avoir recours aux applications réitérées du cautére actuel, (*a*) mais même de détruire en partie les muscles qui servent à fermer & ouvrir la machoire inférieure; tantôt en les détruisant par des incisions faites avec le bistouri, (*b*) tantôt en appliquant le cautére potentiel, pour satisfaire à la fâcheuse nécessité à laquelle on se trouve réduit dans un tel cas, de découvrir l'os dans toute l'étenduë du progrès de la carie, laquelle s'étend quelquefois si loin,

(*a*) Voyez la Figure 4. de la Planche 3.
(*b*) Voyez la Figure 1. de la Planche 5.

qu'il est arrivé qu'on a été obligé d'emporter des portions très-considérables de l'os carié de la machoire inférieure. Nous en avons un exemple en la personne de M. Hollande, Concierge du Château de Meudon, qui avoit des dents molaires du côté gauche de la machoire inférieure, cariées ; leur carie se communiqua aux alvéoles ; des alvéoles elle s'étendit au corps de l'os ; des dépôts très-considérables se formèrent, & le mirent en peu de tems dans un très-pitoyable état. Le Roi étant venu pour quelque tems résider au Château de Meudon, M. de la Peyronie (*a*) fut prié de visiter ce malade : Il le trouva dans une telle situation, qu'il fut obligé, pour le secourir, d'avoir recours à de grandes opérations, & à des applications réitérées du cautére potentiel.

M. Lambert (*b*) a fait au fils de M. de Barcos, (*c*) il y a environ vingt ans, une semblable cure : Il eut à peu près recours aux mêmes voies : Il fut même obligé d'emporter une partie de

_____

(*a*) Premier Chirurgien du Roi.
(*b*) Chirurgien du Roi en survivance.
(*c*) Intendant de M. le Maréchal de Villeroy.

l'os maxillaire : Ce malade a été guéri radicalement, & la cicatrice n'est que fort peu apparente.

Ces deux observations sont de notoriété publique : Elles ont fait beaucoup de bruit à la Cour, & elles m'ont été communiquées par M. Anel, (*a*) qui a vû l'un & l'autre malade.

J'ai vû plusieurs de ces tumeurs très-considérables qui n'avoient été produites que par la carie des dents : Je n'ignore pourtant pas qu'il y a des tumeurs, qui sont suivies de caries par d'autres causes. Mais il est très-important d'être attentif à examiner de près toutes les circonstances qui accompagnent une telle maladie.

Rien n'est plus fréquent que de voir ces sortes de tumeurs plus ou moins considérables, & dont les suites sont légéres, ou fâcheuses suivant les différentes causes qui les produisent, ou les soins que l'on prend pour les prévenir, les dissiper & les guérir radicalement lorsqu'elles sont formées : J'en ai traité avec succès un très-grand nombre.

Lorsqu'on veut faire des incisions

_____
(*a*) Chirurgien de feuë Madame Royale de Savoye.

aux gencives, à l'occasion de ces sortes de tumeurs, ou les entretenir ouvertes; on doit faire des dilatations suffisantes avec les instrumens tranchans, & entretenir la dilatation de l'ouverture que l'on a faite, & qui ne se bouche ordinairement que trop tôt. Pour ne pas effrayer le malade, en introduisant de nouveau un instrument tranchant dans sa bouche, on aura recours à l'usage des bourdonnets & des tampons faits de charpie, ou de coton, ou bien à des tentes proprement faites, recouvertes de cire, de quelque cérat, ou emplâtre convenable, qui ne soit point dégoûtant par sa saveur, ni par son odeur. On peut encore se servir, même avec plus de succès, des tentes faites de racines de guimauves. Il faut préférer surtout en semblable occasion, l'usage de l'éponge préparée, comme la plus convenable à remplir l'intention que l'on a. On observera néanmoins la sage précaution de diminuer les tentes à mesure que la profondeur de la plaie diminuera; sans quoi l'usage des tentes trop longtems continué, deviendroit très-dangereux, ce que je sçai par expérience, & ce qui n'arrive que trop souvent.

Ce n'est pas sans fondement que M. Belloste (*a*) dans son Traité intitulé le Chirurgien d'Hôpital, a si fort combattu l'usage inconsidéré des tentes, après le célébre Magathus. (*b*) Les expériences de M. Belloste l'avoient conduit à se rencontrer du même sentiment, sans sçavoir, comme il nous l'assure lui-même, que Magathus en eût parlé avant lui. En effet Magathus n'avoit été suivi de personne en cette méthode ; cet Auteur étoit inconnu aux Chirurgiens François ; il avoit écrit dans une langue différente de la nôtre; il y avoit plus d'un siécle qu'il étoit mort. Lorsque M. Belloste fit sa découverte, le livre de Magathus étoit déja devenu si rare, qu'à peine ceux qui ont fait les plus grandes recherches, ont pû parvenir à en trouver deux exemplaires ; encore n'ont-ils pû faire cette acquisition que longtems après l'impression du livre de M. Belloste. Ce livre contient les observations & les nouvelles découvertes que le célébre M. Belloste a faites de lui-même, à l'occasion

---

(*a*) Premier Chirurgien de Madame Royale de Savoye.

(*b*) Médecin Italien, lequel vivoit en grande réputation il y a plus d'un siécle.

des mauvais effets des tentes & du tamponnage des plaies; & quoiqu'Ambroise Paré eût déja parlé de cet abus, c'est pourtant à M. Bellofte que nous en sommes redevables, & c'est à son livre que tous les Chirurgiens, qui agissent avec réflexion, & qui tendent à perfectionner leur art, doivent le goût qu'ils ont pris de s'abstenir de l'usage des tentes, hors les cas où il est impossible de s'en passer.

Quand les tumeurs des gencives sont un peu considérables, on doit dilater suffisamment l'ouverture occasionnée par l'extraction des dents, ou des racines, avec le bistouri, le déchaussoir, ou les ciseaux. On est obligé quelquefois aussi d'enlever, de ruginer & d'emporter quelque portion, non-seulement de la gencive, mais même de l'alvéole carié, ou non carié, pour procurer une ouverture suffisante qui serve à l'écoulement des matières & à l'introduction des médicamens.

Lorsque la tumeur est médiocre, & qu'elle ne fait que de paroître, l'extraction de la dent suffit pour sa guérison.

M. Winflow m'a envoyé plusieurs fois des personnes attaquées de ces fortes de tumeurs ; M. Dufaur (*a*) amena chez moi, il y a environ dix-huit ans, M. le Chevalier de Selve, demeurant à Étampes, lequel étoit attaqué d'un abcès de cette nature, causé par la carie de la moyenne dent incisive du côté gauche de la machoire supérieure : Les uns & les autres ont été radicalement guéris, après leur avoir ôté les dents cariées qui causoient ces abcès, sans que j'aye été obligé d'avoir recours à aucun reméde, ni à aucune autre opération.

Si les os des machoires se carient à l'occasion de la carie des dents, il faudra traiter cette carie avec différens égards, suivant la malignité des différentes causes qui l'auront produite, selon qu'elle sera plus ou moins étenduë, profonde, cachée, ou découverte. Si ces caries sont considérables & accompagnées de circonstances fâcheuses, il faut se munir d'un bon conseil. Cette ressource est aisée à trouver dans cette Ville, si bien pourvûë d'excellens Médecins & Chirurgiens : Lors agissant de concert avec eux, la carie sera traitée & guérie, si elle n'est pas absolument incurable, par l'usage

(*a*) Chirurgien-Juré à Paris.

des remédes expérimentez tant de fois avec succès en des occasions semblables, & communiquez au Public par différens Auteurs, tant anciens que modernes : C'est pourquoi je me dispense d'en faire ici l'énumération. J'en indiquerai pourtant quelques uns pour les caries moins considérables, qui peuvent convenir d'ailleurs à toutes sortes de caries.

Les huiles de girofle & de canelle, dont on trempe des plumaceaux, qu'on applique sur l'os carié, sont souvent un remède suffisant pour procurer l'exfoliation. L'esprit-de-vin dans lequel on fait infuser l'iris de Florence & un peu d'euphorbe, produit encore le même effet. L'application de la pierre infernale, est très-recommandable pour les caries superficielles ; elle borne le progrès de la carie, en pénétrant l'os carié, jusqu'à la partie saine ; elle procure l'exfoliation, & elle agit à peu près de même que le cautére actuel ; néanmoins avec cette différence, que sa pénétration ne va pas si avant, & qu'elle n'absorbe pas si bien la sanie. On peut encore se servir pour les mêmes caries, de l'esprit-de vin camphré, du baume de Fioraventi, même du cautére actuel, &c. De quelque caractére que soit la carie, tel reméde qu'on y puisse appliquer, & telle opération qu'on mette en pratique, on ne réussit jamais, je le répéte expressément, si auparavant on n'ôte avec grand soin les dents & les chicots cariez ; non plus que lorsque la carie est dépendante d'une cause vénérienne, scorbutique, &c. à moins qu'auparavant on ne guérisse la maladie essentielle, dont ces sortes de caries ne sont que les simptômes. C'est ce qu'il faut bien examiner dans les fistules qui viennent aux gencives, aux jouës & au menton, & qui dépendent ordinairement de quelques-unes des derniéres causes que nous venons de nommer, dont la carie des dents est toujours le précurseur le plus ordinaire.

CHAPITRE XX.

Des ulcéres qui surviennent aux Gencives: Opération convenable pour traiter cette maladie.

LES gencives, quoique naturellement d'une consistance un peu ferme, deviennent souvent néanmoins tendres, molles & délicates : Cela leur arrive lorsque les vaisseaux qui servent à porter les liqueurs qui les arrosent, sont étranglez, ou qu'il survient obstruction aux glandes dont elles sont parsemées. Le gonflement de leur substance, par l'obstruction, ou par l'infiltration des humeurs qui s'arrêtent pour lors, tant dans les vaisseaux, dans les glandes, que dans les interstices de leurs fibres, est d'autant plus ordinaire, que les gencives étant appuyées d'un côté sur des parties solides, & de l'autre étant enveloppées par une peau tenduë, les nerfs qui sont aussi tendus à l'occasion de quelque douleur, étranglent par leur compression plus facilement & plus fortement les vaisseaux qui se rencontrent dans leur trajet; ce qui n'arriveroit pas si aisément, ni si fréquemment, si les rameaux des vaisseaux pouvoient fléchir dans un sens, ou dans un autre; parce qu'ils céderoient en quelque maniére à la compression que cause la tension des nerfs; au lieu que par la mécanique que je viens de faire observer, les vaisseaux sanguins, ou limphatiques étant une fois comprimez, d'un côté par la tension des nerfs, ils le sont aussi de l'autre

tre par la surface des os des machoires, ou par la tension de la peau qui recouvre les gencives dans toute leur étenduë. Si nous joignons à ces circonstances la plénitude des vaisseaux, l'épaississement du sang & des humeurs, il nous sera aisé de comprendre, d'où vient que les gencives se gonflent si ordinairement, & qu'étant une fois gonflées, il y survient des érosions, ou des éruptions, qui dégénérent facilement en des ulcéres plus ou moins considérables, quelquefois produits par une cause scorbutique, vénérienne, scrophuleuse, &c.

Je ne prétends pas m'étendre sur le détail des circonstances que cette sorte de maladie renferme ; je n'en parle, qu'autant que son effet est relatif aux maladies dont je traite.

Il y a des ulcéres des gencives, qui sont quelquefois causez par le limon de la bouche, par la salive dépravée, ou par quelque coup qui a comprimé, ou meurtri la gencive, &c.

Ces sortes d'ulcéres sont quelquefois de peu de conséquence, surtout lorsque l'on a soin de les traiter d'abord, en détruisant en même tems la cause universelle, & la cause locale. Il s'en rencontre d'autres, dont les accidens sont fort à craindre, tels que la gangrenne, le sphacelle, des douleurs très-vives & très-violentes, l'insomnie & même le délire, &c. C'est pourquoi il ne faut rien négliger, pour prévenir ces sortes d'accidens. Dès qu'on s'apperçoit de quelques-uns de ces fâcheux simptômes, il est de la prudence d'avoir recours au conseil des Médecins & des Chirurgiens les plus expérimentez en ces sortes de maladies.

Lorsque ces érosions, ou ces ulcéres, ne sont point suivis de ces fâcheux simptômes, ou qu'ils n'ont pas fait encore un grand progrès, l'os n'étant pas découvert, ni altéré, il est facile de les guérir en se servant de la lotion suivante.

Prenez du gayac rapé deux gros, racine d'aristoloche ronde trois gros, de tormentille un gros, de la véronique, de la sauge, de la fleur de ligustrum, de chacun une poignée ; faites bouillir le tout pendant un demiquart d'heure, dans une chopine d'eau commune, mesure de Paris : Puis l'ayant passé & exprimé, on ajoutera dans la colature de la teinture de myrrhe trois gros, de l'esprit de sel dulcifié demi gros, colcothar, ou vitriol rouge un scrupule.

On se sert de cette mixtion, pour rinser souvent la bouche, & on en seringue immédiatement sur l'ulcére, ou bien on y en porte avec un peu de linge fin propre & net, roulé au bout d'un petit bâton; renouvellant le linge à chaque fois qu'on voudra toucher l'ulcére, ou du moins ayant soin de laver le linge; appliquant sur l'ulcére, si l'on veut, un petit plumaceau imbibé du même reméde, que l'on aura soin de renouveller souvent; & observant de le faire ôter de la bouche chaque fois que le malade prendra quelques alimens, pour que ce plumaceau ne soit pas entraîné avec eux par la déglutition; ce qui pourroit lui causer quelque nausée, ou vomissement, incommoder l'estomac, rebuter le malade, ou altérer de plus en plus sa santé. Il faut par cette raison, avoir le même égard chaque fois qu'on applique quelque reméde dans la bouche; car il est très-à-propos de la faire rinser avant chaque repas, pour emporter les mauvaises impressions que les gargarismes, ou autres remédes auroient pû y laisser, & pour mieux la netteïer des parties limonneuses & visqueuses, dont elle n'est que trop chargée dans ce tems-là.

Lorsque ce n'est qu'un ulcére léger & d'un caractére benin, il suffit de le toucher avec la pierre infernale, l'esprit de vitriol, ou esprit de sel. Au reste on fait observer au malade un régime de vivre tempéré & rafraîchissant.

CHAPITRE XXI.

Des fistules qui surviennent aux Gencives, à l'occasion des maladies des Dents, & l'opération convenable pour traiter ces fistules.

Toutes les parties du corps humain sont sujettes à être attaquées de cette maladie que les anciens ont nommée fistule, & que nous appellons du même nom par le rapport que son entrée & son fond ont avec l'entrée & la cavité de l'instrument appellé flûte en François, & en Latin *Fistula*. Les gencives ne sont pas moins sujettes aux atteintes de cette maladie. Ces fistules ne sont pas à la vérité aussi fréquentes, que le sont les fistules lacrimales & les fistules de l'anus ; mais quelquefois elles sont d'une plus grande conséquence, par les désordres qu'elles causent aux os des machoires qu'elles attaquent jusques dans leur sinus, comme je l'ai fait remarquer à l'occasion du paroulis & ailleurs : Ces fistules sont ordinairement la suite de la carie des dents, de l'époulis & du paroulis ; en un mot elles sont la suite de quelque ulcére, ou de quelque excroissance, de quelque tumeur, ou d'un abcès qu'on a négligé, ou qui n'a point été traité méthodiquement.

La fistule des gencives est de même que les autres fistules ; c'est un ulcére dont l'entrée est étroite, & le fond large, souvent accompagné de quelque sinus caverneux, de duretez, de callositez, ou de la carie, &c.

La carie des dents étant la cause la plus ordinaire qui produit ces fistules, & qui les entretient, on ne peut réussir à les guérir, qu'auparavant on n'ait ôté les dents, ou les racines cariées. On examine après cela l'état des gencives & des parties osseuses leurs voisines ; on fait ensorte de connoître parfaitement toutes les complications de la fistule, & quelles sont les circonstances qui accompagnent chaque complication, & qui rendent le caractére de la fistule plus ou moins mauvais.

Quand la fistule est sans carie, il suffit, pour la guérir, de la bien dilater jusques dans son fond ; ensorte qu'il ne reste aucune bride, ni sinus : On enléve ensuite les callositez, ou bien on les consume par l'application de la pierre infernale suffisamment réïtérée. Lorsque cette pierre est suffisante pour produire cet effet, elle est préférable en cette occasion, & en toutes les maladies de la bouche, où il s'agit de consumer, à tout autre caustique. On doit observer avec soin, quand on l'applique en cette partie, les circonstances que nous avons marquées à son occasion dans le chapitre de l'épulis, ou excroissance charnuë des gencives. La pierre infernale est un caustique, dont on dirige l'effet comme l'on veut. De plus elle opére dans l'instant même de son application ; au lieu que les autres caustiques agissent plus lentement, avec plus de violence, & attaquent quelquefois les parties saines, plutôt que celles qu'on veut détruire. Outre cela, comme l'on ne peut assujettir par aucun bandage, ni appareil, les remédes qu'on applique dans la bouche, il seroit imprudent d'avoir recours à tout autre cauſtique, qu'à la pierre infernale. Il vaudroit mieux, en cas qu'elle ne fût pas ſuffiſante pour détruire quelque calloſité opiniâtre, avoir recours à l'uſage du cautére actuel, que l'on peut diriger avec le même avantage.

La calloſité détruite, & le fond de la fiſtule étant dilaté & à découvert, il faut la bien déterger, pour faciliter la réunion des chairs & leur conſolidation.

Les remédes que nous avons indiquez à l'occaſion du paroulis, ou abcès, ſont convenables & ſuffiſans pour produire ces effets.

Si c'eſt une fiſtule aux gencives qui ſoit opiniâtre & très-compliquée, on ne peut la guérir, ſans avoir auparavant les mêmes égards que nous avons recommandez dans le chapitre du paroulis, par rapport à la carie des dents. Ces égards conſiſtent à donner toute ſon application, à ôter les cauſes qui ont produit ces fiſtules, ou qui les entretiennent. Au reſte ces fiſtules ſe traitent de même que celles qui ſurviennent ailleurs, par l'application des remédes suffisamment connus de tous ceux qui professent l'art de la Chirurgie, du conseil desquels on ne manquera pas de se munir dans ces occasions. Ce sont-là les véritables moyens de guérir radicalement ces sortes de fistules, sans avoir recours à l'usage de ces prétendus spécifiques tant vantez par certains empiriques, pour la guérison de toutes sortes de fistules.

CHAPITRE XXII.

Des mauvais effets que le scorbut produit sur les Dents, sur les Gencives & même sur les os des machoires. Opération convenable pour traiter les accidens causez par cette maladie.

JE ne prétens pas entrer ici dans un détail fort étendu de cette maladie: Mon dessein n'est seulement que de traiter des mauvais effets que le scorbut produit sur les gencives, sur les dents, sur leurs alvéoles, & successivement sur les parties qui leur sont voisines, & d'enseigner les principaux moyens d'y remédier.

Les

Les accidens que le scorbut occasionne aux gencives, sont des enflures considérables, la lividité, la couleur jaunâtre, la démangeaison importune & insuportable, des ulcéres sordides, la sortie d'un sang séreux & très-puant, qui s'écoule pour peu qu'on touche les gencives, des hémorragies quelquefois considérables, enfin la gangréne, ou le sphacelle.

Ce mal cruel ébranle les dents, les déracine, les rend chancelantes, & leur cause des caries, d'où il s'ensuit qu'elles sont en danger de se détacher totalement, ou en partie ; ce qui arrive souvent. Tous ces ravages ne se font pas sans faire souffrir au malade de grandes douleurs, que l'on doit appeller pour lors des douleurs scorbutiques.

Le désordre que la dépravation du sang, ou de la limphe, produit sur les alvéoles & sur le corps des deux os maxillaires, n'est pas moins considérable. Les parois des alvéoles sont très-souvent rongez & cariez par la sanie scorbutique ; d'où s'ensuit non-seulement la perte de l'alvéole, mais encore celle de la dent. Si l'action de l'humeur scorbutique, corrosive & rongeante, pénétre plus avant, elle carie les os maxillaires dans toute l'étenduë de sa pénétration. Suivant que cette humeur agit & s'avance plus ou moins, la carie est aussi plus ou moins étenduë, profonde & considérable. On voit quelquefois des exfoliations des caries occasionnées par le scorbut, dont la piéce exfoliée contient non-seulement une bonne partie des alvéoles, mais encore une partie du corps de l'os de la machoire, même jusqu'à son sinus. De-là naissent quelquefois des fistules difficiles à guérir, & très-souvent incurables, dont la cicatrice est toujours accompagnée d'une difformité très-désagréable.

Quoiqu'il s'agisse principalement pour prévenir tous ces désordres, de combattre la cause universelle contenuë dans la masse du sang, & d'avoir par conséquent recours aux Médecins les plus expérimentez, les opérations & les applications des remédes qui conviennent en pareille occasion, ne laissent pas d'être d'une très-grande utilité, pour défendre & conserver les dents, les alvéoles & les gencives, des mauvaises impressions que la cause scorbutique a déja produites, ou qu'elle peut produire dans la suite. C'est pourquoi il faut être instruit des circonstances qu'on doit observer pour remédier aux vices locaux des parties de la bouche, lorsque ces vices dépendent d'une cause scorbutique. L'on ne sçauroit assez recommander à ceux qui ont la bouche ulcérée & endommagée par le scorbut, de se laver la bouche très-souvent, & avant que de prendre aucun aliment, soit solide, soit liquide, avec l'eau de canelle orgée. L'on empêche non-seulement par ce moyen, que la salive des scorbutiques n'agisse avec autant de violence sur les gencives & sur les dents, qu'elle le feroit; mais on évite que la salive sanieuse scorbutique descende dans l'estomac, qu'elle en déprave le ferment, & qu'elle en irrite les fibres. On évite encore les dépravations que le mélange d'une salive si corrompuë peut produire au suc pancréatique, à la bile & au chile, enfin à toute la masse des liqueurs, en s'insinuant par la route du chile dans tous les vaisseaux sanguins, infectant ainsi de nouveau la totalité des liqueurs; ce qui ne manqueroit pas de rendre le scorbut plus difficile à guérir. Par les précautions que nous venons d'indiquer, on peut prévenir tous ces désordres.

Si les gencives sont gonflées & engorgées d'un sang, ou d'une humeur scorbutique, il faut, pour les dégorger, faire des scarifications multipliées & suffisantes, avec la lancette, ou le déchaussoir bien tranchant. On fait ces scarifications en suivant l'ordre des dents.

Lorsque les gencives sont tellement gonflées, ou excroissantes, qu'elles excédent leur niveau naturel, on emporte le plus près que l'on peut, tout ce qui est détaché des dents, ou des alvéoles, avec des ciseaux droits ou courbes bien tranchans. Nous avons déja fait remarquer dans le dix-septiéme chapitre de ce Traité, dans quel cas les ciseaux droits sont préférables aux ciseaux courbes, & dans quel cas les ciseaux courbes, sont préférables aux ciseaux droits.

Si les gencives sont ulcérées, sans être excroissantes, ni excédantes, il n'y a pas d'autre opération à faire, que l'application des remédes que je vais donner ci-après. On introduit ces remédes dans la bouche, en les seringuant directement sur la plaie, ou sur l'ulcére, & en appliquant dessus des plumaceaux, ou de petits linges imbibez de la liqueur convenable, ou bien en baffinant la partie avec de petits linges roulez au bout d'un petit bâton. On panfe de même les gencives où l'on a fait l'extirpation de quelque excroiffance, ou prolongement : Ces fortes de panfemens doivent être fouvent réïterez. On doit fouvent rinfer la bouche dans l'intervale d'un panfement à l'autre, pour empêcher par ce moyen l'action des fels acres & corrofifs, beaucoup plus à craindre dans cette occafion, que dans toute autre. Ce que je dis eft vérifié par l'expérience de ceux qui font employez à traiter ces fortes de maladies ; par exemple, fur les Vaiffeaux, dans les Ports de Mer, & dans les grands Hôpitaux, de même que dans certaines Villes marécageufes & aquatiques, ou cette maladie contagieufe eft familiére & caufe des ravages terribles. Quoiqu'elle ne foit ni fi maligne, ni fi commune à Paris & en plufieurs autres endroits, elle ne laiffe pourtant pas d'exercer fa violence fur bien des fujets mal conftituez.

Le faignement des gencives, leur gonflement, leur démangeaifon accompagnée de douleur, l'opiniâtreté de tous ces fymptômes, ou la récidive fréquente, indiquent évidemment, que la cause qui les produit est pour l'ordinaire une cause scorbutique, qui par conséquent ne doit pas être négligée, & exige l'usage des remédes universels & particuliers.

Pour bassiner les gencives gonflées, on fera une lotion avec les feuilles d'hysope, de sauge, de cochlearia, de romarin, de nicotiane, de cresson de fontaine, de chacun une petite poignée; de racines de bistorte une demie poignée. On fera bouillir le tout dans une quantité suffisante de vin blanc & d'eau commune, parties égales : On ajoutera dans une demie chopine de cette liqueur, un gros & demi d'esprit de cochlearia : On s'en servira pour bassiner & rinser souvent les gencives.

Lorsque les gencives seront dégonflées, on se servira, pour les fortifier, du remède suivant.

Prenez de l'esprit de vitriol, & du sel commun, de chacun un scrupule; d'esprit de cochlearia deux gros ; le tout mêlé dans de l'eau de rose & de plantain, de chacun quatre onces, dont on bassinera les gencives pour les affermir & les fortifier.

Pour les petits chancres des gencives, & pour les plaies qui résultent de quelque opération, ou par une déperdition de substance causée par la gangréne, il faut froter souvent les gencives avec le miel rosat, dans lequel on aura incorporé quelques goutes d'esprit de sel, & quelques grains de tartre vitriolé. Dans l'application de ces remédes il faut éviter, autant que l'on peut, d'en toucher les dents, de peur d'en intéresser l'émail.

Le reméde suivant, sans être contraire aux dents, est aussi convenable.

Prenez du camfre un gros; du sucre candi, deux onces; de l'alun de roche en poudre, deux gros; de la teinture de myrrhe, une once. Mêlez le tout dans une chopine d'eau-de-vie : On se sert de cette lotion pour bassiner de tems en tems les parties des gencives gangrénées par le scorbut, chancreuses, ou ulcérées par la même cause. On s'en sert aussi pour animer les lotions, ou les gargarismes composez des décoctions mentionnées ci-dessus, aussi-bien qu'à rinser la bouche de ceux qui sont atteints de quelque affection scorbutique. Outre tous ces remédes, dont l'effet est presque toujours assuré, lorsqu'on observe les circonstances que j'ai indiquées, on peut encore avoir recours au baume deſſicatif du Pérou, de feu M. Helvetius, (a) comme à un excellent reméde, dont voici la compoſition.

Préparation de ce Baume.

Mettez dans un matras à long cou, deux pintes, meſure de Paris, d'eſprit ardent de cochlearia : Ajoutez-y deux onces & demie de ſalſepareille, ſix dragmes de racines d'orcanette, & autant de racines de ſerpentine virginienne ; le tout réduit en poudre ſubtile. Laiſſez-le en digeſtion ſur un feu lent, au bain-marie, pendant quarante-huit heures, & ayez ſoin de bien boucher le matras. Enſuite l'ayant laiſſé repoſer, verſez par inclination la liqueur dans un autre matras ; & mettez y en même tems quatre onces de véritable gomme de gayac, pulvériſée. Laiſſez le tout en digeſtion pendant quarante-huit heures ; afin de donner le tems à l'eſprit de cochlearia, de pouvoir diſſoudre une bonne partie de la gomme. Pour lors ajoutez-y une once de véritable baume noir & liqui-

---

(a) Médecin de ſon Alteſſe Royale Monſeigneur le Duc d'Orléans, & Inſpecteur général des Hôpitaux de Flandres.

de du Pérou, & faites continuer la digestion encore pendant quarante-huit heures. Ayez soin de bien remuer le matras deux ou trois fois par jour. Filtrez votre teinture encore toute chaude par le papier gris, & la gardez dans une bouteille bien bouchée, pour vous en servir, comme il est marqué.

Ce baume est très-propre à mondifier & déterger ; il suffit seul pour guérir la plûpart des ulcéres scorbutiques, lorsqu'ils ne sont point invétérez. Il arrête l'hémorragie des gencives, & celle qui suit quelques opérations : Il redonne du ressort aux fibres, dont le relâchement entretenoit la fungosité : Il affermit les dents dans leurs alvéoles : Enfin il émousse l'acrimonie de la matiére, qui entretenoit l'ulcére des gencives, & les fait cicatriser, ensorte qu'elles se rétablissent en peu de jours, dans leur état naturel.

Gargarisme du même Auteur pour les maux de bouche dans le scorbut.

Prenez racines d'aristoloche ronde & écorces d'orange séche & amére, de chacune demie once ; de canelle, deux gros ; de clouds de girofle, un gros ; de gomme-laque, six gros ; de camphre, un gros; alun brûlé, & vitriol de Chypre calciné à blancheur, de chacun un demi gros, (le tout en poudre subtile,) & de miel rosat, quatre onces. Ajoutez-y une pinte d'eau-de-vie, mesure de Paris, & chopine d'eau commune. Faites digérer le tout au bain-marie pendant trois fois vingt-quatre heures. Filtrez ensuite la liqueur, & la gardez dans une bouteille bien bouchée. Le malade se lavera la bouche de quatre heures en quatre heures avec une cueillerée de cette liqueur : Il aura soin de l'y tenir & de s'en gargariser pendant quelques minutes.

Par le moyen de tous ces topiques, l'on se rend maître des accidens que le scorbut cause à la bouche, pourvû que d'ailleurs le malade ait recours à l'usage des remédes intérieurs, prescrits & administrez à propos, & qu'il observe un bon régime de vivre, sans quoi la guérison ne peut être radicale.

Les mauvais effets que le scorbut produit dans la bouche, n'étant que les symptômes de la cause essentielle contenuë dans la masse des humeurs, il faut indispensablement recourir aux puissans secours que la Médecine nous fournit en semblables occasions ; parce que le scorbut est une maladie très-rebelle & très-opiniâtre ; c'est par-là que l'on peut espérer d'être délivrez des accidens funestes qui l'accompagnent ordinairement.

Il est encore une espéce de scorbut, de laquelle je pense qu'aucun Auteur n'a point encore pris le soin de parler, & qui sans intéresser les autres parties du corps, attaque les gencives, les alvéoles & les dents. Non seulement les gencives qui sont molles, livides, prolongées & gonflées, y sont sujettes ; mais celles qui n'ont point ces vices, ne sont pas exemtes de cette affection. On la reconnoît par un pus assez blanc & un peu gluant, que l'on fait sortir des gencives, en appuyant le doigt un peu fortement de bas en haut sur celles de la machoire inférieure, & de haut en bas sur celles de la supérieure.

Ce pus sort souvent d'entre la gencive & le corps de l'alvéole, & quelquefois d'entre l'alvéole & la racine de la dent ; ce qui arrive plus fréquemment à la partie extérieure des machoires qu'à leur partie intérieure, & plutôt aux dents incisives & aux canines de la machoire inférieure, qu'à celles de la supérieure, qui sont cependant plus ordinairement affligées de cet accident, que les molaires.

On peut rapporter la cause de cette maladie à la rupture, ou désunion des petits vaisseaux, que la dépravation des liqueurs qui y circuloient, a produite. Ces liqueurs alors épanchées dans les interstices, ou dans le voisinage de ces mêmes vaisseaux qu'elles ont rongez, ou fait crever, ne manquent pas d'y fermenter, de s'y corrompre, & de former de petits ulcéres plus ou moins fistuleux entre la gencive & le corps de l'alvéole, ou entre l'alvéole & la racine de la dent. C'est de-là que vient cette matiére purulente qu'on voit sortir d'entre les dents & les bords, ou extrêmitez des gencives, surtout lorsqu'on y appuye le doigt.

Ce qui est singulier, & que j'ai observé, c'est que ceux qui ont été traitez de cette maladie par des remédes intérieurs, soit qu'ils fussent anti-scorbutiques, soit qu'ils fussent différens, n'en ont point été guéris ; ce qui pourroit donner lieu de croire qu'elle ne provient point d'une source interne, ou universellement répanduë, mais qu'elle naît de la cause locale, ou accidentelle, occasionnée par les dents. Pour m'en assurer mieux, j'ai encore remarqué, que lorsqu'on avoit perdu des dents par cette maladie, leurs alvéoles & leurs gencives s'étoient si bien réunies, cicatrisées & consolidées, qu'il n'y paroissoit plus aucune matiére purulente.

On doit conclurre de ce que je viens de dire, que cette maladie ne se guérit radicalement que lorsque les dents qui en sont affectées, sont hors de la bouche. On peut néanmoins éloigner cette perte par les moyens suivans, qui sont de tenir ses dents bien nettes, d'en dégorger les gencives, quand elles en ont besoin, de les froter fortement tous les jours avec le bout du doigt trempé dans l'une ou l'autre des deux eaux dessicatives, astringentes & anti-scorbutiques, dont j'ai donné la composition, pag. 91. & 92. de ce premier Volume. Il faut encore avoir soin de se bien laver la bouche après le repas avec un peu d'eau & de vin mêlez ensemble, & observer à chaque fois d'appuyer fortement le doigt sur les gencives en les frotant, afin d'en expulser le pus, qui sans cela les consumeroit, & rongeroit les alvéoles, de maniére que les dents deviendroient bientôt chancelantes, & enfin tomberoient faute de soûtien.

Explication de la Planche V. où l'on donne les figures de trois Instrumens qui servent aux maladies des Gencives.

LA *Figure I.* représente un bistouri droit, mince, ouvert & très-pointu, vû de côté dans toute son étenduë.

La Figure II. représente une paire de ciseaux droits, pointus & un peu ouverts, dont les lames sont fort étroites.

La Figure III. représente une lancette, dont la chasse & une grande partie de sa lame est recouverte d'une bandelette.

Tom. I.er   Planche. 5.me   Pag. 278.

f. 1.re   f. 2.e   f. 3.e

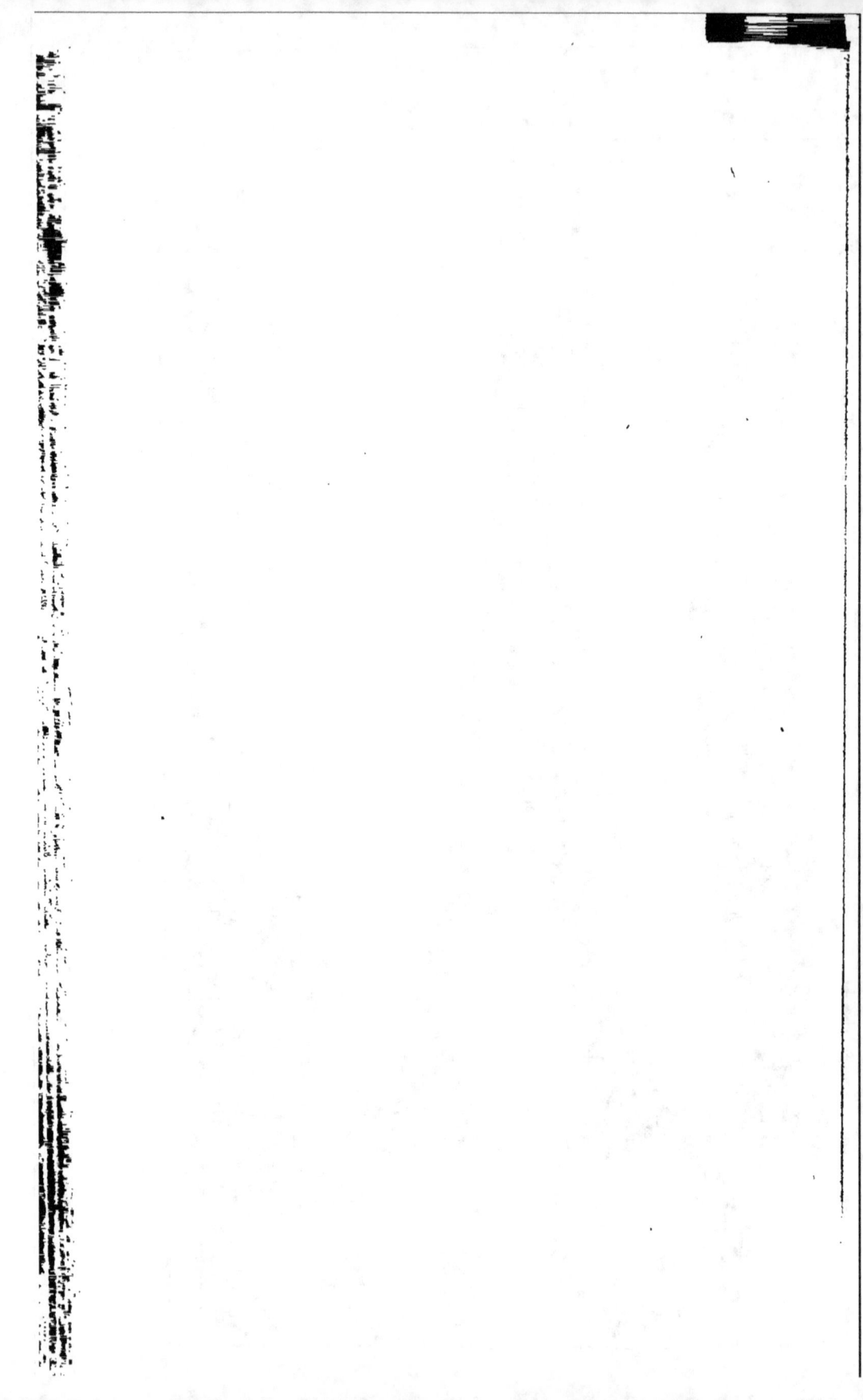

Tom. 1.er Planche 6.e Pag. 270

Explication de la Planche VI. contenant la figure de trois Inſtrumens qui ſervent au maladies des Dents, des Alvéoles & des Gencives.

LA Figure I. repréſente un ſtilet d'argent, ayant un bouton à l'un des bouts, l'autre bout n'en a point.

La Figure II. repréſente une paire de ciſeaux courbes, dont l'extrêmité d'une des lames eſt en forme de bouton, & l'autre lame eſt pointuë.

La Figure III. repréſente une ſonde de Dentiſte recourbée de la gauche à la droite du côté d'en haut, & de la droite à la gauche par ſa partie d'en bas.

A. Son corps, ou ſon manche.

B. Son extrêmité ſupérieure moins recourbée, & beaucoup plus mince que l'inférieure.

C. L'extrêmité inférieure plus recourbée & plus groſſe que la ſupérieure.

Explication de la Planche VII. qui contient la figure de trois Inſtrumens néceſſaires dans les maladies des Gencives.

LA *Figure I.* repréſente un ſcalpel.

A. Sa lame tranchante d'un côté, pointuë par ſon extrêmité antérieure.

B. Son manche.

La Figure II. repréſente une paire de pincettes à Chirurgien.

La Figure III. repréſente une airigne.

C. Sa tige.

D. Son extrêmité antérieure recourbée.

E. Son manche.

Tom I.er   Planche 7.me   Pag. 280.

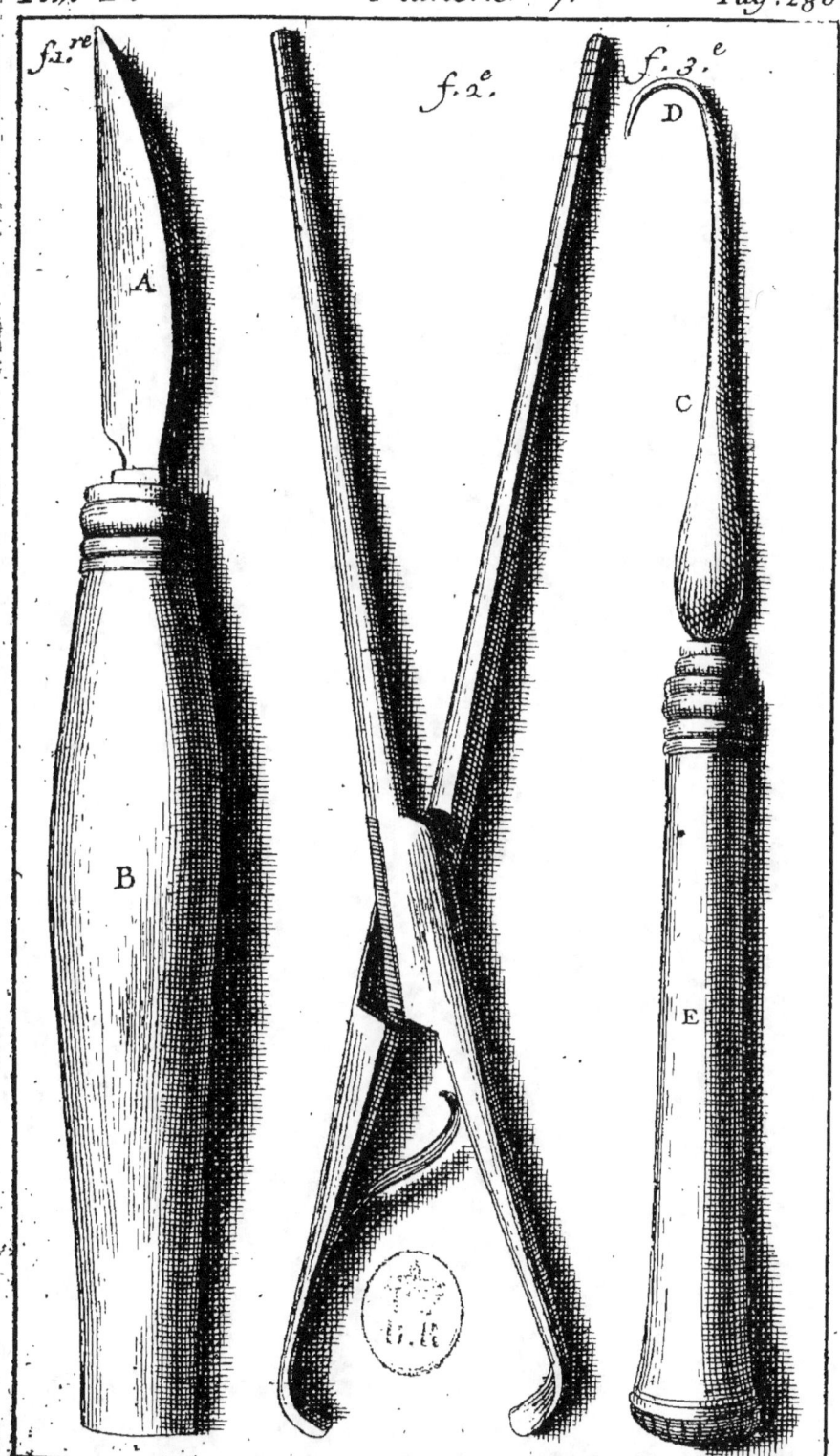

Tom I.er Planche 8.me Pag. 281

f.1.re f.4.e L
C f.3.e
 E
 f.2.e K
 D
 F
 G
A I
 H

B D M

Tom. I.er Planche 2.me pag. 181.

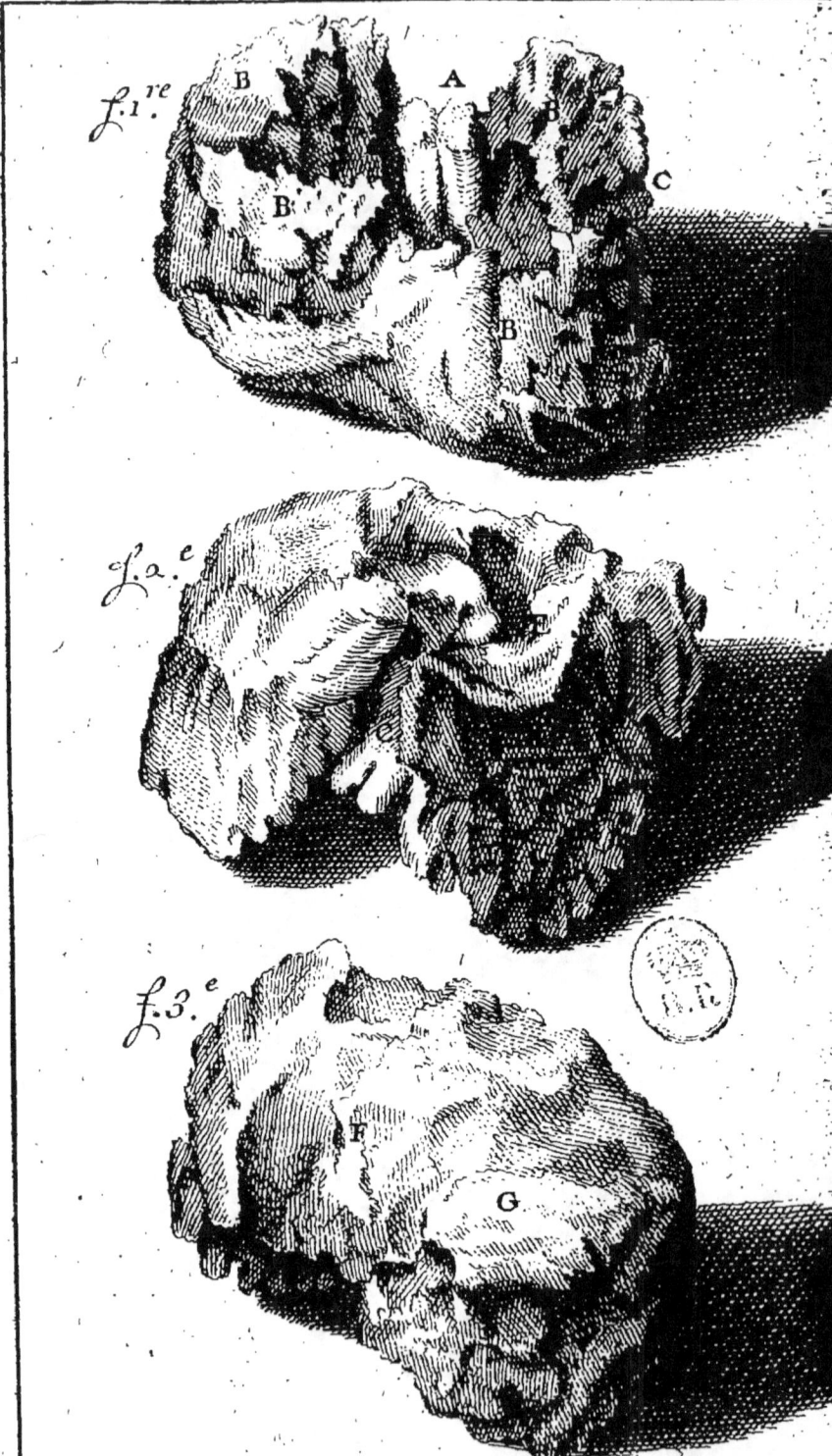

Explication de la Planche VIII. où se trouve la figure de quatre Instrumens qui servent aux maladies des Dents, des Alvéoles & des Gencives.

LA Figure *I.* représente une moyenne seringue avec un tuyau recourbé & suffisamment long, pour servir à la bouche.

  A. Le corps de la seringue.
  B. L'anneau du piston.
  C. Le tuyau recourbé de cette seringue.

La Figure II. représente

  D. D. Le porte-pierre infernale.
  E. La pierre infernale.
  F. Le porte-crayon de la pierre infernale.
  G. Le petit anneau servant à serrer le porte-crayon.
  H. La vis du porte-pierre infernale.

La Figure III. représente la partie du porte-pierre infernale servant d'étui à la pierre & au porte-crayon.

La Figure IV. représente le cautére actuel.

I.   Sa tige.
K.   Son extrêmité recourbée.
L.   Son bouton.
M.   Son manche.

CHAPITRE XXIII.
Des accidens les plus considérables qui surviennent en conséquence de la carie des dents, aux parties qui en sont les plus voisines, & successivement à d'autres plus éloignées.

Les caries des dents & les fluxions qui y surviennent, y causent fréquemment, surtout lorsqu'elles sont négligées, des tumeurs, ou des abcès, dont la matiére serpente non-seulement entre les gencives & les alvéoles, mais même entre le corps des muscles de la face & le périoste, & entre le périoste & les os. Tantôt ces abcès s'étendent du côté de la machoire inférieure, tantôt du côté de la supérieure; jusques-là que l'on voit souvent des abcès qui forment des fistules accompagnées d'une carie, qui s'étend souvent depuis les alvéoles jusqu'au zigoma, même jusqu'à l'angle supérieur de l'os maxillaire supérieur, ou jusqu'au conduit lacrimal, & quelquefois jusques dans les sinus de l'une & de l'autre machoire.

La carie des dents de la machoire inférieure cause quelquefois des ravages, qui ne sont pas moins fâcheux : Elle a causé plus d'une fois la perte d'une grande partie de cette machoire. Ce qui est encore pire, c'est qu'il en a coûté la vie à quelques-uns, qui n'ont péri que par des maladies semblables.

La carie des dents ne borne pas toujours son progrès aux seules parties que je viens d'indiquer : Lorsqu'elle se communique aux alvéoles de l'os maxillaire supérieur, souvent la voûte que forme cet os à la partie supérieure de la bouche, en est détruite ; les os du palais & le vomer ont pour lors le même sort, & il s'y fait un tel délabrement, qu'il en arrive souvent une grande déperdition de substance osseuse, sans que ces parties puissent jamais se régénérer ; ensorte que la salive & les alimens s'échappent par le nez, & la morve par la bouche. L'articulation de la voix en souffre à un tel point, que le malade ne peut plus prononcer diſtinctement la moindre parole, & qu'il ne fait plus que nazonner; l'inſpiration & l'expiration s'en reſſentent de plus d'une maniére.

Je ne prétens pas pour cela que la carie des dents ſoit la ſeule cauſe de tous ces accidens : Je n'ignore pas que la vérolle, le ſcorbut, les maladies ſcrofuleuſes, & les mauvais effets du mercure, &c. en ſont des cauſes aſſez ordinaires; mais il faut auſſi que l'on convienne, que la ſeule carie des dents n'eſt que trop ſouvent l'unique cauſe de tous les déſordres que je lui attribuë, & que je viens de marquer.

Je me bornerai ſeulement à rapporter dans les Chapitres 20. 21. 22. & 23. du Tome II. de ce Traité la deſcription & l'uſage de pluſieurs obturateurs du palais, que j'ai inventez, & qui me paroiſſent plus propres & plus convenables à boucher exactement la bréche du palais, que tous ceux dont on s'eſt ſervi juſqu'à préſent.

Dans le cas où la déperdition de la ſubſtance des os palatins forme un trou, ou une bréche à la voûte du palais par l'exfoliation de ces mêmes os palatins, ou de quelque portion des os maxillaires, qui leur sont voisins, dans ce cas, dis-je, l'intention de la Chirurgie a été de boucher ce trou le plus parfaitement qu'il seroit possible; mais jusqu'ici ses vûës n'ont été remplies que très-imparfaitement. C'est ce qui m'a engagé à travailler à la recherche de quelques instrumens capables de surmonter toutes les difficultez qui peuvent se rencontrer en de pareilles occasions. Je crois être parvenu à ce point par le moyen des cinq différens obturateurs, dont je parlerai & dont je donnerai les figures aux Chapitres que je viens de citer.

CHAPITRE XXIV.

Dix Observations concernant les Dents.

PREMIERE OBSERVATION.

Concernant l'usage indiscret de la lime, pratiqué mal-à-propos par un Dentiste peu versé dans la pratique.

IL y a environ dix-huit ans qu'un Dentiste de cette Ville très-renommé, lima deux dents incisives de la machoire inférieure à une jeune Demoiselle âgée d'environ quatorze ans, & découvrit avec la lime leur cavité intérieure ; ce qui causa à cette Demoiselle, peu de tems après, une douleur si cruelle & si insupportable, qu'elle résolut de se les faire ôter. Elle s'adressa à moi ; j'examinai ces deux dents, & je ne jugeai pas à propos de l'en priver, espérant que je pourrois sans cela la soulager de sa douleur. Je reconnus une fluctuation dans la cavité de chacune de ces deux dents ; ce qui me fit juger qu'il y avoit un petit abcès, & que lorsque la matiére seroit sortie, je pourrois par son issuë la guérir. Dans ce dessein j'introduisis l'extrêmité de ma sonde dans la cavité de la dent : Je perçai la membrane qui tapisse l'intérieur de cette cavité, & qui couvroit la matiére que je reconnus par le moyen de ma sonde, laquelle matiére en sortit aussi-tôt : La malade en fut très-soulagée, & quelques jours après elle ne sentit plus de douleur. Au bout de deux ou trois mois, ces deux mêmes dents causérent à cette Demoiselle une fluxion à la gencive, qui dégénéra en abcès : Je fus obligé de le percer, afin de pouvoir dans la suite plomber les deux dents qui avoient occasionné ce désordre. Dans cette intention, je laissai passer quelque tems, pour voir quelles seroient les suites de cette maladie : N'ayant rien apperçû de contraire à mes vûës, je les plombai pour empêcher l'air, les alimens & la salive d'y entrer.

La Demoiselle dont je viens de parler, n'a pas été la seule victime de ce Dentiste ; puisqu'un Abbé âgé d'environ quarante-huit ans, très-incommodé par la longueur des incisives & des canines de la machoire inférieure, eut à peu près le même sort après s'être adressé à lui. Il lima ses dents de la même maniére, & lui causa beaucoup de douleur, & des accidens à peu près semblables à ceux que je viens de rapporter dans la précédente Observation.

Reflexion.

Cette Observation fait voir, qu'il ne faut pas limer les dents mal-à-propos ; qu'il faut avoir une attention singuliére pour remédier à un mal qui n'est causé que par l'inadvertance, ou la présomption d'un Dentiste peu expert. Ces mêmes Observations sont connoître, qu'il faut conferver autant qu'il eft poffible, les dents que l'on peut guérir fans les détruire. Ces fortes de cas n'arrivent que rarement, & toujours par la malhabileté, ou l'imprudence du Dentifte; puifqu'on peut toujours limer les dents, fans qu'il en furvienne aucun accident, & qu'au contraire on peut en retirer l'avantage de les mieux conferver, & de les rendre d'un afpect plus gracieux.

II. OBSERVATION.

Sur une Dent molaire ôtée avec le Pélican ordinaire.

En 1716. l'époufe de M. Vieuxjo Maître Boulanger à Paris, étant à Soiffons, fut attaquée d'un cruel mal de dents, caufé par la carie de la premiére des groffes molaires du côté droit de la machoire inférieure, & par la carie de la premiére des groffes molaires du côté gauche de la même machoire : Il fe trouva fur le lieu une perfonne de fes amis qui s'offrit à lui ôter ces deux dents, fe vantant d'en avoir ôté plus de deux mille, & l'affurant qu'elle ne devoit nullement douter de fa dextérité. Ses promeffes, jointes à la dou-

leur

leur que la malade ressentoit, achevérent de la déterminer. Cet Opérateur lui ôta celle du côté droit, avec tout le succès qu'on en pouvoit attendre; mais il n'en fut pas de même de celle du côté gauche; il la manqua plusieurs fois avant que de la pouvoir ôter; d'où il s'ensuivit un déchirement si considérable aux alvéoles, aux gencives & à la commissure des lévres de ce même côté, que cette malade en eut bientôt le visage affreux, ce qui fut suivi d'un abcès & d'une douleur si insupportable, qu'il ne lui étoit pas permis de prendre d'autres alimens que ceux que son mari avoit la complaisance de lui mâcher, & de lui introduire avec un chalumeau dans la bouche, qu'elle ne pouvoit presque pas ouvrir. Cette malade demeura dans ce triste état pendant six semaines: Heureusement pour elle, il se trouva dans la même Ville un Italien assez entendu en Chirurgie, pour rapprocher les parties qui se trouvoient divisées.

Reflexion.

On voit par cette Observation quelles sont les suites fâcheuses qui peuvent accompagner l'extraction d'une dent,

& qu'il est par conséquent très-important de ne se confier, lorsque l'on doit s'assujettir à une telle opération, qu'à des personnes adroites & expérimentées, & par conséquent capables de donner au malade un secours promt & presque toujours sûr, en cas que là chose soit difficile par elle-même, & qu'il arrive des accidens.

Cette malade doit sa conservation à son mari, & sa guérison à l'habile Italien qui pratiqua en cette occasion, ce qu'il ne faut jamais manquer de faire en pareil cas, & qui consiste à bien presser les parties, & à les rapprocher le plus près que l'on peut les unes des autres.

III. OBSERVATION.

Dans laquelle on rapporte le concours des accidens fâcheux que causa une dent qui se fractura en mangeant.

En Décembre 1721. M. Octavien Peintre de l'Académie Royale de Peinture à Paris, mangeant d'une fricassée de pieds de Mouton, trouva entre ses dents un petit os qu'il ignoroit avoir dans la bouche, & sur lequel il pressa fortement par la mastication sans y penser. Ce petit os par la résistance qu'il fit à l'effort des machoires, lui fractura la première grosse molaire du côté droit de la machoire inférieure : L'éclat qui s'y fit, causa une déperdition de substance qui s'étendoit depuis la surface supérieure de cette dent, jusqu'à son colet du côté de la langue; le sinus, ou la cavité étant à découvert, cette dent fracturée, sans être cariée, lui occasionna des douleurs insupportables, causées par la fracture & l'ébranlement qu'elle avoit reçû. Ce malade se résolut à se la faire ôter, dans l'espérance d'être promtement délivré des tourmens qu'il souffroit. Dans cette vûë il s'en alla chez un de mes confréres, qui malheureusement ne fut pas de cet avis, & lui dit au contraire que ce seroit dommage d'ôter une dent qui n'étoit point cariée, se contentant de lui donner un reméde, duquel le malade se servit sans aucun succès. La fluxion & l'inflammation augmentérent si considérablement, qu'il fut obligé de recourir à de nouveaux secours; il me fit appeller, j'allai le voir & le trouvai dans un fort triste état. Il avoit les dents ferrées à un tel point, qu'il avoit toutes les peines du monde à recevoir les alimens les plus liquides, lesquels on étoit obligé de lui faire prendre avec un biberon; il avoit le visage si défiguré, qu'il étoit méconnoissable; il étoit accablé d'une fiévre simptomatique des plus aiguës, produite par la violence de la douleur. Je lui conseillai de se faire promtement saigner, d'appliquer sur la partie tuméfiée des cataplâmes faits avec le lait, la mie de pain, le jaune d'œuf, le safran & l'huile de lis, de renouveller ces cataplâmes soir & matin, & de prendre des lavemens. Je lui dis que je craignois que nonobstant l'usage de tous ces remédes, sa fluxion ne se terminât par un dépôt suivi d'un abcès : En effet quoiqu'on les lui eût appliquez, il resta en ce triste état pendant quelques jours : On réïtéra la saignée, & on continua les mêmes cataplâmes, sans que le malade fût aucunement soulagé. Quelque tems après allant pour le revoir, je rencontrai M. Juton Maître Chirurgien à Orgereus, qui connoissoit le malade, & qui m'accompagna chez lui: Nous examinâmes ensemble sa bouche, & n'ayant trouvé aucune diminution dans la maladie, nous fûmes d'avis de changer les cataplâmes, & d'en substituer d'autres, faits avec les herbes émoliantes: Ces derniers cataplâmes opérérent avec beaucoup plus de succès que les précédens; la tumeur s'ouvrit d'elle-même après quelques applications de ce dernier reméde: Néanmoins on fut obligé de dilater avec la lancette l'ouverture de cette tumeur, de laquelle il sortit une palette de matiére: Quelque tems après il se fit un nouveau dépôt, qu'on fut encore obligé d'ouvrir, d'où il sortit aussi beaucoup de matiére: Enfin il se fit au bout de plusieurs jours un troisiéme dépôt, au-dessus de l'ouverture du deuxiéme. Ce dernier dépôt prit heureusement son cours par les incisions qu'on avoit été obligé de faire aux dépôts précédens. Ce malade fut cruellement tourmenté par toutes les suites fâcheuses de cette maladie, faute d'avoir fait tirer sa dent fracturée à l'heure même qu'elle commença à lui causer de la douleur. Il resta dans ce pitoyable état pendant près de deux mois, sans sortir de sa maison, & sans pouvoir vaquer à ses affaires. Dès que les accidens furent suffisamment calmez, je lui ôtai la dent qui lui avoit causé cette longue suite d'accidens, & par-là je terminai heureusement la cure d'une maladie, qui l'avoit tourmenté pendant long-tems.

Reflexion.

Certains cas nous causent des accidens que l'on ne peut prévoir, ni prévenir, quelque précaution que l'on puisse prendre: Il se rencontre quelquefois parmi les alimens des corps nuisibles, tantôt par leur qualité, tantôt par leur figure, & quelquefois par leur solidité. On a vû plusieurs fois des personnes se casser une dent par la rencontre d'une petite pierre contenuë dans le morceau qu'ils mâchoient. D'autres se sont cassé des dents en cassant des os, ou des noyaux, &c. Mais il n'est pas ordinaire de voir succéder à des cas semblables au précédent, des accidens tels que je viens de les rapporter. Il est vrai que si le malade avoit été secouru promtement, on auroit pû les prévenir tous ; puisqu'il ne s'agissoit que d'ôter cette dent, avant que les douleurs eussent causé les dépôts dont j'ai parlé, & les accidens qui les ont suivis, que l'on ne peut imputer qu'à l'action de l'air & des matiéres mordicantes, qui pénétrant cette dent par la fracture, irritoient & déchiroient les parties nerveuses & membraneuses qui entrent dans la composition des dents, & causoient ainsi des divulsions violentes, qui irritant de plus en plus, & pressant les nerfs, donnérent lieu à la compression des vaisseaux sanguins & limphatiques, & à la suppression du cours des liquides en ces parties, d'où résultérent les dépôts dont le malade fut affligé si longtems, & qui furent si rébelles aux remédes généraux & particuliers qui ne réussirent que par un long usage, & quand les nerfs & la membrane de la dent, furent en partie consumez; pour lors la dent & les parties voisines devinrent moins sensibles, & ce ne fut que dans ce tems-là que l'on vit naître l'occasion de pouvoir ôter la dent fracturée, & de redonner la tranquillité & le repos à un malade qui avoit été à la veille de succomber aux tourmens qu'il avoit soufferts, par la négligence d'un Dentiste peu expérimenté.

IV. OBSERVATION.

Sur le désordre que causa une dernière Dent molaire, qui ne parut qu'à l'âge d'environ quarante ans du côté gauche de la machoire inférieure.

En 1716. M. Meusnier Procureur du Roi à Tours, se trouva attaqué d'un cruel mal de tête, accompagné d'une inflammation si considérable, qu'elle affectoit les muscles de la déglutition, & l'empêchoit d'avaler les alimens, même les plus liquides. Le Médecin & le Chirurgien qui le voyoient, mirent en usage tout ce que la prudence & les régles de la Médecine purent leur suggérer dans un tel cas; mais voyant que la maladie ne cédoit point aux remédes, ils examinérent enfin la bouche du malade, & ayant reconnu que l'inflammation se continuoit jusqu'à la gencive qui s'attache à la derniére dent du côté gauche de la machoire inférieure, ils jugérent que cette dent, ou l'alvéole qui la contenoit, étoit attaquée de carie, & qu'il faloit par conséquent ôter la dent, persuadez que la maladie pouvoit provenir de cette cause. Je fus mandé pour en faire l'extraction. Après l'avoir examinée, j'assurai qu'il ne s'agissoit d'aucune carie Je convins néanmoins que la maladie pouvoit être occasionnée par cette derniére dent, sans qu'elle fût cariée, n'étant pas encore tout-à-fait sortie, & n'ayant commencé à paroître qu'à l'âge d'environ quarante ans. Comme on ne pouvoit faciliter sa sortie par l'incision faite à la gencive sur la dent même, je ne balançai pas à l'ôter, & n'ayant pas jugé le pouvoir faire avec le pélican pour la raison que j'ai marquée ailleurs, je me servis du poussoir & de la masse de plomb, comme des instrumens les plus convenables en cette occasion ; je m'y conduisis de la maniére que je l'ai dit, en parlant de la maniére de tirer avec cet instrument, les racines & les dents qui paroissent tenir beaucoup, & qui ne peuvent être ôtées par d'autres moyens. Lorsqu'elle eut été tirée, elle fut trouvée fort saine, aussi-bien que l'os de la machoire : L'inflammation qui étoit survenuë, fut suivie d'un abcès après sa sortie, cependant le malade fut promtement guéri.

REFLEXION.

Tous les accidens qui survinrent à ce malade, rapportez dans cette observation, ne furent causez que par la compression que souffroient les parties membraneuses & nerveuses qui se rencontrent entre la dent & l'alvéole. Ces parties étoient fortement comprimées par l'accroissement de la dent & par la résistance de l'alvéole : Ces sortes de cas ne sont pas communs. Lorsqu'on reconnoît que les douleurs des dents, les maux de tête, &c. sont dépendans de ces circonstances, qui consistent en ce que la dent en croissant ne peut pas suffisamment s'étendre, parce qu'elle se trouve contenuë & environnée d'un alvéole, dont la cavité est trop étroite, & les parois trop peu flexibles, il faut nécessairement se résoudre à sacrifier une telle dent, & l'ôter sans différer; afin de faire cesser les accidens qu'elle cause, à moins qu'on ne veuille tenter une autre voie, qui consiste à rompre l'alvéole, en ébranlant fortement la dent avec le pélican, ou avec le davier; ce qui pourroit suffire pour faire cesser les douleurs, supposé qu'on réussisse sans casser la dent; parce que l'alvéole étant une fois rompu, ou écarté, elle pourroit acquérir un accroissement suffisant, sans causer aucune douleur ; mais si elle vient à se casser, il faut faire ses efforts pour en tirer les racines.

V. OBSERVATION.

Sur plusieurs accidens causez par une dent saine & non cariée, qui cependant faisoit souffrir des douleurs insupportables, lesquelles douleurs cessérent aussi-tôt que cette dent fut ôtée.

L'année 1722. M. l'Abbé de Rothelin m'envoya chercher pour lui ôter la derniére dent molaire du côté gauche de la machoire supérieure, qui lui causoit des douleurs si violentes, qu'il ne pouvoit plus les supporter. J'examinai sa bouche, je trouvai ses dents fort saines, même celle dont il se plaignoit ; ce qui fut cause que je ne voulus pas l'ôter, quelque instance qu'il m'en fît. Plusieurs de mes confréres à qui il s'adressa, refusérent aussi de l'entreprendre. Il fit pendant huit à dix jours tout ce qu'il put pour soulager sa douleur ;

mais voyant qu'elle subsistoit toujours dans toute sa violence, il me manda une seconde fois, & voulut absolument que je lui tirasse cette dent: Il ajouta même, que si ce n'étoit pas celle-là qui lui causât de la douleur, je lui en tirerois une autre s'il étoit besoin: Je me rendis à ses instances: Cette dent se trouva entiérement saine & sans carie: La douleur cessa dès que je l'eus tirée, & depuis ce tems-là il n'a plus ressenti aucune douleur de dents de ce même côté.

Reflexion.

La dent dont je viens de parler, étant une de celles qui sont les plus tardives à venir, elle n'avoit peut-être pas trouvé un espace suffisant pour se loger dans son alvéole. Il est cependant à présumer que la Nature réserve à chaque dent un vuide suffisant pour la loger: Mais comme elle varie si souvent, on peut conjecturer que l'espace qui doit contenir ces sortes de dents, est quelquefois trop resserré, pour pouvoir les contenir en liberté: Lorsqu'elles ont crû successivement, le suc nourricier vient à les grossir jusqu'au point qu'elles sont pressées par les parois de leurs alvéoles: Tandis que leur volume ainsi grossi par ce suc, écarte les parois de ces mêmes alvéoles, il se fait des tiraillemens & des déchirures, qui compriment les parois de la racine de la dent: Les nerfs qui se distribuent dans ces racines, peuvent être aussi comprimez, & ces compressions peuvent être plus que suffisantes pour causer des douleurs plus ou moins vives. Par cette Observation on peut expliquer comment les dents peuvent quelquefois être douloureuses, sans être cariées. Il y a encore d'autres cas, dans lesquels les dents causent des douleurs, sans être cariées; sçavoir, lorsqu'elles sont usées, ou que les gencives sont consumées à un point, que les dents deviennent chancelantes, & que l'air pénétre sous la voûte de la couronne, entre leurs racines: Il s'ensuit de-là des inflammations & des douleurs très-violentes qui se communiquent aux parties voisines, sans néanmoins que dans l'un & dans l'autre cas, il y ait aucune carie, ni qu'on puisse remédier à ces sortes de douleurs par d'autres moyens que celui d'ôter la dent. J'avouë que je ne devois point balancer à ôter la dent de M. l'Abbé de Rothélin; mais je crus devoir différer, parce que je craignois qu'il ne fût dit dans le monde que j'eusse tiré une dent saine à une personne de cette considération, sans que l'on sçût les raisons indispensables qui m'y avoient obligé.

VI. OBSERVATION.

Sur les accidens fâcheux occasionnez par les mauvais effets du tartre sur les Dents.

Il y a environ dix-huit ans que M. Hecquet (*a*) m'envoya une Dame attaquée d'une très-grande douleur aux dents incisives de la machoire inférieure. Je visitai la bouche & les dents de cette Dame, sans en trouver aucune de cariée. J'apperçûs cependant une croute tartareuse qui comprimoit & gonfloit la gencive considérablement. Je conclus de-là que ce corps étranger étoit la cause de sa douleur. J'ôtai ce tartre, & j'emportai les portions des gencives que ce corps étranger avoit détachées ; ce qui occasionna une petite évacuation de sang : Je lui fis sur

(*a*) Docteur-Régent en la Faculté de Médecine de Paris, & ancien Doyen de ladite Faculté.

le champ user de quelques lotions : Dès le lendemain cette Dame fut très-soulagée, & trois jours après entiérement guérie. Cette Dame n'ayant pas eu le soin de faire cesser de bonne heure la cause de ce mal, le tartre avoit si fort détruit les gencives, que ses dents se trouvérent chancelantes ; ce qui m'obligea de les raffermir avec le fil d'or, comme je l'expliquerai dans la suite.

Reflexion.

De tels exemples sont plus que suffisans, pour exciter l'attention d'un chacun à veiller à la conservation de ses dents : Les difformitez que le tartre cause sur elles, sont capables de choquer la vûë de tous ceux qui s'en apperçoivent ; d'ailleurs le tartre rend la bouche puante, il ronge les gencives, il découvre par conséquent les racines des dents, les rend chancelantes, & les fait souvent périr ; c'est pourquoi on ne sçauroit prendre trop de précautions, pour tenir ses dents nettes, afin d'empêcher que le tartre ne se forme & ne s'accumule sur leur surface : surtout il faut être attentif à ne pas négliger de faire ôter ce tartre, lorsqu'il est déja formé, & qu'on a négligé de le prévenir.

VII. Observation.

Sur une Dent, dont les racines étoient d'une grosseur extraordinaire, & occasionnerent après que cette Dent fut ôtée, une hémorragie si violente, que le malade courut grand risque de perdre la vie.

M. Anel m'a communiqué cette Observation. Ce Chirurgien étant établi à Gennes en l'année 1692. fut mandé pour secourir un Banquier de cette même Ville, qui perdoit tout son sang par une hémorragie violente, à l'occasion d'une dent que le nommé Duclos Perruquier, ci-devant Garçon Chirurgien, lui avoit ôtée. Cette dent étoit une de ces molaires de la machoire supérieure, qui ont les racines extrêmement écartées les unes des autres par leur extrêmité : Elle se trouva fortement adhérente à l'alvéole, ce qui fut cause que l'on emporta avec elle en l'ôtant, une partie de ce même alvéole, & une portion considérable des gencives, sans qu'on pût en attribuer la faute à celui qui avoit ôté cette dent,

étant

étant inévitable d'opérer autrement, lorsqu'une semblable disposition se rencontre par un défaut de conformation.

Dès que M. Anel fut arrivé chez le malade, il se mit en devoir d'arrêter cette hémorragie : Il eut recours successivement aux astringens, aux styptiques, au bouton de vitriol, & à l'application du cautére actuel : Il remplit la cavité que la déperdition de substance avoit laissée, de bourdonnets & de plumaceaux. Il appliqua par-dessus des compresses graduées, le tout imbibé de remédes convenables : Cet appareil excédant de beaucoup le niveau de l'extrêmité des dents voisines, il fit approcher & serrer les machoires l'une contre l'autre, & les entretint ainsi fermées par l'application du bandage appellé fronde. Ce même Chirurgien voyant qu'après plusieurs tentatives, cette hémorragie avoit redoublé cinq ou six fois depuis dix heures du matin, jusqu'à sept heures du soir, & qu'il ne pouvoit pas s'en rendre le maître, il pensa que le défaut de succès provenoit de l'imperfection de la compression, attendu que les dents d'en bas qui appuyoient sur l'appareil, ne pouvoient comprimer qu'une partie de l'étenduë de la plaie, tandis que quelque partie de la même plaie restoit sans compression, la bréche de la machoire supérieure étant beaucoup plus étenduë, que ne l'étoit la largeur des dents d'en bas qui comprimoient l'appareil. Ayant ainsi pansé l'hémorragie dont il est question, il applatit une grosse balle de mousquet, il en fit une plaque de plomb ovale (*a*) suffisamment épaisse pour faire résistance, & assez étenduë pour qu'elle comprimât & embrasât l'appareil : Pour lors il pansa de nouveau son malade, il appliqua la plaque par-dessus tout l'appareil, & retourna du côté d'en haut ses bouts recourbez. Il fit ensuite appuyer sur cette plaque les dents de la machoire inférieure qui y répondoient : La bouche étant fermée, tout l'appareil se trouva suffisamment assujetti, & assez également comprimé, pour se maintenir en ce même état aussi longtems qu'il fut nécessaire ; ce qui ne pouvoit pas manquer de réussir, parce que ce Chirurgien prit la précaution d'embrasser derechef la machoire inférieure avec une fronde, qu'il assujettit par les extrêmitez au bonnet

(*a*) Voyez la Figure 2. de la Planche 25. Tome II.

du malade, de façon que la machoire ne pouvoit plus s'ouvrir. Ce fut par ce dernier moyen que cette hémorragie cessa dans l'instant, & ne reparut plus.

Peu de jours après cet homme qui avoit été si violemment effrayé, tourmenté & abattu par l'effusion de son sang, étant d'ailleurs d'un très-bon tempérament, fut rétabli dans une parfaite santé.

Quelques mois auparavant, le même M. Anel dit avoir vû mourir dans l'Hôpital de Gennes un Domestique, qui avoit perdu tout son sang à l'occasion d'une semblable dent qu'on lui avoit ôtée, sans que l'on pût venir à bout par aucune voie d'arrêter l'hémorragie que la perte de cette dent avoit causée.

Reflexion.

Par ces Observations, & par celles que j'ai faites par ma propre expérience, l'on voit combien il est important dans ces sortes d'occasions, non-seulement d'appliquer des remédes propres à arrêter le sang; mais encore de bien ranger, contenir & comprimer son appareil partout également; ce que les seules dents d'en bas, ni celles d'en haut réciproquement, ne peuvent pas toujours exécuter sans le secours d'une plaque figurée de même, ou à peu près, que celle dont on vient de parler.

De tous les moyens convenables à arrêter les hémorragies, le plus assuré c'est la ligature du vaisseau : Cette ligature est impraticable aux hémorragies occasionnées par l'extraction des dents ; c'est pourquoi il ne faut pas ignorer la moindre des circonstances qui peuvent contribuer à produire un effet semblable ; quoique pour l'ordinaire l'hémorragie qui succéde à l'extirpation des dents, soit de si peu de conséquence qu'elle s'arrête quasi d'elle-même, en pressant suffisamment la gencive avec les doigts, & en se rinsant la bouche avec un peu d'oxicrat : Il ne faut pourtant pas s'endormir là-dessus : On seroit souvent trompé, si l'on ne sçavoit pas comment il faut se conduire dans des cas épineux & embarrassans, tel que celui qui est rapporté dans cette Observation.

VIII. Observation.

Sur deux tumeurs, ou chairs excroissantes, survenuës dans la bouche.

En l'année 1727. M. le Comte de Corneillan âgé de quarante-neuf ans, résidant à Villefranche, Diocése de Rodès en Rouërgue, avoit depuis longtems une tumeur carcinomateuse aux gencives intérieures des deux petites dents molaires du côté gauche de la machoire inférieure, & une autre tumeur sur les gencives extérieures de ces mêmes dents. La premiére tumeur étoit du volume d'un œuf de Pigeon; & l'autre tumeur étoit de la grosseur d'une féve d'haricot. Ces deux tumeurs quoiqu'indolentes, incommodoient assez ce malade; parce qu'elles augmentoient en grosseur, & l'empêchoient depuis quelque tems de manger de ce même côté; ce qui lui rendoit la bouche très-mauvaise par des couches considétables de tartre qui environnoient ses dents. Enfin craignant les suites fâcheuses que ces tumeurs lui auroient pû occasionner, il se détermina à venir à Paris pour se faire guérir. Ayant avec raison beaucoup de confiance en M. de la Peyronie, à présent premier Chirurgien du Roi, & qui pour lors étoit à Versailles, le malade fut obligé de s'y transporter : J'y fus appellé & je m'y rendis le 27. Avril de la même année pour consulter sa maladie avec M. Mailhes (*a*) & M. de la Peyronie : Lorsque je fus arrivé, & que nous eûmes examiné la bouche du malade, nous fûmes tous d'avis de commencer par emporter le tartre de ses dents, d'emporter de même les gencives que ce tartre avoit gonflées, & d'en bien exprimer le sang pour les dégorger : Ensuite nous conclûmes qu'il faloit tirer la deuxiéme petite dent molaire du côté gauche de la machoire inférieure, quoiqu'elle fût saine & sans carie ; & cela dans l'intention de voir mieux l'endroit de l'attache de ces tumeurs, & en même tems d'avoir la liberté de les extirper plus aisément.

Nous conclûmes de même de tirer la racine de la deuxiéme petite dent molaire du côté gauche de la machoire

___

(*a*) Conseiller, Médecin du Roi, Docteur en Médecine de l'Université de Montpellier, & Professeur Royal en celle de Cahors.

supérieure; parce qu'elle étoit très-cariée, qu'elle entretenoit une chair fongueuse à sa gencive, & qu'elle auroit empêché le malade de manger de ce même côté. Lorsque j'eus fait ces opérations qu'un Dentiste n'avoit osé entreprendre, nous remîmes pour l'après-midi l'extirpation de ces tumeurs, afin de ne point fatiguer le malade.

A cinq heures M. de la Peyronie s'étant rendu chez le malade, il prit un petit bistouri courbe, avec lequel il extirpa ces tumeurs avec toute l'adresse qu'on en pouvoit attendre.

Pendant quelques jours nous ne mîmes sur la gencive que de petits plumaceaux trempez dans un digestif fait avec le miel de Narbonne & le jaune d'œuf; & pour consolider cette partie, nous la fîmes souvent laver avec le vin rouge ferré, le miel rosat & l'eau de Rabel, le tout mêlé ensemble; & en peu de jours le malade fut parfaitement guéri.

IX. OBSERVATION.

Sur une chair excroissante, d'un volume considérable, survenuë en conséquence de deux dents cariées; laquelle excroissance après son extraction, donna une forte hémorragie.

Le nommé Claude Cusfaut, Vigneron à Saint-Bri, près d'Auxerre, âgé de quarante six ans, eut en 1725. les deux derniéres grosses dents molaires du côté droit de la machoire inférieure si cariées, qu'il ne restoit plus que quelques-unes de leurs racines : Leur carie occasionna aux gencives qui les environnoient une chair excroissante très-considérable, qui en moins d'un an devint à peu près de la grosseur d'un œuf d'une jeune poule. La tumeur qu'elle formoit étoit assez dure, & empêchoit ce malade de fermer la bouche suffisamment pour mâcher les alimens; parce que les dents molaires de la machoire supérieure du même côté, heurtoient & appuyoient sur une partie de cette chair excroissante. Le malade en ce triste état, consulta M. de Lisle son Chirurgien, qui lui conseilla d'aller trouver les Chirurgiens de l'Hôtel-Dieu d'Auxerre, & de les consulter à ce sujet : Ces Messieurs trouvant cette tumeur considérable, conseillèrent au malade de venir à l'Hôpital des Fréres de la Charité de Paris. Le Religieux à qui il étoit adressé & les Infirmiers de cet Hôpital trouvérent sa maladie extraordinaire, & la croyant contagieuse & incurable, refusérent de le recevoir. Pour lors un des Chirurgiens de cet Hôpital dit, qu'il seroit d'avis d'extirper cette tumeur. Ce malade fut ensuite trouver M. Frémont Chirurgien Juré à Paris, qui sentant le besoin d'un bon conseil, le fit aller à Saint Côme pour consulter avec lui & avec plusieurs de ses confréres. Ces Messieurs après avoir dit leur sentiment, résolurent de m'envoyer ce malade. J'examinai sa maladie, & je trouvai qu'elle étoit en effet de conséquence, & qu'il n'y avoit rien à négliger. Je dis au malade que si ces Messieurs vouloient m'en abandonner le traitement, j'espérois de le guérir parfaitement. M. Frémont eut la bonté de lui dire qu'il pouvoit en toute sûreté se mettre entre mes mains. Le lendemain à l'heure indiquée, ce malade se rendit chez moi, ou Messieurs Duplessis, Sauré & Verdier, Maîtres Chirurgiens, que j'avois prévenus, se trouvérent. Lorsque nous eûmes examiné la maladie, nous fûmes tous d'avis qu'il falloit extirper cette excroissance.

Pour procéder à cette opération, le malade étant assis dans un fauteuil, je lui fis assujettir la tête contre le dossier; je pris un fil ciré en plusieurs doubles dont j'embrassai la tumeur par sa partie postérieure & par ses deux parties latérales; afin de la tirer un peu antérieurement: Tenant les deux bouts de ce fil de la main gauche, je pris avec la droite un petit bistouri courbe, avec lequel je commençai de couper cette chair excroissante par sa partie postérieure & par ses parties latérales. Je pris ensuite une airigne, avec laquelle j'assujettis ces chairs déja divisées, & je continuai de les couper avec les ciseaux courbes: Par ces moyens j'emportai la plus grande partie de cette tumeur carcinomateuse. L'état du malade & l'effusion du sang furent les causes qui m'empêchérent de l'extirper entiérement: J'arrêtai pour lors cette hémorragie avec les styptiques ordinaires. L'opération avoit commencé à dix heures du matin, à onze le malade s'en retourna à son Auberge dans l'Isle S. Louis. Il revint chez moi le même jour à quatre heures après midi, après avoir bû de la bierre & du vin, fort effrayé de voir que son sang couloit abondamment : Je le rassurai d'abord par de bonnes espérances, & en même tems je travaillai à faire cesser cet accident fâcheux.

Ce jour-là un Chirurgien se rencontra chez moi, il m'assista de ses conseils, & voici ce que nous fîmes de concert : Après avoir en vain appliqué plusieurs fois différens styptiques, employé le tamponnage, la compression, & même alternativement le cautére actuel, le sang couloit toujours de nouveau : A huit heures nous délibérâmes de faire rester ce malade chez moi ; je lui donnai une chambre & un lit, sur lequel nous le fîmes asseoir appuyé contre des coussins ; après quoi nous ne fûmes occupez qu'à chercher les moyens les plus efficaces pour le secourir promtement. Nous fîmes de nouveau plusieurs applications considérables du cautére actuel, tant dans l'intention d'arrêter l'hémorragie, que pour confumer en même tems ce qui restoit des chairs carcinomateuses. Sur ces chairs & sur ces vaisseaux tant de fois cautérisez, nous appliquâmes des bourdonnets bien appuyez & des plumaceaux trempez dans mon eau styptique, dont je donnerai la description, au ch. 12. du t. 2. & nous eûmes grand soin de tenir cet appareil bien assujetti & bien comprimé. Par tous ces moyens nous nous rendions quelquefois maîtres du sang, de maniére qu'il sembloit que cette hémorragie fut arrêtée : Ensuite elle recommençoit avec plus de violence qu'auparavant ; ce qui nous détermina à avoir recours à l'application du vitriol de Chypre : Nous en mîmes en poudre, nous en fîmes des boutons, nous en poudrâmes des bourdonnets & des plumaceaux ; le tout fut appliqué avec ordre & circonspection, & recouvert de petites compresses en plusieurs doubles, trempées dans mon eau styptique. Cet appareil fut soutenu & comprimé avec les doigts pendant un gros quart d'heure : Voyant que cette hémorragie étoit arrêtée, nous abandonnâmes la compression à la pression des machoires, & nous recommandâmes au malade de fermer continuellement & fortement la machoire inférieure, afin d'entretenir la compreſſion égale & ſuffiſante : Cette hémorragie fut arrêtée à une heure après minuit. Nous ne quittâmes ce malade qu'à deux heures, & nous n'allâmes nous repoſer que lorſque nous fûmes aſſurez de ſon état. Nous lui recommandâmes de reſter aſſis pendant toute la nuit, de ne point dormir, & de ne point ouvrir la bouche : Sa femme & la ſervante de la maiſon le veillérent, pour faire exécuter au malade ce que nous lui avions ordonné. Nous le fûmes voir à ſept heures du matin, nous le trouvâmes dans la même ſituation que nous l'avions laiſſé, ſans hémorragie, ſans fiévre & ſans douleur, ayant ſeulement grand envie de dormir. Nous examinâmes ſa bouche, nous la fîmes bien rinſer, il ne vint pas une ſeule goute de ſang, l'appareil s'y étoit comme maſtiqué. Nous lui fîmes boire du lait, tant pour le nourrir, que pour ôter les mauvaiſes impreſſions que le vitriol avalé avec la ſalive, avoit pû faire dans ſa bouche & dans les premiéres voies. : Après toutes ces précautions nous fûmes tranquilles & nous lui dîmes de ſe coucher tout-à-fait, de ne s'inquiéter de rien, & de repofer à fon aife : Je le gardai deux jours chez moi ; le troifiéme il fut en état de retourner à fon Auberge fans rien craindre ; j'attendis que l'appareil fe détachât de lui-même : Les efcares que nous avions fait par les cauftiques, ou par le cautére actuel, fe détachérent le cinquiéme jour fans qu'il furvînt le moindre accident. Il reftoit encore quelques chairs carcinomateufes que j'achevai de confumer par le cautére actuel.

Comme ce malade n'avoit pas fouffert beaucoup de douleur dans les applications précédentes du cautére actuel, qu'elles l'avoient moins incommodé que les inftrumens tranchans, cela me détermina d'achever de confumer ces chairs en les cautérifant à plufieurs reprifes.

Lorfque les efcares furent tombées, je tirai les racines des dents cariées qui avoient occafionné cette maladie. J'appliquai de nouveau & pour la derniére fois le cautére actuel fur quelques chairs qu'il falloit encore confumer ; & lorfque les efcares furent tombées, l'os de la machoire fe trouva à découvert & fans carie ; après quoi je ne mis plus sur la partie que quelques compresses imbibées du baume du Commandeur, & la cicatrice se fit parfaitement en trois semaines. Après ce tems les mêmes Chirurgiens qui avoient été présens à l'opération, revirent le malade, & le trouvérent entiérement guéri. Pendant le cours de ce traitement ce malade eut quelque accès de fiévre, il fut saigné & purgé, & cette fiévre se guérit sans retour : Depuis sa guérison il est revenu plusieurs fois à Paris pour quelques affaires, j'ai examiné sa bouche, & je l'ai toujours trouvée en bon état.

REFLEXION.

Il n'est pas ordinaire que la carie des dents produise des excroissances : Les accidens qu'elle cause différent les uns des autres, suivant les dispositions qui se rencontrent dans la masse du sang, ou dans les parties qui environnent les dents. Si l'on avoit extirpé, ou consumé cette excroissance, dès qu'elle commença à paroître, & que l'on eut ôté les racines des dents cariées, l'on auroit prévenu par-là cette grande maladie, sujette à de fâcheux accidens & à des opérations violentes & périlleuses.

Si ce malade avoit pû me donner le tems nécessaire pour opérer avec toute l'attention & selon la méthode requise en pareil cas, je l'aurois préparé par le repos, la diéte, les lavemens & la purgation; je l'aurois fait mettre au lit; je lui aurois ordonné un régime convenable; j'aurois extirpé la tumeur tout de suite autant qu'il m'auroit été possible. Ce que je n'aurois pû extirper, je l'aurois consumé sur le champ avec le cautére actuel, & s'il n'eût pas été suffisant pour arrêter l'hémorragie, j'aurois eu recours à l'application du vitriol; & par cette méthode je lui aurois procuré une guérison plus prompte & plus assurée.

X. OBSERVATION SINGULIERE.

Sur une hémorragie survenuë aux Gencives, après les avoir coupées pour les dégorger & les raffermir.

M. Bretonnier Avocat consultant au Parlement de Paris, âgé d'environ soixante-cinq ans, s'apperçut au mois d'Octobre 1725. qu'il avoit une grande dent incisive de la machoire supérieure & une petite incifive de la mâchoire inférieure, fi chancelantes qu'elles ne tenoient prefque plus dans leurs alvéoles, furpaffant les autres de beaucoup en longueur. La rencontre de ces deux dents chancelantes & trop longues qui fe heurtoient, lorfqu'il vouloit mâcher, ou parler, l'incommodoit confidérablement. Il me vint trouver pour fçavoir s'il n'étoit pas poffible d'y remédier fans qu'il perdît fes dents: je lui dis que pour y réuffir, il falloit commencer par ôter beaucoup de tartre qui les environnoit, & qui les avoit mifes dans ce mauvais état; qu'il étoit néceffaire de les racourcir pour les rendre égales aux autres dents, & de les affujettir à leurs voifines par le moyen d'un fil d'or, plus convenable que tout autre en cette occafion; qu'il étoit à propos d'emporter avec les cifeaux toutes les crêtes, ou extrêmitez des gencives livides & gonflées qui s'étoient détachées des dents, & que dans la fuite elles fe raffermiroient. Il confentit à cette opération: Je commençai par lui nettéïer les dents & par racourcir celles qui étoient trop longues & chancelantes. Enfuite je coupai avec les cifeaux toutes les mauvaifes gencives : je comprimai avec le doigt les autres gencives, afin d'en exprimer le sang superflu, & quand elles furent suffisamment dégorgées, je cessai de les comprimer. Je crus alors que le sang devoit s'arrêter aussi-tôt, ou peu de tems après, comme il arrive ordinairement après cette opération ; mais je fus trompé dans mon attente ; le sang continua toujours de sortir des gencives que j'avois coupées : Pour lors je dis au malade qu'il étoit impossible d'assujettir avec le fil d'or ces dents chancelantes, à moins que le sang ne fût arrêté ; qu'il pouvoit s'en retourner chez lui, & se rinser la bouche avec l'oxicrat, ce qui pourroit suffire pour arrêter cette hémorragie ; mais elle continua, & le lendemain il m'envoya chercher. Je trouvai que le sang qui sortoit des gencives n'étoit pas abondant ; que même il ne venoit que par intervale ; ce qui me fit juger que cette hémorragie ne pouvoit pas être importante. Je dis au malade que je croyois qu'il n'avoit rien à craindre ; que la tranquillité & le repos lui étoient nécessaires, & qu'il ne devoit rien prendre qui fût capable de l'échauffer ; mais quoiqu'il eût observé le régime que je lui avois ordonné, & qu'il eût usé de plusieurs remédes astringens qu'on lui avoit conseillez pour se rinser la bouche, l'hémorragie continua plus ou moins abondamment pendant quatre jours & quatre nuits. Cette hémorragie persistant toujours, le malade en étant affoibli, je fus mandé de nouveau; je proposai de porter le cautére actuel sur les gencives qui fournissoient le sang; M. de Jussieu Médecin, qui s'y trouva présent, fut du même avis, & lorsque cette opération fut faite, l'hémorragie cessa & ne revint plus.

REFLEXION.

Cette Observation fait voir qu'il se trouve quelquefois des cas nouveaux, dans lesquels il faut procéder d'une façon particuliére. Je traitois d'abord cette hémorragie de bagatelle, & je négligeai d'y remédier, parce que j'avois fait un grand nombre d'opérations de cette espéce sur différentes personnes, sans avoir jamais vû un pareil accident. Quoique je sois persuadé qu'il n'y a rien à craindre dans de pareilles opérations, parce que les vaisseaux sanguins de ces parties ne sont pas considérables, & que d'ailleurs ces fortes d'hémorragies arrivent rarement, celle-ci auroit continué jusqu'au point d'exténuer le malade, & de le faire succomber, si on eût négligé plus long-tems d'y remédier. Il y a apparence que cette hémorragie étoit occasionnée par une cause universelle & par une cause locale ; soit que le sang étant scorbutique, fût trop fluide & trop diffous, ou que les tuyaux, ou petits vaisseaux des gencives fussent devenus variqueux : Quoi qu'il en soit, il est absolument nécessaire en pareil cas d'emporter les mauvaises gencives, lorsqu'elles sont, comme celles-ci l'étoient, livides, gonflées, molles, prolongées considérablement, presque toutes détachées des dents, & sujettes à saigner aisément d'elles-mêmes ; c'est pourquoi lorsque l'on sçait remédier à des hémorragies semblables, & que les gencives se trouvent en pareil état, il ne faut jamais négliger de les couper & de les dégorger ; puisque c'est l'unique remède qui peut le mieux les fortifier, & raffermir les dents.

XI. Observation.

A peu près semblable à la précédente.

Il y a quelques années que M. B... ayant la bouche très-malade, vint me chercher, & ne me trouvant pas, s'adressa à un Garçon qui étoit alors chez moi, & se mit entre ses mains. Ce Garçon, après les premiers secours qu'il crut nécessaires, s'avisa de lui emporter avec les ciseaux les excroissances des gencives gonflées, pour dégorger & fortifier les autres gencives; opération qui a ordinairement ce succès. Comme le malade ne fut pas plutôt arrivé chez lui, qu'il eut une hémorragie considérable, & qui continua jusqu'au lendemain, il revint trouver celui qui avoit travaillé à sa bouche, lequel fit plusieurs applications du cautére actuel, pour arrêter cette hémorragie, qui recommença peu de tems après. Le malade redemanda du secours, & les applications du cautére actuel lui furent réitérées par le même, qui lui ordonna la saignée, la diette & le repos; mais quoique ces remédes fussent convenables, la manœuvre qu'on avoit tenuë, ne fut pas suffisante pour arrêter l'hémorragie, qui exténua & fatigua le malade pendant trois jours, après lesquels elle cessa heureusement d'elle-même.

REFLEXION.

Si ce Garçon avoit été mon Eléve, comme il ne l'est pas, quoiqu'il s'en vante mal-à-propos, il auroit, sans doute, appris à mieux arrêter l'hémorragie, dont nous venons de parler, & s'il m'eût averti de ce qui se passoit à ce sujet, & qu'il eût demandé mon avis, je lui aurois conseillé de se servir de petits cautéres actuels un peu pointus, applatis par le bout, & propres à passer dans chaque intervale des dents : Par ce moyen les gencives qui y furent coupées, & d'où sortoit le sang, auroient été cautérisées, & cette hémorragie auroit bientôt cessé.

En cas que cela n'eût pas été suffisant, je lui aurois dit de faire de petits tampons de charpie fine, ou de coton, de les imbiber de l'eau styptique de Rabel, ou de celle dont j'ai donné les compositions au Chapitre XII. du Tome II. de ce Traité, de les rouler dans de la poudre de simpathie, ou dans celle de vitriol de Chypre, de placer un de ces tampons dans chaque intervale des dents, d'où sortoit le sang, d'appliquer de petits plumaceaux chargez des mêmes remédes, sur les parties extérieures & intérieures des gencives, de les assujettir pendant quelque tems avec les doigts, ou avec un fil passé dans une éguille, & qu'il faut faire entrer de dehors en dedans & de dedans en dehors à l'aide des pincettes à Horloger, dans les intervales des dents, pour embrasser & contenir cet appareil en place pendant un tems suffisant.

Je ne sçai pas pourquoi la plûpart des Dentistes affectent de ne faire aucuns Eléves : Malgré ma bonne volonté, j'ai cependant pensé tomber dans le même cas, m'étant arrivé de n'avoir chez moi que des Garçons très-bornez, sans principes & sans aucune disposition à devenir bons Dentistes, & qui par conséquent n'ont pû y rester longtems.

Pour éviter cet inconvénient, & dans le désir de marquer au Public mon extrême reconnoissance, je me suis attaché tout entier depuis plusieurs années au Sieur Duchemin mon Beaufrére. Après qu'il a eu achevé ses études Latines, j'ai commencé par lui faire faire tous ses Cours d'Anatomie & de Chirurgie, & je lui ai donné toutes les instructions nécessaires pour être un Dentiste habile. Il a parfaitement répondu aux soins que je me suis donnez, & je suis persuadé que le Public me sçaura bon gré de lui laisser un seul & unique Eléve de ma façon, qui est devenu très-capable de lui rendre service dans les opérations les plus difficiles.

CHAPITRE XXV.

Six Observations sur les Dents régénérées.

PREMIERE OBSERVATION.

D'une Dent régénérée à une personne âgée de soixante-neuf ans.

LE 19. de Décembre 1723. je me trouvai chez M. de Manteville, où M. Hallé Peintre ordinaire du Roi, & Professeur en l'Académie Royale de Peinture, assura, en présence de M. le Curé de saint André des Arcs, & de plusieurs autres personnes notables,

qu'il

qu'il lui étoit venu une dent au devant de la bouche à l'âge de soixante-neuf ans. Je le priai de me permettre d'examiner sa bouche, ce qu'il m'accorda; & je reconnus que cette dent régénérée étoit une canine de la machoire supérieure. Cette dent me parut à la vérité plus nouvelle par sa blancheur, que toutes ses autres dents; ce qui me persuada de la vérité de ce fait, qui n'est certainement pas commun; étant plus ordinaire qu'à un tel âge on n'ait plus de dents dans la bouche, que de voir qu'il en revienne pour lors de nouvelles.

Il y a quelque tems que le même M. Hallé & moi nous nous rencontrâmes chez M. Tartanson Chirurgien-Juré à Paris: Il nous assura qu'à l'âge de soixante-quinze ans, il lui étoit venu une autre dent au devant de la bouche & du côté droit de la machoire supérieure. J'examinai cette dent, & je trouvai qu'elle étoit la pareille de la précédente qui s'étoit cariée.

Réflexion.

La régénération des dents qui viennent si tard, est difficile à expliquer. Si elles se régénèrent par des germes, comment ces germes ont-ils pû se conserver si longtems sans se manifester, ou bien sans s'endurcir dans les alvéoles, jusqu'au point de ne pouvoir plus être en état de végéter, & de percer les gencives, de même que les dents s'endurcissent après leur sortie ? Si ces dents au contraire se régénérent sans germe, qu'elle est donc la matiére qui sert à les former, & par quelle route est-elle portée dans l'alvéole ? Je crois qu'il vaut mieux attendre pour l'explication d'une telle reproduction, que l'on ait mieux découvert quelles en sont les véritables causes ; ce qui pourra se faire par le moyen de quelque Observation, en fouillant dans les machoires des vieillards. Si l'on est assez heureux de faire là dessus quelque nouvelle remarque, on se fera sans doute un vrai plaisir d'en faire part au Public.

II. OBSERVATION.

Sur une grosse Dent molaire régénérée.

En 1708. Mademoiselle Deshayes à présent épouse de M. de *Séve* demeurant à Paris, ruë de Baune, étant pour lors âgée de quatorze ans, eut la premiére grosse dent molaire du côté droit de la machoire inférieure cariée. La douleur que cette dent lui causoit, la fit résoudre à se la faire ôter. Pour cet effet elle me vint trouver, & je la lui tirai. L'année suivante elle revint chez moi pour se faire nettéïer la bouche, & j'observai, en la lui nettéïant, que cette dent étoit entiérement régénérée.

III. OBSERVATION.

Concernant une deuxiéme grosse Dent molaire régénérée.

En 1721. le fils aîné de M. Duchemin Comédien ordinaire du Roi, pour lors âgé de seize ans, vint chez moi pour se faire tirer la deuxiéme grosse dent molaire du côté gauche de la machoire inférieure, laquelle étoit très-cariée. Je la tirai, & au bout d'un an & demi, elle se régénéra parfaitement.

IV. OBSERVATION.

Sur une grosse Dent molaire régénérée deux fois.

En 1723. M. Larchevêque très-habile Médecin de Rouen, étant pour lors à Paris, envoya chez moi le nommé le Duc Domestique du Collège du Plessis, auquel je tirai la deuxiéme grosse dent molaire du côté gauche de la machoire inférieure. Cette dent avoit été cassée auprès du colet par un Dentiste qui avoit essayé de l'ôter, & qui manqua son opération, parce que la couronne de cette dent lui échappa sans doute de l'instrument avec lequel il l'avoit embrassée : Cette couronne se nicha entre la gencive & l'alvéole, où elle resta plusieurs mois : Ce corps étranger causa beaucoup de ravage en la bouche de ce garçon ; ce qui rendit son haleine très-puante, empêchant la réunion des gencives, entretenant un vuide qui se remplissoit des restes des alimens & de limon pourri. Dès que ce même corps étranger fut ôté, les gencives se réunirent & la puanteur cessa. Je ne sçai ce que les racines de cette dent sont devenuës ; mais je suis assuré qu'il est parfaitement guéri. Ce Domestique qui pour lors avoit environ quarante ans, nous dit, à M. Larchevêque & à moi, que c'étoit pour la deuxiéme fois que cette dent s'étoit régénérée, & qu'il la faisoit ôter.

V. Observation.

Sur une grosse Dent molaire renouvellée fort tard.

M. Fauchard ci-devant Chirurgien, & à présent Marchand de Toile, ruë des Déchargeurs, m'a assuré depuis peu, qu'une des premiéres grosses dents molaires de la machoire inférieure lui étant tombée fort tard, s'étoit régénérée à l'âge de vingt-sept ans.

Reflexion.

Quoique la plûpart des Anatomistes prétendent qu'il n'y ait que vingt dents qui se renouvellent; sçavoir, les huit incisives, les quatre canines & les huit petites molaires, l'on voit par ces quatre Observations, & par plusieurs autres à peu près semblables, que ces Messieurs ont négligé de bien examiner ce fait, puisque les grosses molaires se régénérent, non-seulement une fois, mais quelquefois deux. Ce fait est incontestable; je l'ai vû arriver plus d'une fois, & je m'étonne qu'il y ait quelques Anatomistes qui ne soient pas instruits de la régénération de ces fortes de dents. Je ne prétens pas avancer qu'elles se régénérent toujours, mais seulement faire observer que cela arrive quelquefois aux grosses molaires. Pour la régénération des grosses molaires, il n'y a pas un tems marqué, comme pour celle des autres dents. Les grosses molaires peuvent se régénérer en tout tems, & à tout âge : Quelquefois elles paroissent après la chûte de celles qui les précédent : D'autrefois elles ne paroissent que plusieurs années après que les premiéres ont manqué. Si les dents se régénérent en tout tems par des germes, il y a donc de ces germes qui sont bien tardifs à manifester leur production. Sans doute plusieurs germes périssent sans former une dent ; & de-là vient que certaines dents ne se régénérent jamais.

VI. OBSERVATION.

Sur un abcès considérable soudainement formé, promtement guéri & suivi de la régénération d'une petite dent molaire qui périt par dissolution, & de la régénération d'une grande incisive.

En 1712. Madame Martinot, veuve de feu M. Marion Marchand Joualier à Paris, se trouva attaquée d'une grande fluxion sur la gencive du côté droit de la machoire inférieure dans l'endroit des petites molaires. Cette fluxion fut si violente, qu'elle lui causa des douleurs insupportables. Elle dégénéra en moins de douze heures, en un abcès qui s'étendoit jusqu'à l'espace vuide d'une des petites molaires que cette Dame s'étoit fait tirer une année auparavant par le Frére Paschal Religieux de la Charité de Paris: Ce mal fut si douloureux, qu'elle fut obligée d'avoir recours à M. Bassuel (a) qui après avoir examiné cet abcès, jugea à propos d'en faire l'ouverture avec

(a) Chirurgien-Juré à Paris.

une lancette; ce qu'il exécuta sur le champ: Il sortit par cette ouverture plus d'une demie palette de pus, & la malade fut par-là délivrée de la douleur qu'elle souffroit: Elle bassina ensuite sa bouche plusieurs fois par jour avec le vin chaud, elle pressa souvent la partie, pour exprimer la matière, & approcher les gencives; & en cinq jours de tems la cicatrice se ferma & la guérison fut parfaite. Le lendemain il parut une dent nouvellement régénérée au même endroit où le Frére Paschal avoit tiré celle dont nous avons parlé. Cette Dame étoit âgée d'environ quarante-quatre ans, lorsque cette dent se régénéra. Après cet événement singulier, il lui perça encore une autre dent sans aucune douleur: Ce fut la grande incisive du côté gauche de la machoire supérieure qui lui manquoit depuis deux ans ou environ; ces deux dents parurent également formées. Les autres dents de cette Dame ne différoient des derniéres percées, que par leur couleur qui étoit moins blanche. Ces deux dents régénérées ne sembloient pas être bien émaillées: La première se consuma par dissolution en moins d'un an, sans causer

causer aucune douleur & sans être cariée : Son corps & sa racine disparurent insensiblement, sans que personne y ait mis la main pour ôter la moindre de ses parties : Elle s'est entièrement consumée, & la gencive s'est parfaitement cicatrisée.

Quant à la seconde de ces deux dents régénérées, elle ne subsista qu'environ un an, ensuite elle tomba par morceaux sans causer de douleur : Il ne resta de cette dernière dent qu'un chicot que je tirai au commencement de Janvier 1724. Ce chicot n'incommodoit la personne que depuis peu de jours, quoiqu'il y eût environ onze ans qu'elle le gardât. Il est si vrai que cette dent s'étoit régénérée, qu'on n'a pû soupçonner en aucune maniére que ce fût une dent de lait ; puisque cette Dame avoit été obligée de se faire ôter celle à laquelle la nouvelle dent avoit succedé, par un Dentiste qui la lui cassa, & de laquelle il resta un chicot que le sieur Dumont lui ôta : Ce ne fut que quelque tems après l'extraction de ce chicot, que cette dent se régénéra.

Reflexion.

Il y a apparence que la compression

que la premiére dent régénérée prête à percer, faisoit à la gencive, occasionna cet abcès. Il s'y joignit sans doute une disposition prochaine à la fluxion, qui dépendoit de la plénitude des vaisseaux. Ces deux circonstances furent suffisantes pour former si soudainement ce dépôt. La guérison ne fut si prompte, que parce que l'ouverture de cet abcès fut faite à propos, & avant que la matiére eût eu le tems de carier l'os. L'inondation de la matiére ne fit point périr la dent prête à se régénérer, parce que la dent avoit acquis sans doute, avant que de comprimer la gencive, une consistance suffisante, capable de résister à l'action de la matiére putride. Si l'on avoit pansé cet abcès avec des bourdonnets & avec des tentes; qu'on eût sondé & seringué cette playe, on auroit non-seulement retardé la guérison, mais on auroit pû faire périr cette dent avant qu'elle eût parû. La seconde dent régénérée ne perça sans douleur, que parce qu'elle rencontra une heureuse disposition dans la gencive, & que l'évacuation des matiéres supurées par l'abcès de la premiére, désemplit les vaisseaux; ce qui fit que la dent qui sortit la derniére, ne causa aucun mal devant ni pendant la sortie. Ces deux dents régénérées pour la seconde fois, ne paroissoient pas émaillées, ou ne l'étoient que très-peu, ou très-mal, & leur ossification n'étant pas parfaite, elles ne pouvoient pas manquer de périr, comme elles ont péri en s'usant & en se dissolvant aisément, tant par l'action de la mastication, que par l'impression de l'air & du dissolvant qui arrose la bouche, lequel est plus ou moins actif, suivant les différentes dispositions dans lesquelles on se rencontre.

Le peu de durée de ces deux dents régénérées pour la deuxiéme fois & un peu tard, fait voir combien il est important que les dents soient très solides, & bien recouvertes d'un bon émail; puisque sans ces deux conditions, les dents ne sont pas d'un grand usage, ni d'une longue durée.

CHAPITRE XXVI.

Observations sur les Dents qui viennent tard, ou qui ne viennent point du tout.

ON apperçoit souvent des bouches dégarnies de dents ; ce qui provient quelquefois de ce que les dents ne sont jamais venuës, ou de ce qu'elles ne se sont point régénérées. J'ai observé plusieurs fois en ceux qui ont été rikais, ou en charte, que les dents ne leur sont venuës que fort tard. J'ai encore observé en des sujets semblables, qu'elles ne se régénérent qu'en fort petit nombre. J'ai vû à Tours un petit garçon âgé d'environ cinq à six ans, auquel la plus grande partie des dents n'avoit jamais parû : Il n'en avoit seulement que quelques-unes au devant de la bouche.

J'ai remarqué diverses fois en plusieurs adultes, que quelques-unes des dents incisives de la machoire inférieure, ne s'étoient point régénérées. J'ai observé aussi en d'autres adultes, que les dents latérales, ou moyennes incisives, ne leur manquoient que parce qu'elles ne s'étoient jamais renouvellées. Enfin j'ai vû de plus qu'en certains sujets quelques unes des canines & petites molaires, ne s'étoient nullement régénérées après la chûte des dents de lait; quoique celles-ci fussent tombées d'elles-mêmes.

Reflexion.

Il est ordinaire de voir que les vingt dents de lait se régénèrent après qu'elles sont tombées d'elles-mêmes, ou qu'on les a ôtées à propos, & même sans qu'elles soient tombées, ni qu'on les ait ôtées : On en voit quelquefois reparoître d'autres à côté des dents de lait qui doivent tomber, lorsque celles-ci manquent de le faire ; mais il est rare de voir que la nature ne reproduise pas de secondes dents. Lorsque ce cas arrive, cela ne peut dépendre que de ce que le germe des secondes dents a péri par quelque cause qui ne nous est pas toujours connuë ; ou bien parce qu'il n'a jamais été formé de germe pour reproduire les dents qui auroient dû se renouveller suivant le cours ordinaire. Quoi qu'il en soit, l'on ne peut fournir en cette occasion d'autres secours, que de suppléer au défaut des dents qui manquent, en substituant à leur place des dents postiches, naturelles ou artificielles.

CHAPITRE XXVII.
Cinq Observations concernant les Dents diversement réunies ensemble.

PREMIERE OBSERVATION.

De deux, Dents cariées & réunies ensemble, ne faisant presque qu'un même corps, toutes les deux ôtées à la fois.

EN 1705. un R. P. Récolet, de la ville du Lude en Anjou, vint chez moi pour se faire ôter une grosse dent molaire qui lui causoit beaucoup de douleur. J'examinai sa bouche, je reconnus que cette dent étoit très-gâtée, & qu'il n'y avoit point d'autre parti à prendre pour le soulager, que celui d'exécuter son dessein. Quoique je n'eusse saisi avec l'instrument dont je me servis pour faire cette opération, que la dent qu'il s'agissoit d'ôter, j'en tirai néanmoins deux à la fois. Je crus dans le moment avoir fait une grande faute; mais je trouvai que la dent qui avoit suivi la premiere, étoit gâtée de même que l'autre, & qu'elles étoient toutes les deux si adhérentes ensemble, & unies de telle maniére par leurs racines, qu'elles ne faisoient presque qu'un même corps. Ce Récolet croyant toujours que je m'étois trompé, eut la curiosité d'examiner si ce que je lui disois étoit vrai: Pour nous en assurer mieux, nous prîmes un couteau, duquel nous mîmes la lame sur les deux dents: Nous frapâmes sur cette lame avec une pierre, & nous ne pûmes jamais venir à bout de séparer ces deux dents, qu'en les cassant par morceaux, ce qui fut suffisant pour persuader ce Religieux, qu'il étoit impossible d'ôter l'une, sans l'autre. La peine que je me donnai pour instruire ce Religieux d'un fait qui nous intéressoit également, fit que nous nous quittâmes bons amis.

Reflexion.

Lorsque les dents sont unies entre elles seulement par leurs racines, on ne peut s'en appercevoir qu'après les avoir ôtées. Il n'en est pas de même lorsque les dents sont jointes par leur corps : Dans ce dernier cas on doit avant que d'opérer, avertir ceux qui ont de telles dents, qu'on ne peut ôter l'une sans l'autre : Par ce moyen on évite toute discussion ; mais lorsqu'on n'a pû reconnoître une adhérence cachée, que par l'examen de la dent ôtée, il faut aussi-tôt qu'on apperçoit l'adhérence, en informer la personne pour se justifier dans son esprit, & pour éviter qu'il n'impute à l'art, ou au défaut d'expérience, un accident qui dépend uniquement de la disposition naturelle.

II. OBSERVATION.

Sur deux Dents réunies ensemble, ne faisant qu'un même corps.

Le 20. Décembre 1723. Mademoiselle Le Moyne âgée de huit ans, demeurant à Paris près Saint Magloire, fut amenée chez moi : Elle étoit fort incommodée des douleurs qu'elle souffroit aux dents : En examinant sa bouche, je trouvai que la canine & l'incisive sa voisine du côté droit de la machoire inférieure, étoient si étroitement unies ensemble qu'elles ne formoient qu'un même corps. Entre l'une & l'autre de ces dents, il paroissoit une espéce de goutiére peu profonde, qui régnoit tout le long de leur corps, & un petit intervale vers leur extrêmité. Cette double dent étoit formée de deux dents de lait : Elle étoit encore bien affermie. Je ne l'ôtai point, de crainte d'endommager les germes, qui doivent naturellement produire les dents qui leur succédent.

III. OBSERVATION.

A peu près semblable à la précédente.

Le 16. Janvier 1724. je me transportai chez M. Auger Marchand Epicier en gros, ruë de la Verrerie : J'examinai les dents de sa fille âgée d'environ huit ans. Je remarquai qu'elle avoit la dent de lait latérale, ou moyenne incisive du côté droit de la machoire supérieure, unie avec la canine sa voisine, ce qui n'est point ordinaire. Je fis remarquer ce fait à M. son pere, à Madame sa mere, à M. Dandreau Auditeur des Comptes, & à plusieurs autres personnes qui se trouvérent présentes.

REFLEXION.

Il n'est pas aisé de distinguer, si l'union des dents qui se trouvent jointes ensemble, dépend de ce que deux germes se sont confondus : La cloison mitoyenne de deux alvéoles n'ayant pas été formée, ces deux alvéoles ne forment qu'une seule cavité, & par conséquent une dent double, ou deux jumelles. C'est toujours un grand désavantage que d'avoir de pareilles dents; parce que si l'une de ces dents jumelles vient à périr par quelque accident, l'autre est en grand danger d'avoir le même sort.

IV. OBSERVATION SINGULIERE.

Sur une dent saine, qu'on pensa tirer avec une dent cariée sa voisine, parce que l'une & l'autre étoient adhérentes à la cloison de l'alvéole.

En 1711. un Maître Cordonnier de Nantes, me vint trouver pour lui tirer la premiere petite dent molaire du côté droit de la machoire supérieure. Cette dent étoit cariée & lui causoit une douleur insupportable : Quoiqu'elle me parût assez difficile à ôter, je ne laissai pas de l'entreprendre, & d'y réussir. Heureusement je m'apperçus en opérant, que la seconde petite molaire sortoit de son alvéole, de même que celle que je voulois ôter. Dans l'instant je lâchai prise, jugeant par-là que la portion extérieure & la cloison mitoyenne des alvéoles se trouvant fortement adhérentes à ces dents, cette cloison s'étoit rompuë & séparée du reste de l'alvéole, par l'effort que j'avois été obligé de faire : Dès que je m'en apperçus, je fis rentrer les deux dents dans leurs cavitez, je les assujettis, & je séparai avec la lime les parties des alvéoles qui les tenoient unies ensemble. Par ce moyen j'achevai d'ôter aisément la dent cariée ; & sa voisine qui avoit été ébranlée, fut raffermie de même qu'elle l'étoit auparavant. Si je ne m'étois pas avisé d'avoir recours à cet expédient, j'aurois fait une très-grande bréche à l'os maxillaire supérieur dans l'endroit des alvéoles, aussi-bien qu'aux gencives, & de plus j'aurois ôté une bonne dent, qui n'auroit pas manqué de suivre la mauvaise.

RÉFLEXION.

Il arrive tous les jours que l'on rencontre en ôtant une dent, de nouvelles difficultez que l'on ne peut pas prévoir. S'il y a un moyen pour éviter les accidens qui peuvent les suivre, c'est d'opérer avec prudence & sans précipitation. Il faut ménager les premières secousses que l'on donne à une dent, & bien observer la résistance qu'elle fait à ces premiers efforts, surtout être attentif à ce qui se passe pendant ce tems-là aux dents voisines. Si l'on voit que celles-ci s'ébranlent, on doit inférer de-là que ces dents se touchent par quelque endroit. Si leur ébranlement est plus considérable, il y a grande apparence que les dents voisines sont unies entr'elles, qu'elles adhérent à la cloison mitoyenne, ou en quelqu'autre partie de l'alvéole : En tel cas, il faut procéder de même qu'on l'a fait remarquer dans cette Observation, & qu'il est plus amplement enseigné page 194. chap. 14. de ce volume. Quand on est bien instruit, circonspect, avisé & ingénieux, on est en état non-seulement d'éviter plusieurs accidens, mais encore d'inventer par la pratique, de nouvelles maniéres d'opérer, dont le Public peut retirer de grands avantages.

V. OBSERVATION.

Sur deux Dents unies par un corps moyen.

En 1712. un Archer de la Maréchauffée de Nantes, à qui la deuxiéme groffe dent molaire du côté gauche de la machoire fupérieure caufoit beaucoup de douleur, s'adreffa à moi pour la lui ôter. J'examinai fa bouche, & ayant trouvé cette dent gâtée, j'entrepris de la tirer; mais comme j'ai toujours eu la précaution de ne pas tirer trop rapidement les dents que je doute être adhérentes, je m'apperçus en ôtant cette dent, que la derniére molaire fa voifine ne vouloit pas l'abandonner, & qu'elle la fuivoit : Je fufpendis pour lors l'extraction de la premiére, croyant pouvoir la détacher de la derniére avec la lime, ou autrement ; mais fon éloignement des autres ne permettant pas de pouvoir la conferver, je fus obligé de prendre le parti de les ôter toutes deux. Je remarquai enfuite que l'alvéole leur étoit auffi intimement attaché qu'il le pouvoit être aux précédentes.

Reflexion.

Cette Observation nous fait voir que l'on doit être toujours circonspect en ôtant les dents; parce qu'il s'en rencontre, qui sont très-fortement engagées dans les alvéoles par la configuration de leurs racines; ce qui causeroit de grands éclats, si l'on n'y prenoit garde: Il s'en rencontre encore d'autres qui sont unies entr'elles par leurs racines, ou par leur corps, sans que cette adhérence paroisse: Quelquefois même les dents voisines sont unies par un corps moyen, c'est-à-dire, par quelques portions des alvéoles, auxquelles elles adhérent réciproquement: Dans tous ces cas, si l'on peut reconnoître les adhérences, après avoir ébranlé une dent, avant que de l'ôter tout-à-fait, l'attention & le ménagement que l'on apportera, pourront servir de beaucoup à mieux réussir.

CHAPITRE XXVIII.

Douze Observations sur les Dents difformes & mal arrangées.

PREMIERE OBSERVATION.

Sur des Dents inégales, gâtées & difformes, lesquelles après beaucoup de soins, sont devenuës très-belles & très-bonnes.

EN 1723. M. Feydeau alors âgé d'environ quatorze ans, avoit les dents mal arrangées, très-inégales, minces & pointuës à leur extrêmité, fillonnées, parfemées d'une infinité de petits trous & de taches noires, couvertes d'un grand nombre de tubérofitez & comme hériffées fur la furface extérieure de leur émail, & fes gencives étoient fort gonflées. Il avoit la bouche fi défagréable, qu'il ne fembloit pas qu'il eût des dents, ou du moins il ne paroiffoit les avoir que très-mauvaifes. Ce jeune homme faifoit fes études au Collége du Pleffis où je m'étois transporté pour d'autres perfonnes : Il me fut préfenté par M. de Gaallon Prê-

tre, son Précepteur, pour sçavoir s'il étoit possible de remédier à sa bouche: Ayant jetté les yeux sur ses dents, je fus surpris au premier aspect de les voir dans un si triste état; je pensai qu'elles étoient toutes cariées & hors d'état de pouvoir être conservées; mais les ayant examinées de près, je jugeai que je pouvois y apporter beaucoup de reméde: Je dis à M. de Gaallon, & à ceux qui se trouvérent présens, que j'espérois avec le tems les rendre d'une telle beauté, qu'elles surprendroient tous ceux qui les avoient vûës, & qui les voyoient dans cet état: Son Précepteur manda au pére & à la mére de ce jeune homme ce que je faisois espérer à ce sujet: Ils ordonnérent à leur fils de venir chez moi & de se mettre entre mes mains. Pour lors je commençai par lui emporter le superflu des gencives, & à en exprimer suffisamment le sang pour les dégorger. Je lui nettéïai les dents, & les limai sur toutes les surfaces, qui en avoient besoin, j'arrangeai celles qui étoient hors de rang avec les fils & la lame d'argent; de maniére qu'ayant opéré chaque jour, ou de deux jours l'un, aux dents de M. Feydeau, je
les

DENTISTE. 353

les rendis en moins de deux mois telles que je l'avois aſſuré ; & elles ſont aujourd'hui auſſi belles & auſſi bonnes qu'elles avoient parû auparavant difformes & mauvaiſes.

REFLEXION.

Les dents de ce jeune homme n'étoient devenuës dans un ſi mauvais état, que parce que l'on avoit négligé d'en avoir ſoin. Si on les avoit nettéiées de bonne heure, le limon & les parties des alimens n'auroient pas fait de telles impreſſions ſur leur émail, ni ſur la ſubſtance ſpongieuſe des gencives. Différant plus longtems à y apporter du reméde, il auroit été impoſſible d'opérer avec ſuccès ; les gencives même auroient été rongées & conſumées, de façon que les dents auroient été ébranlées & comme détachées des gencives & des alvéoles, & que la plûpart des dents auroient péri par-là, & les autres auroient été entiérement détruites par la carie. Les reparations que je fis à la bouche de ce jeune homme, quoiqu'un peu tard, ont prévenu heureuſement tous ces fâcheux accidens, & ont ſi bien rétabli ſes dents, qu'à peine s'apperçoit-on qu'elles ayent été gâtées.

Tome I. G g

II. OBSERVATION.

Sur des Dents mal arrangées, dont l'extrêmité du corps inclinoit vers le palais.

En 1723. la fille de M. Rolland Auditeur des Comptes, demeurant à Paris, âgée d'environ quatorze ans, avoit les dents latérales, ou moyennes incisives de la machoire supérieure considérablement dérangées ; l'extrêmité de leur corps inclinoit vers le palais. Je commençai d'abord par les séparer de leurs voisines, ce que je fis avec la lime, pour y donner un passage libre : Cette opération me servit à les ramener & à les placer dans leur ordre & dans leur état naturel, en y employant de plus le secours du fil, & celui de la lame d'argent : Par ces moyens je parvins à les mettre en bon état en moins de trois semaines.

III. OBSERVATION.

A peu près semblable à la précédente.

En la même année M. Dastuart âgé d'environ douze ans, fils de M. le Marquis de Murs & petit-fils de M. le Prévôt des Marchands de Paris, avoit les deux dents latérales, ou moyennes incisives, dérangées & très inclinées vers le palais; je les arrangeai avec le fil & la lame d'argent; ce qui me réussit parfaitement bien, en cinq semaines de tems.

IV. OBSERVATION.

Concernant plusieurs Dents incisives dérangées & inclinées en différens sens.

En la même année 1723. on amena chez moi le fils de M. de Yerville Ecuyer de la petite Ecurie du Roi. Ce jeune homme étoit âgé d'environ dix à douze ans: Il avoit deux dents incisives de la machoire inférieure fort dérangées & inclinées du côté de la langue, une troisiéme incisive de la même machoire panchée & un peu croisée sur l'une des deux dents précédentes : Le dérangement de ses dents ne se bornoit pas seulement au désordre & à la confusion de celles de la machoire inférieure, les dents de la machoire supérieure étoient aussi mal arrangées que celles de l'inférieure : La moyenne incisive du côté droit de cette machoire étoit inclinée vers le palais : L'une des parties latérales de la grande incisive étoit un peu tournée en dehors, & l'autre partie latérale de cette même dent étoit tournée en dedans : Je rétablis parfaitement toutes ces dents dérangées ; ce qui me réussit en quinze jours par le moyen de sept applications de fil, sans employer aucun autre secours.

Depuis peu j'ai encore arrangé les dents du fils de M. de Pleurre Conseiller au Parlement de Paris. Ce jeune Monsieur âgé d'environ douze ans, avoit toutes les dents incisives considérablement dérangées & difformes : L'extrémité des unes inclinoit en dedans, l'extrémité des autres inclinoit en dehors ; ce qui lui rendoit la bouche très-désagréable & défectueuse. Après les avoir nettéïées, égalisées & séparées avec la lime, je les lui arrangeai par l'usage des fils ; ce qui m'a parfaitement bien réussi en moins de six semaines.

Peu de tems après Madame Joly de Fleury épouse de M. le Procureur général au Parlement de Paris, m'envoya

DENTISTE. 357

au Couvent des Religieuses de Liesse, près la barriére de Séve, pour visiter la bouche de Mademoiselle sa fille, âgée d'environ quatorze à quinze ans, & qui pour lors étoit en pension dans ce Couvent : Je trouvai ses dents incisives & canines très en désordre, dérangées & inégales en longueur, sillonnées & parsemées d'un grand nombre de taches ; les unes se portant par leur extrêmité en dedans, & les autres excessivement en dehors : Je remédiai à tous ces accidens de même que je viens de l'enseigner, & j'eus grand soin de les séparer suffisamment, pour qu'il me fût plus facile de les redresser & de les arranger ; ce qui me réussit à merveille en douze applications de fils de soye.

V. OBSERVATION.

Sur la fracture d'une grande Dent incisive à son extrêmité inférieure, & sur celle de la moyenne incisive voisine, qui étoit cassée entiérement.

Au mois de Janvier 1727. le fils de M. le Président Amelot de Gournay, âgé de treize ans, tomba sur une pierre, il se cassa une portion assez considérable de l'extrêmité inférieure de la grande dent incisive du côté gauche de la machoire supérieure, & se rompit entiérement la moyenne dent incisive voisine, de manière qu'il n'en restoit plus que la racine. Ce jeune homme fut amené chez moi ; je lui tirai cette racine, & j'approchai la dent canine & la première petite molaire vers le grand intervale que la dent cassée entiérement avoit laissé ; j'approchai de même les trois autres dents incisives ; de façon que cet intervale est si bien rempli, qu'il ne paroît pas aujourd'hui qu'il ait perdu une dent au devant de la bouche. Cette opération m'a réussi par le moyen des fils que je mettois de deux jours l'un, & cela pendant l'espace de cinq semaines : Après quoi j'ai limé les dents trop longues, ainsi que la dent cassée à son extrêmité ; de manière qu'il ne paroît presque pas que cette dent ait été fracturée.

VI. Observation.

Sur des Dents mal arrangées & très-difformes, par laquelle on reconnoîtra la possibilité de redresser & replacer avec le pélican, ces sortes de Dents dans leur état naturel.

En 1712. l'épouse de M. Maziére, alors premier Commis de M. de la Serre, Directeur des Aydes & Gabelles à Angers, demeurant à Paris, ruë du Renard, m'envoya Mademoiselle sa fille, pour lors âgée d'environ onze ans, à présent Religieuse dans le Couvent des Filles-Dieu, ruë S. Denis. Cette jeune Demoiselle avoit deux dents au-devant de la bouche & du côté droit de la machoire supérieure, fort mal arrangées & inclinées en dedans du côté du palais. Pour arranger ces deux dents, je me servis du pélican, je les dressai & les mis dans leur place naturelle, sans lui faire souffrir beaucoup de douleur. J'assujettis ces deux dents avec du fil à l'ordinaire, pour les maintenir en place, & pour éviter que le ressort de l'alvéole & des gencives ne les renversât de nouveau. Je réussis si bien, qu'il ne paroît en aucune maniére qu'elle ait eu les dents diformes. Huit jours après j'ôtai le fil, & les dents de cette Demoiselle resterent bien affermies & bien arrangées. Personne n'avoit conseillé à Madame sa mére de faire faire cette opération à sa fille ; ce qui n'empêcha pas que cette Dame ne se déterminât à me l'envoyer, à l'insçû de plusieurs Dames qui étoient chez elle, lesquelles furent agréablement surprises d'un changement si promt & si avantageux.

REFLEXION.

La Chirurgie n'a point d'opération, dont le succès suive l'exécution de si près, lorsque le Dentiste est adroit, ingénieux & expérimenté. Est-il question d'ôter les corps étrangers qui s'attachent & s'unissent très-fortement aux dents, de les nettéïer & blanchir, il ne faut que le tems d'opérer, pour mettre les dents dans un si bon état, qu'elles semblent avoir été renouvellées. S'agit-il de limer les dents, pour les séparer les unes des autres, ou pour leur donner une forme convenable,

l'opération

DENTISTE.

l'opération finie, elles ne font pas reconnoiſſables, & paroiſſent beaucoup plus uniformes & plus réguliéres, qu'elles n'étoient auparavant? Combien de fois arrive-t'il que l'on délivre ſur le champ ceux qui ſont tourmentez de violentes douleurs de dents, par des opérations promtes & aſſurées? Les dents ſont-elles mal placées, rendent-elles par-là une bouche défectueuſe, vilaine & inſupportable aux yeux, on n'a qu'à ſouhaiter de ſe défaire de cette difformité, recourir à un habile Dentiſte, ſe confier à lui & le laiſſer faire; l'arrangement des dents changera de telle maniere, qu'on aura le plaiſir de ſurprendre ceux qui ne ſeront pas accoutumez à voir ces petits prodiges de l'art. C'eſt ce qui arriva à cette compagnie que Mademoiſelle Maziére fut rejoindre deux heures après que j'eus redreſſé ſes dents.

VII. OBSERVATION.

Sur des Dents difformes & mal arrangées, par laquelle on verra comment se produit le dérangement des Dents, & comment on répare cette difformité.

M. de Crespy de la Mabilière, demeurant à Angers, n'ayant jamais voulu consentir dans son bas âge, qu'on lui ôtât les dents de lait qui s'opposoient à la sortie des secondes dents incisives & canines, sa répugnance fut cause que ses dents de lait restérent trop longtems en place, & que les secondes dents incisives & canines vinrent hors de rang, & lui rendirent la bouche très-difforme. Ses parens & ses amis lui ayant fait faire attention aux conséquences de cette difformité, il se résolut de se faire ôter celles qu'on ne pourroit lui conserver : Ce ne fut qu'à l'âge de vingt-deux ans qu'il se détermina entiérement à cette opération. J'avois l'honneur d'être connu & aimé de lui & de sa famille ; je fus mandé en l'année 1696. pour rétablir ses dents dans leur ordre naturel. J'examinai avec attention l'état de ses dents, que je trouvai dans un grand dérangement, & ne pouvoir être arrangées sans en ôter quelqu'une : Je commençai par ôter les dents canines, tant de la machoire inférieure, que de la supérieure, qui s'opposoient à l'arrangement naturel des autres dents : J'en ôtai trois d'une grosseur & d'une longueur si considérables, qu'elles se portoient excessivement au dehors de la bouche, tandis que la plûpart des incisives étoient panchées du côté de la langue, & croisées les unes sur les autres derriére les canines. Après que j'eus ôté ces trois dents, j'ébranlai avec le pélican les incisives dérangées, pour les ramener, & les arranger ainsi les unes après les autres, dans le même ordre qu'elles doivent être naturellement : Après quoi je me servis de leurs voisines pour assujettir les dents que j'avois redressées, par le moyen du fil ciré, que je laissai environ quinze jours ; après lequel tems, ayant ôté ce fil, ces dents se trouvérent si bien raffermies & si bien arrangées, qu'il ne paroît pas aujourd'hui que les dents en question ayent jamais été difformes Les

H h ij

circonstances qu'il y a à observer pour raffermir les dents, seront rapportées au chapitre 9. tom. 2.

Reflexion.

On ne sçauroit prendre assez de précaution, pour empêcher le dérangement des dents, presque toujours causé par l'obstacle que forment les premiéres dents, à la sortie des secondes. Lorsque les premiéres dents ne tombent pas, les secondes ne trouvant pas la place vuide, au lieu de percer en ligne directe, percent obliquement: On les voit paroître à travers les gencives, tantôt en dedans, tantôt en dehors, tandis que les dents de lait se maintiennent dans leur état : C'est dans ce tems-là qu'il ne faut pas manquer d'ôter les premiéres dents, pour leur faire céder la place, qu'elles ne céderoient pas autrement aux secondes. Si l'on ne procéde pas ainsi, il arrivera qu'elles seront la cause que les secondes dents seront panchées ; de-là il arrivera que les unes & les autres seront confusément placées, les unes panchantes en dedans, & les autres en dehors ; ce qui rendra la bouche difforme. On ne pourra remédier à cet inconvénient, qu'en ôtant quelquefois certaines dents, qu'en redreſſant & raffermiſſant les autres. Plus on attendra, plus cette opération ſera difficile, & plus longtems on aura le malheur de ſouffrir & de déplaire. On n'ignore plus à préſent la poſſibilité de cette opération, ni le bon ſuccès qui l'accompagne.

VIII. OBSERVATION.

Sur deux Dents inciſives mal arrangées.

En 1719. Madame Oneil, demeurant à Saint Germain en Laye, amena chez moi Mademoiſelle ſa fille âgée de dix ou douze ans. Cette Demoiſelle avoit les deux moyennes inciſives de la machoire ſupérieure conſidérablement dérangées. Je les redreſſai avec mon pélican, & les remis dans leur état naturel, en préſence de Madame ſa mére & de l'épouſe de M. Duval Chirurgien-Juré à Paris: Enſuite je les attachai avec du fil, que j'ôtai quelques jours après. Les dents de cette jeune Demoiſelle ſont reſtées parfaitement bien raffermies, & ſi bien arrangées qu'il ne paroît nullement qu'elles ayent été jamais autrement. Elles n'étoient hors de rang, que parce qu'on avoit attendu trop tard à ôter les dents de lait.

IX. OBSERVATION.
Sur une Dent qui paroissoit située au palais, laquelle fut placée au rang des autres.

La même année 1719. M. de la Barre âgé d'environ trente ans, ayant la dent canine du côté droit de la machoire supérieure placée vers le palais, & cette dent le faisant paroître comme ébréché, il me pria de la lui arranger, ce que je fis avec le pélican, & l'assujettis si promtement avec le fil, que j'eus beaucoup de peine à lui persuader que cette dent redressée étoit la même qui se recourboit auparavant vers son palais : Il me soutenoit toujours que je lui en avois mis une postiche ; son opiniâtreté alla si loin, que nous nous fâchâmes tous deux. Je pensai me repentir cette fois d'avoir si bien réussi. Il ne pût se persuader de l'existence de cette dent, qu'au bout de huit jours, que j'ôtai le fil, & qu'il vit sa dent si bien raffermie, qu'il ne disconvint plus que ce ne fût sa dent naturelle.

X. OBSERVATION.
A peu près semblable à la précédente.

La même année Mademoiselle Marie-Anne Renoult, niéce de M. Duchemin, Comédien ordinaire du Roi, ayant une semblable dent placée de même que l'étoit celle dont nous venons de parler, vint chez moi pour se la faire arranger; ce que je fis dans le moment avec le pélican. J'employai les mêmes moyens dont je m'étois servî pour arranger celle de M. de la Barre; ce qui me réussit de même.

REFLEXION.

L'on voit par ces cinq Observations, qu'il est souvent fort aisé de redresser certaines dents, pourvû néanmoins que l'on soit muni des instrumens convenables, qu'on les sçache bien manier, & que l'on observe toutes les circonstances qu'on rapportera au chapitre 8. tom. 2. où l'on verra qu'il se trouve des dents, qui ne sont pas si faciles à redresser, & qu'il y en a d'autres qu'il ne faut point entreprendre de redresser ; parce qu'il se rencontre quelquefois en celles-là des difficultez insurmontables.

XI. OBSERVATION.

Concernant des Dents mal arrangées & très-difformes.

En 1719. M. l'Abbé Morin de Chartres en Beauffe, âgé d'environ vingt-deux ans, ayant les dents canines & les incisives très-dérangées & très-difformes, fut voir à ce sujet plusieurs de mes confréres, pour sçavoir d'eux s'il étoit possible de les lui arranger. Quelques-uns trouvérent la chose si difficile, qu'ils lui conseillerent de n'en rien faire : Le hazard voulut qu'il vint chez moi, dans le tems qu'il s'y rencontra un de mes confréres : Nous examinâmes tous deux sa bouche avec beaucoup d'attention. Comme ce Dentiste étoit mon ancien, & que je le croyois plus expérimenté que moi, je le priai de me donner son avis sur la méthode qu'il faloit suivre pour réussir dans un cas semblable : Soit qu'il ne voulût pas m'instruire, ou qu'il ne fût pas en état de m'aider de son conseil, il ne me répondit pas comme je l'aurois souhaité ; ce qui m'obligea de lui dire, que j'espérois que dans trois ou quatre jours les dents de ce Monsieur seroient parfaitement bien arrangées. Ce Dentiste ignoroit que cela se pût faire si promptement. Au bout de ce tems, sa curiosité l'obligea de revenir chez moi, & il fut tout étonné de voir les dents de M. l'Abbé Morin parfaitement bien arrangées : Il resta pour lors convaincu de la vérité de ce que je lui avois avancé.

REFLEXION.

Les choses les plus aisées à exécuter, paroissent impraticables à ceux qui ne sont pas suffisamment instruits. Tous les jours nous voyons des exemples qui confirment cette vérité. Ce que l'un tient pour impossible, est facilement exécuté par un autre. M. l'Abbé Morin a fait cette heureuse expérience par lui-même. S'il s'en étoit tenu au sentiment de plusieurs Dentistes, ses dents seroient encore difformes & hors d'état de bien exécuter toutes leurs fonctions.

XII. OBSERVATION.

Sur une Dent incisive dérangée & redressée en très-peu de tems avec le pélican.

Il y a plusieurs années que l'épouse de M. Gosset Correcteur des Comptes, qui demeure ruë Bourlabbé, m'ayant mandé pour examiner les dents de Mademoiselle sa fille, alors âgée de douze ans, je trouvai que cette Demoiselle avoit la moyenne dent incisive du côté gauche de la machoire supérieure fort dérangée & inclinée vers le palais : Madame sa mére me demanda s'il étoit possible de donner à cette dent son arrangement naturel, & d'ôter par ce moyen la difformité qu'elle causoit à la bouche de la jeune Demoiselle : Je répondis que je le pouvois faire facilement dans huit ou dix jours de tems, par le moyen des fils; pourvû qu'elle envoyât Mademoiselle sa fille tous les jours chez moi ; mais comme différens maîtres d'exercices se trouvoient chaque jour chez elle à certaines heures pour l'instruire, ma proposition ne fut point acceptée, parce qu'on ne vouloit pas l'en détourner : Cela m'obligea de lui dire que si elle souhaitoit, je placerois cette dent dérangée dans son état naturel en quelques minutes.

Surprise du peu de tems que je demandois pour exécuter cette opération, elle consentit sans balancer que j'opérasse sur le champ. Je commençai par séparer avec la lime la dent dérangée, parce qu'elle étoit fort pressée par ses voisines, qui avoient un peu diminué l'espace que la dent dérangée devoit occuper. Cela fait, je redressai cette dent avec mon pélican, & la remis dans son arrangement naturel, comme je l'avois proposé ; ce qui étonna beaucoup cette Dame, Madame sa sœur & plusieurs autres personnes qui se trouvèrent présentes, & qui me dirent, qu'elles avoient souvent vû redresser & arranger des dents par feu M. Carmeline & par plusieurs autres ; mais que ce n'avoit jamais été par une méthode semblable & en si peu de tems. Si-tôt que j'eus mis cette dent au rang des autres, je l'assujettis aux dents voisines par le moyen d'un fil commun que j'y laissai huit jours ; & pendant ce tems-là je fis rinser la bouche de la Demoiselle quatre à cinq fois par jour avec l'eau ferrée mêlée avec moitié d'eau vulnéraire. Cette dent s'est si bien raffermie, qu'il ne paroît pas qu'elle ait été jamais dérangée de sa situation naturelle.

CHAPITRE XXIX.

Observation par laquelle on reconnoîtra la vraie luxation d'une dent, & quelles furent les adhérences qui survinrent en conséquence.

LE 15. Janvier 1724. Jeanne Varien femme du nommé Jean Huet, dit la Garenne, Soldat aux Gardes Françoises, Compagnie de M. de Visé, demeurant Fauxbourg S. Germain, ruë de la Corne, amena chez moi Catherine Huet sa fille, âgée d'environ neuf ans : Elle étoit très-tourmentée des douleurs qu'elle souffroit à la bouche, occasionnées par la luxation complette d'une petite molaire du côté gauche de la machoire inférieure : J'examinai la bouche de cette enfant ; j'observai que cette dent étoit entiérement hors de son alvéole, & renversée de telle façon entre les deux dents voisines, que l'extrêmité de son corps touchoit la langue; que son colet & partie de sa racine étoient recouverts de la gencive; que l'extrêmité de sa racine avoit percé & lardé la gencive, & perçoit & lardoit encore la surface intérieure de la lévre inférieure près le commencement de la jouë. Il ne me fut pas difficile d'emporter cette dent, en la pinçant par son corps, & je le fis sans violence. Après que cette dent fut ôtée, j'examinai l'endroit où elle s'étoit logée depuis longtems. Je trouvai l'alvéole affaissé, les gencives déchirées & ulcérées en divers endroits, & même la gencive extérieure se rencontra fortement adhérente à la lévre; ce qui m'obligea de couper cette adhérence avec un bistouri: Je fis laver la bouche de cette enfant avec de l'oxicrat, & pour empêcher que la gencive ne se réunît de nouveau avec la lévre, dans l'endroit où l'ulcération réciproque de la surface de la gencive & celle de la jouë se rencontroient, je mis entre la lévre & la gencive, un peu de linge trempé dans le miel rosat. La malade fut pansée de même soir & matin, & guérie en très-peu de jours. Le déplacement de cette dent dépendoit d'une cause intérieure : Si l'alvéole n'avoit pas été effacé, j'aurois tenté d'y replacer cette dent, qui d'ailleurs n'étoit nullement cariée; mais l'alvéole étant rempli, il n'étoit pas possible d'entreprendre ce remplacement, supposé qu'elle n'eût pas été dent de lait.

Reflexion.

Cette dent ne s'étoit ainsi déplacée, qu'en conséquence d'une cause intérieure : Les sucs qui abreuvent la gencive & la membrane qui enveloppe la dent, étant devenus corrosifs, avoient pour ainsi dire, disséqué la gencive & séparé la dent de l'alvéole; de telle façon que la dent venant à se déboîter, inclina vers la langue, & perça par ses racines la gencive extérieure. Cette dent restant placée dans cette situation, fut recouverte des gencives, incommoda la langue par l'extrêmité de son corps, & ulcéra la joue par l'extrêmité de ses racines; ce qui occasionna l'adhérence qui s'étoit formée entre la gencive & la joue. Si l'on avoit négligé plus longtems de l'ôter, elle auroit ulcéré la langue, & donné occasion aux gencives de s'ulcérer davantage, & aux chairs excroissantes déja formées à son occasion, d'acquérir un plus grand volume. D'où nous devons conclurre, que lorsqu'on trouve des dents ainsi déboîtées, il ne faut pas différer à les ôter, en procédant de même que je l'ai fait en cette occasion. Par cette méthode, on sera certain de délivrer entiérement la personne à laquelle il sera arrivé un pareil accident.

CHAPITRE XXX.

Cinq Observations sur les Dents remises dans leurs mêmes alvéoles, ou transplantées dans une bouche étrangére.

PREMIERE OBSERVATION.

Sur une Dent cariée, ôtée & remise dans son même alvéole, laquelle Dent reprit fort heureusement.

EN 1721. je remis en cette Ville une dent incisive de la machoire inférieure à M. le Fort, duquel je ne sçai ni la qualité, ni la demeure. Cette dent étoit restée sur ma table près d'un quart-d'heure après avoir été ôtée, avant que je la lui remisse; cependant elle s'est si bien réunie & raffermie dans son même alvéole, qu'elle est encore aujourd'hui aussi stable qu'elle l'étoit auparavant, quoiqu'elle fût cariée. Je m'étois proposé de la plomber; mais ne causant pas de douleur, ce Monsieur a négligé de me venir voir. Depuis peu de tems l'ayant rencontré plusieurs fois, je n'ai pas manqué d'examiner dans quel état étoit cette dent; je l'ai trouvée dans celui où elle étoit avant l'opération.

II. OBSERVATION.

A peu près semblable à la précédente.

Le 10. Avril 1725. la fille aînée de M. Tribuot Facteur d'Orgues du Roi, vint chez moi: Elle étoit attaquée d'une grande douleur causée par une carie de la premiere petite dent molaire du côté droit de la machoire supérieure: Cette Demoiselle balança sur le parti qu'elle avoit à prendre; elle souhaitoit de se faire ôter sa dent, pour se délivrer

vrer de la douleur qu'elle souffroit ; mais elle avoit beaucoup de peine à s'y résoudre, par rapport à la difformité qu'auroit causé la perte de cette dent ; ce qui l'engagea à me demander, s'il n'étoit pas possible de la lui remettre, après l'avoir ôtée, comme je l'avois fait à sa sœur cadette.

Je lui répondis que cela pouvoit se faire aisément ; pourvû néanmoins que cette dent pût être ôtée sans se casser, sans faire éclater quelques portions de l'alvéole, & sans faire quelque déchirement considérable à la gencive. Pour lors elle se détermina entiérement. Je la lui ôtai avec tant de précaution & si heureusement, qu'elle ne fût nullement cassée, & que l'alvéole & les gencives ne furent point offensées ; ce qui m'engagea à remettre sur le champ cette dent cariée dans son alvéole.

Ainsi je lui fis occuper la même place qu'elle remplissoit auparavant : Ensuite j'eus soin de l'attacher aux dents voisines avec un fil commun, & de l'y assujettir pendant quelques jours.

Elle s'est si bien raffermie, qu'il ne paroît pas qu'elle ait été tirée de son alvéole, & qu'on l'y ait remise. Elle causa seulement quelques douleurs pendant deux jours après avoir été remise ; ce qui pouvoit procéder de quelque irritation dont se ressentoit la membrane qui tapisse l'alvéole : Peut-être que cette douleur pouvoit encore être produite par la compression que la racine de la dent faisoit contre quelques petits lambeaux, ou quelque petite portion de cette même membrane. Quoi qu'il en soit, ce remplacement a réussi, sans qu'il soit arrivé aucun autre accident, & la dent fait sa fonction accoutumée comme les autres : Elle est insensible, & j'ai plombé son trou carié, pour la mieux conserver.

III. OBSERVATION.

Sur une dent cariée ôtée de son alvéole, & remise avec succès.

Le 29. Avril 1727. Mademoiselle de la Roche, Gouvernante des enfans de M. de Lamoignon de Blanc-Mesnil Président à Mortier, demeurant à l'Hôtel de Lamoignon, ruë Pavée au Marais, âgée de trente ans, vint chez moi pour se délivrer d'une douleur occasionnée par la première petite dent molaire du côté droit de la machoire supérieure, cariée à sa partie latérale &

postérieure. Ayant examiné cette carie, je dis à cette Demoiselle qu'il n'y avoit point d'autre moyen pour la guérir, que de tirer cette dent : Mais comme elle avoit toutes les autres dents fort belles & fort saines, & qu'il lui étoit fâcheux de perdre celle-ci, par la difformité que son extraction auroit faite à sa bouche, je lui dis que si je pouvois ôter cette dent sans la rompre & sans causer trop de déchirement à l'alvéole & à la gencive, il me seroit aisé de la lui remettre & de la bien affermir : A quoi ayant consenti, je tirai cette dent cariée, & la remis dans le moment dans son même alvéole ; je l'assujettis aux dents voisines avec un fil, & je fis rinser la bouche de cette Demoiselle cinq à six fois le jour avec une lotion faite d'une chopine de vin rouge ferré, une once de miel rosat & une bonne cueillerée de mon styptique astringent, le tout mêlé ensemble. Le douziéme jour j'ôtai la ligature de fil qui avoit servi à assujettir cette dent, qui se trouva très-bien raffermie. Quelque tems après j'en ai nettéïé le trou carié & je l'ai plombée : Depuis ce tems-là elle n'a causé aucune douleur, & elle sert de même que les autres dents.

J'ai fait dans la suite une semblable opération à une Demoiselle de l'âge d'environ vingt-trois ans, & je puis assurer qu'elle m'a encore mieux réussi que la précédente.

IV. OBSERVATION.

Sur une Dent saine, qui fut ôtée par la faute de la malade & promtement remise avec succès dans son même alvéole, sans que que la malade s'en apperçût.

En 1722. la fille cadette du même M. Tribuot dont j'ai parlé, alors âgée d'environ dix-huit ans, vint chez moi pour se faire tirer la deuxiéme petite molaire du côté droit de la machoire inférieure. Cette dent étant cariée, lui causoit des douleurs insupportables. La jeune personne qui les souffroit, appréhendoit tellement de se la faire ôter, qu'elle eut toutes les peines du monde à s'y déterminer. Cette dent étoit très-petite, extrêmement applatie par ses parties latérales, & fort serrée entre les autres dents. Ces circonstances m'obligérent de me servir d'une des branches du pélican la plus étroite &

plus capable de paſſer librement entre les deux dents voiſines, pour ne pas les intéreſſer, en tirant celle qu'il s'agiſſoit d'ôter. J'avertis cette jeune perſonne que cette dent n'étoit pas des plus aiſées à tirer; qu'elle devoit ſe tranquilliſer, & bien prendre garde à ne pas remuer ſa tête, ni porter ſes mains ſur les miennes; ce qu'elle faiſoit, lorſque j'introduiſois l'inſtrument en ſa bouche; que c'étoit m'expoſer à manquer ſa dent, ou de s'en faire tirer une autre; que j'aimois mieux ne pas l'entreprendre que de riſquer un tel inconvénient. Elle me promit d'obſerver ce que je lui demandois; mais lorſque j'eus porté l'inſtrument ſur ſa dent, & que je voulus donner le mouvement de poignet pour l'ôter, ſa crainte l'engagea à me ſaiſir le bras avec force, à tourner & retirer ſa tête; ce qui fit que l'inſtrument gliſſa malgré moi ſur la petite molaire ſa voiſine, & qu'il l'emporta. Je ne me déconcertai point, je redoublai dans le moment mon coup de main, & j'ôtai auſſi celle qu'il s'agiſſoit d'ôter. Cela fit croire à cette perſonne que cette dent avoit été manquée la première fois. Je lui remis promtement ſa dent ſaine que je tenois dans ma main, sans néanmoins lui dire pour lors qu'elle avoit été entiérement tirée ; je lui fis croire qu'elle n'étoit qu'ébranlée. J'assujettis cette dent à sa voisine par le moyen d'un fil ciré, & après que ce fil eut resté huit à dix jours, elle se trouva si bien raffermie, sans avoir changé de couleur, qu'il ne paroît pas aujourd'hui qu'elle ait été tirée de son alvéole. Environ un an après, cette personne revint chez moi se faire accommoder les dents, je les limai de même que celle que j'avois ôtée & remise dans son même alvéole, pour les rendre égales en longueur : Cette dent se trouva aussi ferme & aussi sensible, que si elle n'avoit jamais été tirée. Ce fut alors que je dis à cette Demoiselle ce qui s'étoit passé ; elle me dit qu'on lui avoit ôté la pareille du côté gauche de la même maniére, sans que celui qui la lui avoit ôtée eût pris la sage précaution de la remettre.

Quand par quelque accident on ôte une dent saine, il faut toujours la remettre le plus promtement qu'il est possible dans son même alvéole, & le plus souvent elle s'y raffermit.

V. Observation singuliere.

Sur la sensibilité d'une Dent étrangére, laquelle ayant été placée dans une autre bouche, causa peu de tems après des douleurs considérables.

En 1715. me trouvant à Angers, M. de Romatet Capitaine dans le second Bataillon de Bourbonnois, & à présent Lieutenant de Roi à Bayonne, vint chez moi, pour se faire ôter une dent canine du côté gauche de la machoire supérieure : Cette dent étoit très-gâtée : Il me demanda s'il n'étoit pas possible d'en remettre une autre récemment tirée d'une autre bouche. L'ayant assuré que la chose se pouvoit, il envoya chercher sur le champ un Soldat de sa Compagnie qu'il avoit déja prévenu. J'examinai la pareille dent de ce Soldat, laquelle je trouvai trop large & trop épaisse sur la surface intérieure. Néanmoins comme nous n'avions point à choisir, je fus obligé de m'en servir, me proposant de la diminuer avec la lime. Je tirai la dent de ce Soldat, je limai ce qu'elle avoit de trop en longueur & en épaisseur. Cela n'ayant pû être exécuté, sans découvrir l'intérieur de la cavité de cette dent, je me proposai de la remplir de plomb, si-tôt que cette même dent seroit raffermie dans l'alvéole où je la transplantai : Elle fut affermie douze à quinze jours après, & pour lors je la plombai : Cette dent étrangère ne fut pas plutôt plombée, qu'il survint une douleur insupportable à M. de Romatet. Cette douleur dura jusqu'au lendemain, que je fus obligé de déplomber cette dent. Je ne pouvois m'imaginer qu'une dent transférée d'une bouche dans une autre, fut susceptible de douleur, attendu que le nerf & les membranes en avoient été séparez ; cependant lorsque j'eus ôté le plomb, la douleur cessa dans le moment, de même que si je lui avois ôté cette dent, laquelle lui a servi ainsi que ses autres dents naturelles.

M. de Romatet étant venu à Paris vers la fin de l'année 1723. m'a assuré, en présence de plusieurs Messieurs dignes de foi, que la dent que je lui avois transplantée, lui avoit duré six ans, & qu'il l'auroit encore, si le corps de cette dent ne s'étoit point altéré

&

DENTISTE. 385

& rompu par la carie que la découverte de la cavité y avoit occasionnée, & qu'ayant voulu en faire ôter la racine par M. de Grand-Champs à Bayonne, il ne put lui ôter cette racine sans ouvrir auparavant la gencive, & sans lui causer beaucoup de douleur.

REFLEXION.

Que penser de la douleur que M. de Romatet a ressentie au sujet de cette dent que je transplantai dans sa bouche, si nous n'admettons que quelques filets nerveux de l'alvéole ont trouvé de certains conduits dans les racines de cette dent, propres à les laisser passer jusques dans la cavité, & à les rendre capables par leur réunion de donner de la sensibilité à la dent.

On dira sans doute que les canaux des dents, & les vaisseaux qui y entrent, sont très-fins ; que les liqueurs qui s'insinuent dans les vaisseaux divisez, ne tardent guéres à être coagulées par l'impression de l'air qui les a touchées ; & que cela doit être un obstacle à la circulation des sucs de la dent. J'avoue que de telles dispositions forment de grandes difficultez ; mais lorsque l'espace du tems n'est pas considérable, il ne faut point craindre que la réunion manque de se faire. Les liqueurs qui viennent du côté de l'alvéole, suffisent pour surmonter ce même obstacle, & par ce moyen commercer de l'alvéole à la dent, & de la dent à l'alvéole, à peu près de même que si ces parties n'avoient jamais été divisées. La réunion & la distribution des nerfs dans une telle dent paroît très-certaine ; puisqu'on remarque qu'une dent sortie de son alvéole, qu'on y remet, ou qu'on transplante sur le champ, est quelquefois aussi sensible à l'action de la lime, après qu'elle est reprise & raffermie, que celles qui sont toujours restées dans leur place naturelle.

Il peut encore arriver, que quoiqu'une dent semblable à celle dont il s'agit, n'ait point de liaison avec les parties sensibles de l'alvéole, le plomb introduit dans sa cavité cause la douleur dont nous venons de parler, en ce que remplissant la cavité de la dent, il empêche l'issuë de la liqueur qui s'épanchoit par les extrêmitez des tuyaux rompus ; & il arrive de-là, que cette liqueur devient un corps étranger, qui comprimant les vaisseaux de toutes parts, produit cette douleur.

Cette liqueur arrêtée, s'altérant par son séjour, & agissant sur les filets nerveux qu'elle picote, cause des divulsions qui font naître les douleurs que l'on ressent. Quoi qu'il en soit, la douleur doit cesser lorsqu'on a ôté le plomb; parce que la liqueur retenuë, ayant la liberté de sortir, ce qu'il y avoit d'acre & de corrosif est emporté par l'issuë de cette même liqueur, & par celle que fournissent les alimens & la salive, laquelle s'insinuant dans la cavité de la dent, en ressort de même, lave & déterge suffisamment l'endroit que la matiére renfermée par le plomb irritoit; cela suffit à la vérité pour ôter la douleur, mais non pour guérir la carie; c'est pourquoi il faut veiller à tout ce qui se passe en pareille occasion, & tâcher de prendre son tems à propos, pour ruginer & plomber la dent de nouveau, de même qu'on le fait aux dents cariées qui ne sont pas remplacées, ou transplantées.

On avoit crû, & plusieurs croyent encore, qu'il n'est pas possible que les dents se réunissent & se raffermissent dans leurs alvéoles, lorsqu'elles en ont été entiérement séparées ; on avoit encore plus de peine à concevoir, qu'une dent transplantée dans une bouche étrangére, pût se réunir & s'y raffermir.

Certains Auteurs avoient conseillé de suivre cette méthode, tandis que d'autres y étoient tout-à-fait opposez. Les heureux succès que nous en avons vûs, nous en prouvent incontestablement la possibilité.

M. Mauquets sieur de la Motte Chirurgien à Valognes, dans son Traité complet de Chirurgie, tom. 1. Observation deuxiéme, rapporte dans la réflexion qu'il fait concernant cette deuxiéme Observation, ce qu'il a remarqué à l'occasion des dents ôtées & remises dans leurs mêmes alvéoles. Il fait connoître d'abord, qu'il est très-préjudiciable d'ôter une dent qui n'est point cariée, & dont la douleur ne dépend que de l'irritation de la membrane qui enveloppe sa racine. Il conseille, si l'on a ôté une telle dent, de la remettre promtement en sa place. Il assure qu'elle s'y reprend aisément, pourvû néanmoins que dans les premiers jours, on ait un grand soin de l'y maintenir. Il dit en avoir vû plusieurs expériences, entr'autres sur un Gentilhomme de Valognes, auquel on avoit arraché une belle dent qu'il se fit remettre à l'instant, laquelle reprit sa place, & se réunit parfaitement bien : Il espéroit que le petit nerf qui la retenoit dans le fond de l'alvéole étant rompu, il ne souffriroit plus de douleur dans la suite ; mais cependant il fut trompé dans son attente ; puisque quelques années après ce gentilhomme en ressentit de si cruelles, qu'il fut obligé de prendre le parti de se la faire arracher une seconde fois : Cela ne fut exécuté qu'après plusieurs reprises, & en entraînant une portion de la machoire inférieure avec elle, d'où il s'ensuivit des douleurs outrées ; ce qui fait conclurre à M. de la Motte, qu'il n'est guéres de plaisirs sans peine ; cependant il conseille de pratiquer la même opération en pareil cas, c'est-à-dire, de remettre une dent saine en sa place, lorsqu'on l'a ôtée par inadvertance ; parce que, dit-il, il y a tout lieu d'espérer que les suites n'en seront pas également fâcheuses. Il assure qu'il a vû que cette pratique a souvent réussi.

Le même Auteur explique ensuite

de cette façon le désordre qui arriva à l'extraction de la dent de ce Gentilhomme. » La membrane, dit-il, » ayant souffert quelque déperdition » d'une partie de sa substance, & la » partie de l'alvéole s'en étant trouvée » dépouillée, la dent se réunit à cette » portion d'os découvert qui ne fit plus » qu'un corps avec elle ; ce qui fut cau- » se qu'on ne pût arracher cette dent, » sans emporter une portion de la » machoire, & ce qui arriveroit tou- » jours par la même raison en cas pa- » reil ; mais comme elle n'a lieu que » par hazard, cette réunion n'est point » à craindre. » Par ce raisonnement cet Auteur nous fait concevoir, que quand on remettra une dent qui sera revêtuë d'une membrane, ou que l'alvéole sera tapissé de quelque membrane, pour lors on ne doit point craindre, que l'os de la dent se réunisse avec celui de l'alvéole ; parce qu'il n'y aura que les membranes qui se réuniront entr'elles, & qu'ainsi on pourra l'ôter une seconde fois, sans craindre d'emporter aucune portion de l'alvéole.

Les Observations que M. de la Motte vient de nous communiquer à ce sujet, confirment la possibilité de remettre avec succès les dents dans leur place, & même celle de les transplanter d'une bouche dans une autre. A la vérité elles ne réussissent pas toutes ; & il s'en trouve qui ne sont pas de longue durée, par le défaut d'une juste proportion entre la figure des racines de ces dents, & la capacité ou forme intérieure des alvéoles où l'on veut les placer.

CHAPITRE XXXI.

Deux Observations sur des Dents qui furent enfoncées dans le sinus maxillaire supérieur droit & dans l'alvéole, en voulant les ôter.

PREMIERE OBSERVATION.

Sur une Dent qui fut enfoncée par un Charlatan dans le sinus maxillaire supérieur droit, & sur les suites de cet accident.

Pour faire sentir combien il est important de ne se fier dans des cas de conséquence qu'à des personnes expérimentées, je rapporterai ici l'état fâcheux dans lequel se trouva en l'année 1720. M. Henri Amariton fils de M. Amariton Ecuyer, Seigneur de Beaurecœuil, Paroisse de Nonette, sur la riviére d'Allier, près la ville d'Issoire en la Limagne d'Auvergne, pour s'être mis entre les mains d'un Charlatan. Il s'agissoit d'une dent canine qui l'incommodoit beaucoup par son volume & par sa situation. Elle étoit située sur la surface intérieure de la premiére petite molaire du côté droit de la machoire supérieure, & elle inclinoit considérablement vers le palais. L'embarras & la peine que cette dent causoit à ce Monsieur le déterminérent à se la faire ôter, & dans cette résolution, au commencement du Carême de la même année, il se mit entre les mains du nommé la Roche Opérateur, demeurant audit Nonette, qui le plaça de la maniére qu'il jugea la plus convenable : Ensuite il appliqua une clef percée sur l'extrêmité de la couronne de la dent, puis il frapa à grands coups avec une pierre sur cette clef : Par cette manœuvre il enfonça la dent presque de travers dans le sinus maxillaire supérieur, de maniére qu'on ne la voyoit plus. Lorsque cette dent eut ainsi disparu, cet empirique assura les assistans que le malade l'avoit avalée: Cela paroissoit assez vraisemblable, puisqu'on avoit cherché cette dent sans la pouvoir trouver. Quelque tems après le malade sentit une douleur assez grande en cet endroit; ce qui l'obligea d'envoyer quérir M. Duver son Médecin, lequel trouva une petite tumeur dure, sans inflammation, qui s'étoit manifestée sur la jouë près du nez, & ayant examiné le dedans de sa bouche, il y apperçut trois trous fistuleux très-petits qui donnoient passage à une humeur séreuse très-fœtide: Quelque tems après il se fit deux autres petits trous fistuleux sur la tumeur. Plusieurs consultations furent faites à ce sujet, par les Chirurgiens de la ville de Clermont, où le malade s'étoit transporté, & à Paris, par Messieurs Arnault (*a*) & Petit. Ces derniers ayant examiné le mémoire qui contenoit le détail de la maladie, reconnurent qu'elle étoit assez considérable pour être traitée dans les formes. Ils donnérent leur senti-

(*a*) Chirurgien-Juré à Paris, & ancien Prévôt de sa Compagnie.

ment, lequel fut envoyé à Clermont: Les Chirurgiens de cette Ville n'ayant pas entrepris la cure, soit que le cas leur parût trop difficile, ou qu'on n'eût pas assez de confiance en eux, le malade dans le mois de Juillet de la même année vint à Paris; il eut recours aux mêmes Messieurs Arnault & Petit. Ces deux Chirurgiens tirérent bientôt le malade d'affaire. Au bout de dix à douze jours de pansement, M. Petit tira la dent heureusement, ce qu'il exécuta par une incision qu'il avoit été obligé de faire à la tumeur, qu'il jugea occasionnée par l'extrêmité de la racine de la dent. Ayant découvert cette racine, il la saisit avec les pincettes droites, & tira la dent entière. Enfin peu de jours après, le malade fut guéri par les remédes ordinaires, sans qu'il ait eu le visage difforme en aucune maniére, à peine a t'on pû connoître qu'on lui ait fait une incision. Cette Observation m'a été communiquée par M. Amariton du Plaisir, parent de M. Amariton de Beaurecœuil, auquel le cas que je viens de rapporter est arrivé, & elle m'a été confirmée par M. Petit.

II. Observation.

D'une Dent enfoncée dans un alvéole voisin.

Me trouvant à Angers en 1717. un Cardeur de laine de la même ville, eut le malheur d'avoir un accident semblable à celui dont nous venons de parler; à la différence près que la dent du Cardeur de laine fut logée dans l'alvéole d'une dent voisine qui avoit été ôtée, & que ce malade eut plus promtement du secours. Il me vint trouver sept jours après son accident. Je lui ôtai sa dent avec les pincettes droites, quoiqu'auparavant il n'y eût aucune apparence de dent en cet endroit, à cause du gonflement qui y étoit survenu. Cette dent ne fut pas plutôt ôtée que le malade se trouva guéri, comme si je n'avois fait que lui tirer simplement une autre dent.

Reflexion.

Rien n'est plus ordinaire, que de se livrer au premier venu pour se faire ôter une dent; & l'on réussiroit difficilement à faire comprendre le danger où l'on est quelquefois exposé dans l'exécution d'une opération qui paroît d'abord si simple & si commune, si les exemples des accidens fâcheux qui arrivent à ce sujet, ne nous faisoient appercevoir les risques que l'on court en pareille occasion; surtout lorsqu'on se confie à des ignorans, ou à des imposteurs, qui pour en imposer, sont capables de tout entreprendre témérairement. Les deux Observations ci-dessus confirment ces fâcheuses véritez. L'une & l'autre de ces deux personnes qui ont enfoncé les dents dont nous venons de parler, n'ont procédé de même que parce qu'ils se sont servis d'instrumens qui ne convenoient pas. Ces prétendus Opérateurs ne pouvant ôter ces dents, & voyant qu'elles avoient disparu, voulurent persuader que les malades les avoient avalées, & l'on ne pût s'appercevoir que trop tard du contraire. Si les Chirurgiens qui furent appellez les premiers en consultation, après ces accidens, avoient été instruits par quelques Observations à peu près semblables; qu'ils eussent été bien informez de la structure de ces parties, & qu'ils eussent réfléchi sérieusement sur la manœuvre dont on s'étoit servi en opérant sur ces dents, il leur auroit été aisé de reconnoître le fait dont il s'agissoit, & d'y remédier, avant que la maladie eût fait de si grands progrès; ils auroient par-là soulagé les malades, & guéri radicalement leur maladie dans son commencement.

CHAPITRE XXXII.

Trois Observations sur les excroissances pierreuses formées sur les dents, ou dans leur voisinage.

PREMIERE OBSERVATION très-remarquable.

Sur une excroissance pierreuse, formée à l'endroit des Dents molaires, laquelle excroissance fut précédée d'un abcès & du concours de plusieurs accidens fâcheux qui se succédérent les uns aux autres pendant l'espace de vingt mois.

Monsieur Houssu neveu de M. le Cointre Musicien & Pensionnaire de l'Académie Royale de Musique, demeurant ruë des Poitevins, proche Saint André des Arcs, tomba de cheval avec sa nourrice, n'étant alors âgé que de quatre ans : En tombant il se heurta le côté droit de la machoire inférieure, & dans le même endroit il parut quelques jours après une contusion qui se termina par un abcès. Au bout de trois ou quatre ans, la partie inférieure de la jouë du même côté, se gonfla peu à peu; la matiére infiltrée causa une tumeur dure & indolente; ce qui fit présumer aux Chirurgiens qui visitérent le malade, que sa machoire avoit été fracturée par sa chûte : Ils présumérent aussi que cette tumeur n'étoit que la matiére du calus entassée dans l'endroit & aux environs de l'os maxillaire, qu'ils supposoient avoir été fracturé : Ils conclurent qu'il étoit nécessaire d'ôter les dents qui étoient proche de cet endroit, & qu'ils soupçonnoient d'être cariées : Ils crurent par-là prévenir les suites que la carie des dents auroient pû occasionner. Cette opération fut faite à ce malade, sans qu'il en reçût aucun soulagement; il arriva même qu'à l'âge de seize ans la derniére dent molaire du côté droit de la machoire inférieure voulant paroître, occasionna un second abcès causé par les tiraillemens que souffrirent les gencives & l'alveole dans cette occasion. Cet abcès fut plus considérable que le premier, par rapport à la compression que faisoit la dureté de cette excroissance pierreuse, que les gencives enveloppoient.

La matiére de cet abcès eut son issuë par le dedans de la bouche, la tumeur dure & insensible ne se dissipa point; ce qui obligea un Chirurgien de cette Ville, de tenter par l'application des cataplâmes, la résolution, ou la suppuration des matiéres déposées. Ces remédes n'ayant pas eu plus de succès que les précédens, ce même Chirurgien s'avisa de percer la tumeur en dehors, il ne sortit que du sang des lévres de la plaie. Cette mauvaise réussite devoit suffire pour rendre ce Chirurgien plus retenu; mais son opiniâtreté fit qu'il ne pût s'empêcher de faire le troisiéme jour une seconde incision: Il ne sortit pareillement de cette seconde incision, que du sang; ce qui ne pût encore le détourner de poursuivre son entreprise: Il tourmenta vainement son malade. Au bout de six semaines il opéra de nouveau, il fit une incision cruciale dans le même endroit, & par cette incision il coupa un rameau d'artére, qui causa une hémorragie que l'on n'arrêta qu'avec beaucoup de peine. Ces différentes incisions faites mal-à-propos, ne donnérent issuë qu'au sang qui sortit des vaisseaux, sans diminuer aucunement le volume de la tumeur qu'il croyoit attaquer par ces opérations.

Pendant le cours des pansemens qui durérent dix-huit mois, on appliqua plusieurs fois le cautére actuel pour dissiper cette tumeur. Toutes ces opérations furent inutiles. Enfin on abandonna ce malade, qui resta cinq ans dans ce triste état, sans aucun secours ni soulagement : Au contraire pendant ce tems-là le volume de la tumeur augmenta considérablement. Les parens de ce jeune homme ennuyez de la durée de cette maladie, consultérent feû M. Carmeline Chirurgien Dentiste, qui reconnut que cette tumeur n'étoit attachée à la gencive que par une fort petite baze, d'où il conclut qu'il lui seroit fort aisé de l'extirper : Elle n'étoit point d'ailleurs adhérente à la jouë. Il exécuta ce qu'il s'étoit proposé quinze jours après sa premiére visite. L'extirpation étant faite, la jouë se rapprocha de la gencive. La plaie qu'on avoit ci-devant faite à cette même jouë par

des

des opérations inutiles & mal entenduës, fut légérement pansée, & ne tarda pas à se guérir : Celle qu'on avoit faite à la gencive, en extirpant cette excroissance, fut bientôt guérie pareillement.

Ce fut par cette opération, bien différente des prémiéres, que M. Carmeline termina avec un heureux succès une maladie qui avoit duré tant d'années, & qui avoit exposé ce malade à des dangers dont les suites avoient été si fâcheuses. Cette excroissance (*a*) pése actuellement une once cinq gros : Elle doit avoir été plus pesante & d'un plus grand volume lorsqu'on l'extirpa. Il ne fut pas possible de cicatriser l'ulcére de la jouë occasionné en conséquence des opérations pratiquées indiscrétement, sans qu'il restât une cicatrice difforme & incommode, qui formoit un trou dans lequel on pouvoit introduire le petit doigt : Ce trou étoit cicatrisé dans toute sa circonférence, il perçoit d'ailleurs la jouë de part en part, & occasionnoit par cette disposition la sortie de la salive & des alimens mâchez. Le malade par son industrie trouva le moyen de remédier

(*a*) Voyez la Planche 4. de ce Volume.

à cet inconvénient : Il imagina de boucher ce trou avec un tampon de cire introduit par le dedans de la jouë; enforte que rien ne pût paffer du dedans de la bouche en dehors, cachant d'ailleurs la difformité extérieure avec une mouche bien gommée. Je fuis poffeffeur de ce corps pierreux : M. Houffu ayant eu recours à moi pour faire quelque réparation confidérable à fa bouche, m'en a fait préfent avant fon départ pour un voyage de long cours.

Réflexion.

Le corps pierreux dont il s'agit dans cette Obfervation, eft d'une telle contexture, qu'il ne paroît pas être formé par une matiére tartareufe; mais bien plutôt par un fuc offeux qui s'eft échapé de la fubftance de l'os même, par la rupture de quelques fibres offeufes; à peu près de même qu'il arrive dans la formation des exoftofes. Les caufes qui peuvent avoir donné lieu à une maladie auffi bizarre & auffi finguliére, ne me font pas fuffifamment connuës; parce que je n'ai point fuivi cette maladie, & que je n'ai pas même eu occafion d'en conférer avec les Médecins & Chirurgiens qui ont traité le malade. C'est pourquoi, sans faire de longs & vagues raisonnemens sur ce sujet, je me suis borné à ne rapporter ici que les principales circonstances que cette Observation renferme, & celles qui m'ont été les mieux vérifiées; ce qui m'a parû suffisant pour pouvoir parvenir à reconnoître une semblable maladie, & pour procéder à sa guérison, en cas que dans la pratique on vint à en rencontrer une à peu près du même caractére.

II. OBSERVATION.

Sur une excroissance devenuë pierreuse, ressemblant à peu près à un petit Champignon.

En 1721. l'épouse de M. Begon Banquier, ruë de Clery à Paris, me consulta sur une tumeur excroissante qui lui étoit survenuë à la gencive du côté droit de la machoire inférieure. Cette excroissance étoit à peu près de la même nature de celle dont j'ai parlé dans la précédente Observation: Je remarquai qu'elle étoit très-dure, & que son attache, ou baze étoit peu étenduë, & figurée en forme de col. Son corps avoit à peu près la figure d'un champignon, & il étoit du volume d'une noisette. Je ne jugeai pas qu'aucun médicament fût capable de détruire ce corps étranger ; je fus d'avis d'en faire l'extirpation. Je préférai l'instrument tranchant à la ligature, d'autant plus que ces excroissances ne fournissent ordinairement que très-peu de sang. Cette Dame ne se rendit point alors à toutes les raisons dont je me servis, pour la résoudre à souffrir cette opération, qu'elle éluda jusqu'à l'année suivante ; au bout duquel tems s'étant apperçuë que cette tumeur s'étoit de beaucoup augmentée, elle me manda de nouveau, étant entiérement résoluë à se la faire ôter : Ce que je fis à l'instant, au grand étonnement de la malade, qui ne souffrit que très-peu. L'opération faite, j'examinai à loisir cette excroissance ; je la trouvai très-dure, comme osseuse, ou pierreuse, d'une consistance à peu près égale à la solidité de celle que M. Carmeline avoit ôté au malade dont j'ai parlé. Celle que j'extirpai à cette Dame, quoiqu'à peu près du même caractére, n'avoit pas reçû un si grand accroissement, parce qu'elle avoit été emportée de bonne heure. Le succès en fut très-heureux ; il ne sortit que très-peu de sang de cette extirpation & la guérison en fut promte. Cette Dame n'a depuis ressenti aucune incommodité, & il n'y a aucune apparence de récidive.

Du succès heureux de cette Observation & de celui de plusieurs autres à peu près semblables que la pratique nous a fournies, nous pouvons conclurre que le moyen le plus certain pour guérir promtement, radicalement & avec moins de violence ces sortes d'excroissances osseuses, c'est celui de les extirper, en se servant à son choix d'un scapel, dont la lame soit à dos, à peu près semblable à celle d'un bistouri, ou bien de ciseaux, suivant qu'il conviendra le mieux, par rapport à la situation, au volume, à la figure, & à la consistance de ces sortes d'excroissances.

Reflexion.

Il n'est pas surprenant de voir qu'il se forme des corps pierreux, & même de véritables pierres dans la bouche, puisque l'on en a rencontré souvent qui s'étoient formées dans toutes les parties du corps. Cela dépend des causes qui donnent occasion aux matiéres plâtreuses, ou pierreuses de se déposer, tantôt dans une partie, tantôt dans une autre. Quelquefois ces causes sont intérieures, quelquefois extérieures, & d'autres fois les causes extérieures & intérieures concourent égalemen à la formation de ces corps durs.

Lorsque c'est dans la bouche que l'on apperçoit ces sortes de tumeurs, si c'est dans leur commencement que l'on fait cette découverte, il faut tâcher de les résoudre, ou de les faire suppurer le plus promtement qu'il est possible; & si l'on ne peut par ces voies-là venir à bout d'en terminer heureusement la guérison, il faut sans hésiter en venir à l'extirpation. Si l'on différe de la faire, il arrivera que leur progrès deviendra de jour en jour plus considérable. Pour éviter alors les suites qu'on en doit appréhender, il ne suffit pas toujours que le Dentiste se détermine à prendre ce parti, il faut aussi que le malade & ceux qui s'intéressent à sa santé y consentent; mais souvent il se rencontre qu'on les trouve fort peu disposez à prendre une bonne résolution, parce que chacun craint les opérations qui font inféparables de la douleur. C'eſt pourquoi ceux qui ſont appellez auprès de ces malades timides, doivent faire tous leurs efforts pour diſſiper leur crainte & leur répugnance, en leur faiſant comprendre le danger où ils s'expoſent, en éludant des opérations dont leur guériſon dépend uniquement.

III. OBSERVATION. SINGULIERE.

Touchant une pétrification formée ſur une des dents molaires.

Feu M. Baſſuel, Maître Chirurgien, qui étoit curieux de ce qui concerne ſa profeſſion, me fit voir une piéce tartareuſe, ou pierreuſe, très-rare. C'étoit ſur une dent molaire du côté droit de la machoire inférieure qu'elle s'étoit formée, étant preſque toute couverte d'un tartre petrifié.

Ce corps étranger qu'il ôta il y a nombre d'années, à une femme fort âgée, eſt preſque du volume d'un œuf de jeune poule; (a) il eſt convéxe & aſſez arrondi par ſes parties ſupérieures, à quelques éminences près, concave, raboteux & très-irrégulier par

(b) Voyez la Planche 2. de ce Volume.

ses parties inférieures : L'endroit de ce corps sur lequel les dents opposées appuyoient, est un peu concave & enfoncé : Il a sa surface assez polie : La partie de ce corps qui touchoit la langue est unie & égale : Celle qui touchoit la peau de la bouche du côté du muscle masseter & de l'apophise coronoïde est un peu enfoncée, cependant assez unie ; s'étant figurée ainsi par la pression des parties : La surface tournée du côté de la jouë est la plus saillante, la plus convéxe, la plus raboteuse & la plus arrondie. La dent a suivi ce corps pierreux, ses racines restant entièrement à découvert. Le corps de la dent est enchassé & caché dans cette substance pierreuse, à laquelle il est intimement uni & fortement attaché. Cette matière tartareuse ou pierreuse, s'étoit étendue sur les gencives, tant antérieurement, que postérieurement. Ce corps étranger est actuellement du poids de sept gros : Sans doute il pesoit davantage lorsque ce Chirurgien l'ôta de la bouche de cette femme, la matière ayant dû se dessécher depuis ce tems-là. Quant à la grosseur & à la figure, il faut remarquer que peut-être il n'a pas été ôté en entier ;

qu'il

qu'il peut en être resté quelque partie dans la bouche, & que l'instrument qui a servi pour le tirer peut en avoir détruit quelque portion. Ce corps, avant que d'être ôté, faisoit paroître la jouë tuméfiée par sa pression : On auroit crû à voir cette jouë, qu'elle étoit attaquée d'une tumeur humorale d'un volume considérable. Ce même corps empêchoit encore que les dents de la machoire supérieure & celles de l'inférieure ne s'approchassent les unes des autres par leurs extrêmitez, comme elles s'approchent ordinairement.

Reflexion.

Ce corps tartareux, ou pierreux, ne s'est augmenté jusqu'à ce point, que parce qu'on a négligé de l'ôter dans son commencement. Les personnes que cette femme a d'abord consultées, ont ignoré quelle en étoit la nature, & quel étoit le moyen de le détruire ; ce qui a été la cause que cette maladie n'a pas été guérie, avant qu'elle eût fait de tels progrès. Le Public éprouve tous les jours des avantures semblables, sans s'appercevoir que les maladies ne deviennent le plus souvent si invétérées, que par la négligence ou l'ignorance de ceux à qui il se confie sans discernement. D'ailleurs la crainte mal fondée que l'on a pour les opérations, fait que le malade est toujours porté à suivre l'opinion de celui qui les élude. On ne se résout à souffrir aucune opération qu'à la derniére extrêmité, & souvent lorsqu'il n'est plus tems de la faire avec succès, ou sans encourir de grands dangers. Il est difficile de concevoir comment cette femme avec ce corps pierreux entre les dents, a pû faire la mastication, sans que sa machoire se soit luxée en quelque maniére; & l'on doit convenir que jamais opération n'a été mieux indiquée, ni plus heureusement exécutée que celle que M. Bassuet fit en cette occasion.

CHAPITRE XXXIII.

Quatre Observations sur les violentes douleurs de tête, &c. causées par les Dents.

PREMIERE OBSERVATION.

Sur la carie d'une Dent, qui causoit une douleur d'oreille très-violente, sans que la Dent fût douloureuse, laquelle douleur cessa après que la Dent fut ôtée.

IL y a nombre d'années que Mademoiselle de la Gibonnais demeurant à Nantes, étant venuë à Paris, m'envoya chercher pour lui nettéïer les dents. J'apperçus en visitant sa bouche, qu'une grosse molaire du côté droit de la machoire inférieure étoit cariée. Je m'informai d'elle, si cette dent lui faisoit quelque douleur, elle me dît qu'elle ne lui en causoit aucune ; mais qu'elle avoit du côté de la dent cariée une douleur à l'oreille qui subsistoit depuis longtems, sans y avoir pû trouver aucun soulagement, quoiqu'on y eût fait plusieurs remédes. Je ne jugeai pas que la dent fût la cause de cette douleur ; ainsi je me contentai de la plomber, pour l'empêcher de se gâter davantage. La même douleur subsistant toujours, quoique la dent fût plombée, cette Demoiselle consulta M. Coutier (*a*) qui lui dît que la dent cariée pouvoit être la cause de son mal d'oreille, & qu'ainsi il faloit commencer par la faire ôter. L'avis fut suivi, & cette Demoiselle fut guérie entiérement peu de tems après.

REFLEXION.

Par cette Observation & par plusieurs autres, on voit que la carie des dents peut être le principe de différentes maladies. Quelquefois la douleur que cette carie cause, fait souffrir toute la tête : D'autrefois elle n'en afflige qu'une seule partie ; ce qui se passe souvent d'une maniére si cachée, qu'à peine pense-t'on qu'un tel effet provienne de sa véritable cause. C'est pourquoi il ne faut pas manquer en des cas à peu près semblables, de bien examiner l'état des dents, de les sacrifier s'il le faut, pour se délivrer plutôt des maladies qu'elles occasionnent, & dont les suites pourroient être très-fâcheuses.

(*a*) Médecin de la Faculté de Paris.

II. OBSERVATION.

Dans laquelle on verra que les douleurs de Dents causent des maux de tête, qui guérissent par la seule extraction de la Dent.

En 1715. Madame de Maubreuil, demeurant à Nantes, étant affligée d'un très-grand mal de tête, consulta à cette occasion son Médecin & son Chirurgien, qui lui ordonnérent plusieurs remédes. Cette Dame fut saignée & purgée plusieurs fois ; mais comme son mal ne diminuoit point, ces Messieurs lui ordonnérent le bain, & l'application des sangsues à la tête ; elle exécuta de point en point leur ordonnance. Tous les remédes qu'elle fit, ne la soulagérent nullement. Cette Dame avoit deux dents gâtées, qui depuis longtems lui causoient de la douleur, & l'empêchoient de manger. Cela lui fit penser qu'elles pouvoient être la cause de tous les maux qu'elle souffroit. Comme j'avois l'honneur d'être connu d'elle particuliérement, elle se résolut de me venir trouver à Angers où je demeurois pour lors. Etant arrivée chez moi, je visitai sa bouche, & trouvai qu'elle avoit deux dents molaires très-cariées, l'une au côté droit de la machoire inférieure, & l'autre au côté gauche de la même machoire : Je jugeai que ces deux dents étoient la seule cause de son mal de tête, & je la déterminai pour lors à se les faire ôter ; ce que je n'eus pas plutôt fait, que cette Dame se trouva entiérement délivrée d'une douleur qui l'avoit tourmentée pendant plus de six mois. Cette Dame que j'ai vûë plusieurs fois depuis mon établissement à Paris, m'a assuré n'avoir plus souffert du mal de tête.

Reflexion.

Il n'y a pas de maladie plus commune que celle que l'on nomme mal de tête, dont les causes sont infinies. Quelquefois il est occasionné par la carie des dents, & pour lors on n'en peut être délivré qu'en ôtant les dents malades. L'Observation suivante en servira encore de preuve.

III. OBSERVATION.

Sur un grand mal de tête causé par plusieurs Dents cariées; ce que l'on n'avoit pendant longtems, ni reconnu, ni soupçonné.

Madame la Marquise de Trans, demeurant en Brétagne, étant incommodée depuis longtems d'une douleur qui lui occupoit toute la tête, consulta plusieurs Médecins & Chirurgiens habiles, qui l'assurérent que son mal de tête, n'étoit qu'un rumatisme. Fondez sur cette opinion, ils lui firent beaucoup de remédes, dont elle ne reçut aucun soulagement. Cette situation fâcheuse la fit résoudre, il y a quatre ans, d'aller aux eaux de Bourbon qu'on lui avoit ordonnées: Dans ce dessein cette Dame vint à Paris, où elle consulta un Médecin célèbre, qui fut d'abord de l'avis des premiers, traitant son mal de rumatisme. Les remédes qu'il employa pour la guérir, furent inutiles. La Dame se plaignant toujours de la douleur excessive qu'elle sentoit à la tête & aux dents, ce Médecin conjectura à la fin, que le grand mal de tête dont elle se plaignoit, pouvoit être occasionné par les dents; & sur cette conjecture, il conseilla à cette Dame de voir un Dentiste. Comme j'avois l'honneur d'être connu d'elle depuis plusieurs années, je fus mandé pour la voir. Ayant examiné ses dents, je trouvai une grosse molaire du côté gauche de la machoire inférieure, & deux dents de la supérieure du côté droit, cariées considérablement. Les gencives de ces trois dents, étoient gonflées & enflammées : Après avoir sondé ces dents, je dis à cette Dame que leur carie étoit parvenuë à un tel point qu'il étoit impossible de les conserver, & que je ne doutois nullement que cette même carie ne fût la seule cause de son mal de tête; qu'enfin je croyois qu'il faloit les lui ôter. Elle répugna d'abord à mon avis ; mais ayant fait attention qu'il étoit conforme à celui de son Médecin, elle me permit enfin d'en tirer deux. La douleur n'étant pas entiérement passée par leur extraction, elle me fit appeller cinq jours après, pour lui ôter la troisiéme : Ce fut la derniére grosse molaire de la machoire supérieure que je lui ôtai. Son mal se dissipa promtement, & depuis ce tems-là cette Dame n'a ressenti aucune atteinte de douleur de tête, ni de dents.

Reflexion.

Le mal de tête de cette Dame étoit simptomatique & tout-à-fait dépendant de la carie de ses dents; puisqu'il a cessé lorsqu'elles ont été ôtées. Tels remédes que l'on eût pû pratiquer, ce mal de tête n'auroit jamais cessé de la tourmenter: Il ne s'agissoit pas de combattre une cause universelle, mais une cause locale qui consistoit en la carie de ces trois dents. Sans avoir fait de telles observations, on auroit de la peine à s'imaginer que la carie des dents fût capable de produire un mal de tête, dont la source étoit si équivoque, qu'il a trompé pendant longtems plusieurs Médecins & Chirurgiens habiles, & qui auroit fait traîner à cette Dame une vie languissante, si j'avois balancé à exécuter une telle opération, qui la délivra entiérement de ce rumatisme prétendu, & qui lui épargna la peine & les frais d'un voyage, sans compter que par-là elle fut garantie de courir le risque des effets dangéreux que les bains pris mal-à-propos auroient pû produire.

IV. OBSERVATION.

Sur de très-grandes douleurs aux dents, à la temple, à l'oreille, du côté gauche, au menton, au palais & à la gorge, sans que l'on pût sçavoir ce qui pouvoit les occasionner.

En l'année 1727. Mademoiselle Chabot, demeurant à Orléans, fut attaquée à l'âge d'environ vingt-sept ans, de douleurs très-violentes à toutes les parties qu'on vient de nommer. Cette malade consulta M. Eustache habile Médecin, & M. Noël Maître Chirurgien dans la même Ville. Ces Messieurs crurent que ce ne pouvoit être qu'un rumatisme ; parce que cette Demoiselle disoit ne sentir pas plus de douleur à une seule dent qu'à toutes les autres de ce même côté, & que d'ailleurs il ne paroissoit aucunes parties tuméfiées ni enflammées. Ils ordonnérent les saignées, les lavemens, les purgations & les cataplâmes : Elle fut saignée deux fois au bras & deux fois au pied, reçut plusieurs lavemens, fut purgée deux fois, & continua les cataplâmes, sans en recevoir aucun soulagement. Pendant le cours de ce traitement, elle s'apperçut qu'elle avoit la deuxiéme petite dent molaire du côté gauche de la machoire supérieure cariée. Elle la fit voir au Garçon Chirurgien de M. Noël, qui la lui tira. On crut alors avoir trouvé & emporté la cause de cette maladie; mais une heure après elle recommença avec autant de violence qu'auparavant, & dura encore quelques mois, après quoi elle se dissipa d'elle-même. Au commencement du mois de Février de l'année 1728. cette personne étant venuë à Paris, fut atteinte du même mal, sans sçavoir encore d'où il pouvoit provenir. Elle alla trouver M. Petit, pour le consulter: Cet habile Chirurgien conseilla à la malade de me voir à ce sujet, vû que ces douleurs pouvoient être causées & entretenuës par quelque dent cariée, & que les remédes qu'on feroit d'ailleurs pourroient être plus nuisibles à sa santé que salutaires. La malade m'ayant fait venir chez elle, & m'ayant fait le détail de sa maladie, j'examinai sa bouche, où je trouvai la deuxiéme grosse dent molaire du côté gauche de la machoire inférieure assez cariée pour lui causer tous les désordres dont elle se plaignoit, & je reconnus que pour les terminer, il n'y avoit point d'autre parti à prendre que d'ôter cette dent. La malade y consentit, & la dent ne fut pas plutôt ôtée, que toutes les douleurs se dissipérent entiérement & sans aucun retour.

Ce que je viens de rapporter dans cette Observation est à la connoissance de M. le Chevalier de Louville, qui s'est trouvé présent à cette opération.

REFLEXION.

Il n'est pas ordinaire de sentir des douleurs semblables, si équivoques & si compliquées, causées par les dents; cependant on ne voit encore que trop fréquemment de ces sortes de cas, & personne ne peut être sûr de n'y pas tomber, à moins qu'on n'ait la précaution, & qu'on ne soit à portée de les prévenir. Si cette malade s'étoit mise d'abord entre les mains d'un Dentiste expérimenté, elle auroit évité les douleurs cruelles qui l'ont tourmentée longtems, aussi-bien que l'usage de plusieurs remédes qui pouvoient plutôt être contraires que propres à sa santé. Sur cet exemple & sur plusieurs autres qui sont rapportez dans mes Observations, nous devons conclurre qu'il ne faut rien négliger pour notre instruction, ni pour prévenir, ou guérir les maladies qui peuvent nous affliger ; qu'il ne faut point mépriser ce que nous ne connoissons pas, ni ce que nous ne pouvons exécuter par nous-mêmes ; parce qu'il n'est point de parties qui ne soient sujettes à des accidens, qui pour l'ordinaire sont accompagnez d'une infinité de circonstances, & qu'il faut une longue expérience & une très grande application pour en connoître & en combattre toutes les maladies.

CHAPITRE XXXIV.

Deux Observations sur les désordres que le scorbut cause dans la bouche.

PREMIERE OBSERVATION.

Sur le ravage que le scorbut fit à la bouche d'une pauvre femme.

EN 1711. une pauvre femme de Nantes, âgée de cinquante-cinq ans, étant attaquée du scorbut qui lui avoit fort endommagé la bouche, entra à l'Hôtel-Dieu de la même Ville, où elle fut traitée pendant près d'un mois. Après ce traitement, elle en sortit sans être parfaitement guérie; ce qui l'obligea quelque tems après de s'adresser à moi. Elle se plaignoit d'une grande douleur qu'elle souffroit dans la bouche : cela me donna de l'attention, & fit que j'examinai sa bouche avec grand soin : Pour lors je trouvai deux trous fistuleux assez considérables, qui perçoient du dedans de la bouche en dehors, sous le menton. Je sondai ces deux trous, & je découvris par-là qu'il

DENTISTE. 423

y avoit une grande partie des alvéoles cariée ; ce qui me détermina à lui ôter quelques dents molaires chancelantes qui lui restoient encore : Je lui tirai aussi hors de la bouche trois exfoliations des alvéoles, dont la plus considérable étoit de la longueur d'un pouce & demi, & large d'un demi pouce : J'emportai de même toutes les chairs pourries. Je pansai cette pauvre femme avec le baume dessicatif du Pérou, dont je faisois injection deux fois le jour dans les trous fistuleux : Au bout de vingt-huit jours, cette femme fut parfaitement guérie.

REFLEXION.

Cette femme sortit de cet Hôpital sans être guérie, ni soulagée des desordres que le scorbut avoit faits en sa bouche ; parce qu'on avoit négligé d'examiner la cause locale, & de la combattre par les opérations & les remédes convenables. Si je n'avois fait des incisions pour découvrir la carie, afin de donner jour à la matiére de s'évacuer, & de l'empêcher de séjourner dans des sinus ; si je n'avois pas ôté les chairs corrompuës & les piéces d'os cariez, je n'aurois jamais pû soulager, ni guérir cette malade, & cette cure ne m'a réussi, que parce que j'y ai apporté une grande attention.

II. Observation.

Sur les excroissances, les caries, les ulcéres & les abcès, que le scorbut avoit produits dans la bouche d'un jeune homme.

En 1713. un Domestique de M. le Curé de la Paroisse de saint Germain de Rennes en Bretagne, fut attaqué du scorbut à la bouche. Il se mit entre les mains d'un Maître Chirurgien des plus habiles de la même Ville, qui le traita pendant un tems assez considérable, sans pouvoir le guérir : Ce Domestique voyant que sa maladie continuoit toujours, s'adressa à moi. Je commençai par visiter sa bouche : Ensuite je lui ôtai quelques mauvaises dents & plusieurs petites exfoliations & esquilles des alvéoles cariez : Je coupai avec les ciseaux toutes les chairs excroissantes, ulcérées & pourries qui lui rendoient l'haleine d'une odeur insupportable ; j'en exprimai beaucoup de sang; je lui nettéïai ensuite

suite les autres dents. Je le fis saigner & purger une fois, & lui fis user de fois à autres pendant quelque jours pour se laver la bouche, d'une lotion faite avec une pinte de vinaigre du plus fort, dans lequel j'avois fait infuser sur les cendres chaudes, une once de graine de moutarde concassée. Je continuai ensuite à lui faire laver la bouche tous les jours plusieurs fois, avec une autre lotion faite d'une chopine de vin blanc, d'une chopine d'eau de plantain, d'un verre d'extrait de cresson, de deux onces d'esprit de cochlearia, de deux onces de miel rosat, & de quatre gros d'alun calciné, le tout mêlé ensemble. Ayant traité ce malade de cette façon pendant trois semaines, il fut parfaitement guéri.

Reflexion.

On ne peut s'empêcher de convenir que le Chirurgien avoit négligé dans sa pratique la connoissance des maladies de la bouche ; car il ne s'agissoit, pour faire cette cure, que de dilater de petits sinus, d'emporter des excroissances, de procurer l'exfoliation de l'os carié, de déterger, de mondifier les ulcéres, & d'ôter les mauvaises dents; ce que les Chirurgiens pratiquent journellement avec succès en pareille occasion : Il n'étoit question que de suivre la même méthode dans le cas dont il s'agissoit, pour terminer heureusement la guérison de cette maladie : Par conséquent on ne peut imputer l'inutilité de son premier traitement qu'à beaucoup de négligence.

CHAPITRE XXXV.

Douze Observations qui concernent les dépôts, tumeurs & abcès, occasionnez par les Dents.

PREMIERE OBSERVATION.

Sur un dépôt causé par une dent canine, non cariée, mais usée par la rencontre d'une autre dent.

LE 19. Décembre 1723. M. l'Abbé Cherier Licentié de la Faculté de Paris, avoit la dent canine du côté gauche de la machoire supérieure, saine, très-solide & sans carie ; mais seulement usée par la rencontre & le frotement des autres dents & des alimens. Cette dent lui causa néanmoins une douleur si considérable, qu'il fut obligé d'appeller M. de Manteville Chirurgien, qui examina ses dents, & n'en trouvant aucune de cariée, lui conseilla de me faire venir. J'allai voir cet Abbé, j'examinai ses dents, & je reconnus que la fluxion dont il s'agissoit, étoit si considérable, qu'elle tendoit à former un abcès. Je conseillai à M. l'Abbé Cherier de couper par morceaux une racine de guimauve & deux ou trois figues grasses, de les mettre bouillir dans du lait, d'en tenir de tems en tems dans sa bouche du côté de la douleur, ce lait étant un peu tiéde, & par intervale d'appliquer une portion de ces figues sur la gencive tuméfiée ; de faire des cataplâmes avec le lait & la mie de pain, les jaunes d'œufs & le safran, de les appliquer sur la jouë enflée, & de se tenir chaudement. Cela ayant été exécuté, l'abcès se forma très-promtement sur la gencive de la dent usée, & dès le lendemain au soir le Chirurgien perça cet abcès. Il comprima suffisamment par dehors & par dedans les gencives ; par ce moyen il fit sortir beaucoup de matiére. Nous conseillâmes au malade de faire bouillir de l'orge & de l'aigremoine dans de l'eau, d'y joindre un peu de miel rofat, & de s'en laver chaudement la bouche de tems en tems, ce qui ayant été fait, il fut en peu de jours parfaitemênt guéri.

II. OBSERVATION.

Sur une tumeur & une fiftule caufées par la carie d'une Dent molaire.

En 1720. le fils de M. Clezié Marchand Quinquaillier, demeurant à Paris, ruë des Mauvais-Garçons, pour lors âgé de vingt-cinq ans, avoit la deuxiéme groffe molaire du côté droit de la machoire inférieure cariée très-confidérablement; ce qui lui caufa une tumeur de la groffeur de la moitié d'un jaune d'œuf; laquelle étoit située à la partie extérieure de la jouë du même côté. Cette tumeur ayant abcédé & percé d'elle-même, fuppuroit par intervale. Le malade s'adreffa d'abord à un Maître Chirurgien de cette Ville, qui crut que pour le guérir, il ne faloit qu'ouvrir davantage la tumeur avec la lancette, & y mettre quelque emplâtre, ce qu'il exécuta; mais il fut trompé dans fon efpérance, car il refta après ce traitement un trou fistuleux à la jouë, par où il sortoit tous les jours une matiére sanieuse. Enfin au bout de quelque tems, ce jeune homme s'étant adressé à moi, je visitai sa bouche, & je reconnus que son mal ne pouvoit provenir que de la carie de sa dent : Je ne balançai point à la lui ôter ; & cette dent étant hors de sa bouche, ce malade fut parfaitement guéri en peu de tems.

III. OBSERVATION.

Sur un abcès survenu à la pommette de la jouë, en conséquence de trois racines, ou chicots, d'une grosse dent molaire cariée du côté gauche de la machoire supérieure.

En 1722. le fils du sieur Saint Michel, Tambour des Mousquetaires, ayant un abcès fistuleux sur la pommette de la jouë du côté gauche, sa mére s'adressa à un Chirurgien de cette Ville. Ce Chirurgien ayant examiné la maladie de ce jeune homme, crut qu'il ne s'agissoit que d'y donner quelques coups de ciseaux, & d'y appliquer quelques remédes; ce qu'il fit fans aucun fuccès. La maladie continuant toujours, cette femme confulta M. Turfan Chirurgien-Major des Gendarmes, qui lui confeilla de s'adreffer à moi. Elle m'amena fon fils, pour lors âgé de quatorze à quinze ans, & je trouvai qu'il avoit trois racines d'une dent molaire du même côté, très profondes & cachées dans les gencives qui étoient fort gonflées; ce qui rendoit ces racines très-difficiles à ôter; néanmoins j'y réuffis. Il fut guéri peu de tems après, & il ne lui eft refté qu'une cicatrice dans le même endroit; ce qui arrive ordinairement à ces fortes de maladies, & ce qui provient du trop long féjour de la matiére, qui confume les cellules graiffeufes, & y laiffe toujours une perte de fubftance, pour peu que ces maladies foient négligées.

IV. OBSERVATION.

Sur un abcès survenu au-dessous du maxillaire inférieur par la carie d'une grosse dent molaire, & guéri par la seule extraction de la dent cariée.

En 1722. la fille de M. Verneuil Marchand Tapissier demeurant à l'Hôtel de l'Alliance près de la Comédie Françoise, pour lors âgée de douze ans, avoit une grosse dent molaire du côté gauche de la machoire inférieure très-cariée. Cette carie causa à cette jeune fille un petit abcès qui dégénéra en fistule au-dessous du maxillaire inférieur. Elle vint chez moi pour se faire ôter cette dent gâtée. Je la lui ôtai à l'instant; & cette petite opération fut suffisante, pour faire disparoître promtement l'abcès, & guérir radicalement cette maladie.

V. OBSERVATION.

Sur une fiſtule ſurvenuë aux gencives du devant de la bouche, à la machoire inférieure.

Le 12. Décembre 1723. M. du Rouret Mouſquetaire, me fut adreſſé au ſujet d'un effort très-violent qu'il avoit fait avec les dents du devant de ſa bouche. Cet effort lui occaſionna quelque tems après une fiſtule, ſituée entre la racine de la petite inciſive & la canine du côté droit de la machoire inférieure. Cette fiſtule étoit aſſez profonde ; il en ſortoit des matiéres putrides à la moindre preſſion. Je ſondai cette fiſtule : J'y fis une petite inciſion de haut en bas, de la longueur d'environ trois ou quatre lignes ; & lorſque j'eus découvert l'alvéole, je trouvai qu'il étoit percé d'un petit trou, qui commençoit à ſa partie ſupérieure & moyenne, & qui ſe terminoit vers la partie latérale de l'extrêmité de la racine de la dent inciſive. Je panſai cette fiſtule ſoir & matin pendant huit jours avec de très-petites tantes de charpie, que j'introduiſois juſqu'au fond de la fiſtule, après les avoir imbibées

bibées de deux parties égales d'eau de rhuë & de vin blanc, dans lesquelles je mêlois quelques gouttes d'huile de vitriol; après quoi je me servis du baume du Commandeur pour imbiber mes petites tentes, lesquelles je diminuai à chaque pansement; ce qui dura encore huit autres jours. Le malade fut ensuite guéri radicalement.

Reflexion.

Il est rare de voir guérir ces fistules, soit parce que la plûpart de ceux qui en sont atteints, les négligent, soit parce qu'ils s'adressent à des personnes peu versées dans la pratique de panser ces sortes de maladies, qui d'ailleurs ne sont pas incurables par leur propre caractére; puisqu'il ne s'agit pour les guérir, que de les traiter comme j'ai traité celles-ci.

VI. Observation.

Sur l'effet de la carie de deux racines d'une dent, qui occasionna une tumeur & un abcès du côté gauche de la machoire inférieure.

Le 6. Décembre 1723. l'épouse de

M. Brizard Concierge & Garde-meuble de l'Hôtel de Conti, ayant les deux racines de la deuxiéme grosse molaire du côté gauche de la machoire inférieure cariées depuis plusieurs années, la carie de ces racines lui causa une tumeur considérable du même côté. Je fus appellé pour examiner cette tumeur, & pour extirper ces deux racines ; ce que je fis en présence de M. Finot (a) & de M. Darmagnac. (b) Le vuide que ces deux racines laissérent, me facilita l'introduction de mon stilet, que j'introduisis dans la tumeur : Par ce moyen je m'assurai de sa profondeur, qui s'étendoit jusqu'à la base de l'os maxillaire inférieur. Je reconnus pour lors que cet os étoit découvert : Je fis une incision suffisante à la partie supérieure de la gencive, afin de donner plus facilement issuë à la matiére ; & pour empêcher que l'ouverture de la plaie ne se fermât trop tôt, je pansai cette Dame avec une tente de charpie couverte d'un peu de cire blanche.

(a) Docteur-Régent de la Faculté de Médecine de Paris, & Médecin de S. A. S. Madame la Princesse de Conti Douairiere.

(b) Apotiquaire de S. A. S. Monseigneur le Prince de Conti.

Je renouvellois cette tente soir & matin, & je seringuois le dedans de la plaie toutes les fois que je la pansois, avec une lotion faite de deux onces d'eau vulnéraire, d'eau de canelle orgée, de baume de fioraventi & de miel rosat, de chacun une once, le tout mêlé ensemble : Le quatriéme jour je cessai l'usage des tentes, & je continuai de seringuer la plaie comme auparavant, jusqu'au vingt-cinquiéme jour que la maladie fut parfaitement guérie.

REFLEXION.

Si l'on avoit différé davantage d'ôter ces deux racines cariées, & de dilater suffisamment cet abcès, le séjour de cette matiére auroit formé de nouveaux sinus, & fait de plus grands progrès ; alors il n'auroit peut-être pas été possible de terminer aussi heureusement la cure de cette maladie.

VII. OBSERVATION.

Sur un abcès fistuleux causé par une dent cariée, & guéri promptement par la seule extraction de la dent.

En 1712. le fils aîné de M. Petit

Procureur à Nantes, ayant une grosse dent molaire cariée du côté droit de la machoire inférieure, & cette dent lui ayant causé plusieurs fluxions, il lui survint à la jouë droite un abcès, qui dégénéra bientôt en une fistule, de laquelle il sortoit plusieurs fois le jour de la matiére putrefaite & sanieuse. Ce malade s'étoit fait traiter par un des plus habiles Chirurgiens de la même Ville, lequel fit à cette fistule plusieurs incisions, & la traita par différens pansemens. De tous ces traitemens il ne résulta que des cicatrices apparentes, sans aucun succès; ce qui détermina ce malade à venir me consulter. J'examinai sa bouche, & je reconnus que cette fistule n'étoit entretenuë que par la dent cariée, & que pour obtenir une promte & parfaite guérison, il s'agissoit de la lui ôter. Le malade eut peine à se persuader que cette simple opération pût être capable de le guérir; ce qui l'engagea à consulter d'autres personnes, dont les avis furent opposez au mien. Cependant quelque tems après ce malade revint à moi, & me pria de vouloir encore consulter sa maladie avec M. Boutin très-habile Chirurgien de la même Ville. Après avoir examiné sa bouche, nous convinmes qu'il faloit absolument ôter cette dent; ce que je fis à l'heure même, & quelques jours après il se trouva parfaitement guéri de sa fistule : Il m'assura que les remédes inutiles qu'on lui avoit faits auparavant, lui avoient coûté beaucoup d'argent sans en retirer aucun avantage.

Reflexion.

S'il y a des circonstances dans lesquelles il faille éluder le plus longtems que l'on peut, d'ôter certaines dents cariées, le fait rapporté dans cette Observation, fait voir qu'il y en a de contraires, où il ne faut point hésiter à les ôter; comme lorsqu'il s'agit de guérir une fistule qu'elles entretiennent. Dans un pareil cas, on ne doit pas avoir regret de perdre une dent; puisqu'on se délivre à peu de frais d'un mal qui défigure le visage, & qui pourroit à la fin devenir incurable, laisser des difformitez affreuses, faire souffrir longtems un malade, & épuiser sa bourse.

VIII. OBSERVATION.

Sur un abcès occasionné par une Dent cariée.

Le fils de M. Galois Marchand Epicier, ruë des Boucheries, Fauxbourg S. Germain, avoit la premiére grosse dent molaire du côté droit de la machoire supérieure cariée à un tel point, qu'elle lui occasionna une tumeur située sur le milieu de la surface externe du maxillaire supérieur, s'étendant jusqu'auprès de l'orbite : Elle étoit du volume d'un jaune d'œuf de poule. La longue durée de cette tumeur obligea le pére & la mére de ce jeune enfant âgé de douze ans de consulter M. Petit Maître Chirurgien, qui ayant examiné cette maladie, connut qu'elle dépendoit de la dent cariée. Il leur dît de me consulter aussi sur ce fait. Madame Galois suivit l'avis de M. Petit ; elle accompagna son fils chez moi le 5. Mai 1724. Je remarquai que cette tumeur contenoit une matiére épanchée, & je jugeai que ce dépôt avoit été causé par la carie de la dent. Je n'hésitai pas pour lors à déterminer cette Dame à consentir que cette dent fût ôtée, pour prévenir les fâcheuses suites qui arrivent presque toujours dans ces sortes de maladies, & je l'assurai que c'étoit le seul moyen qu'il y avoit à pratiquer en cette occasion pour obtenir une prompte & sûre guérison, sans avoir recours à aucun autre reméde. Cette Dame y consentit d'autant plus volontiers, que mon sentiment se trouva conforme à celui de cet habile Chirurgien. L'extraction de cette dent ne fut pas plutôt faite qu'il sortit une quantité assez considérable de matiére séreuse & jaunâtre par l'endroit que les racines de cette même dent occupoient avant l'extraction : J'introduisis mon stilet dans l'alvéole, & je trouvai que cet abcès s'étendoit jusques dans le sinus maxillaire supérieur. Ensuite je comprimai la région de cette tumeur en tous sens, & par-là je procurai l'évacuation d'un reste de matiére sanguinolente, épaisse & noirâtre. L'extirpation de cette dent & la totale évacuation de la matiére firent aussi-tôt disparoître cette tumeur, & cette maladie fut en peu de jours guérie parfaitement.

IX. OBSERVATION.

Sur deux Dents molaires très-cariées qui causèrent une fluxion, suivie d'un abcès, dont les accidens furent très-dangéreux.

En l'année 1719. le sieur Nicolas de Louviers Relieur de Livres à Paris, eut les deux derniéres dents molaires du côté gauche de la machoire inférieure très cariées ; elles lui causérent une fluxion si extraordinaire, & des douleurs si insupportables, qu'il pensa en perdre la vie ; son visage en devint monstrueux ; trois glandes sous le menton se tuméfiérent, paroissant chacune de la grosseur d'un œuf de Pigeon ; sa gorge & sa bouche se gonflérent à un tel point qu'il lui étoit presque impossible de l'ouvrir, & de faire passer les alimens les plus liquides dans son estomac. Se voyant dans un si triste état, il envoya prier M. Chauvet Chirurgien-Juré à Paris, de le venir voir : Il examina sa maladie, jugea à propos de le saigner sur le champ, & lui fit appliquer un cataplâme émollient sur les parties les plus tuméfiées ; mais malgré ces remédes, la maladie augmenta de telle sorte, & les parties de la bouche & de la gorge se gonflérent si considérablement, que le malade ne pouvoit plus avaler, ni retenir sa salive, qui couloit aussi abondamment que s'il eût eu un pthyalisme occasionné par l'effet de quelques remédes mercuriaux.

M. Chauvet étant retourné le voir, fut si surpris de le trouver en ce pitoyable etat, qu'il crut que cette maladie étoit une esquinancie confirmée; ce qui l'obligea de conseiller au malade d'appeller un Médecin. On alla aussitôt prier M. de Jussieu (*a*) de le venir visiter. Ces deux Messieurs qui le virent ensemble eurent assez de peine à examiner sa bouche; parce qu'il ne pouvoit l'ouvrir suffisamment pour donner lieu de connoître la cause de sa maladie; néanmoins M. de Jussieu jugea qu'elle n'étoit occasionnée que par des dents cariées. La gencive du même côté étoit si tuméfiée, qu'elle surpassoit ces mêmes dents; ce qui leur fit juger qu'il y avoit un abcès formé à

(*a*) Docteur en Médecine de la Faculté de Paris, de l'Académie Royale des Sciences, & Professeur en Botanique au Jardin Royal des Plantes.

cette partie, & qu'il faloit l'ouvrir pour donner promtement iſſuë à la matiére. M. Chauvet ayant ouvert cet abcès, il n'en ſortit que très-peu de pus, parce que la plus grande quantité de cette matiére étoit renfermée dans le fond des alvéoles, & aux environs de l'angle de cette machoire : cependant cette petite évacuation donna lieu de détendre un peu ces mêmes parties, & de faciliter davantage l'ouverture de la bouche. M. de Juſſieu conſeilla au malade de m'envoyer chercher, pour ſe faire tirer les dents qui cauſoient tout ſon mal, s'il étoit poſſible d'y porter l'inſtrument. M'étant donc tranſporté chez lui, je trouvai en examinant ſa bouche, que c'étoient les deux derniéres dents molaires du côté gauche de la machoire inférieure qui étoient cariées, & qui avoient cauſé tout ce déſordre, comme M. de Juſſieu l'avoit très-bien obſervé. J'eus beaucoup de peine à ouvrir aſſez la bouche de ce malade, pour y introduire la branche de mon pélican. Je choiſis une de celles dont le crochet étoit moins long & le plus large pour le pouvoir porter plus aiſément ſur la ſurface intérieure des deux dents cariées, afin de les pouvoir tirer d'un seul coup, & d'éviter par ce moyen la récidive de l'effort & de l'ébranlement ; ce qui me réussit très-bien. Aussi-tôt que ces deux dents furent ôtées, il se fit une évacuation de pus si considérable par les alvéoles qui contenoient leurs racines, qu'il en sortit plus de trois palettes : Ce pus étoit verdâtre & d'une puanteur insupportable. Le malade avoit été tourmenté de très-cruelles douleurs pendant huit à dix jours, & il en fut délivré bientôt après l'extraction de ces deux dents cariées ; l'évacuation de cette quantité de pus aïant procuré la prompte guérison d'une maladie aussi considérable.

X. OBSERVATION.

Sur la carie d'une Dent, qui pour avoir été négligée, causa des accidens funestes, & donna lieu à de très-grandes opérations de Chirurgie.

François le Blanc Compagnon Maçon à Ville-Neuve-le-Roi, près Paris, à l'âge de cinquante-sept ans, au mois d'Octobre 1725. s'apperçut par des douleurs si violentes, & une fluxion si considérable qu'il ne pouvoit plus y résister, qu'il avoit la derniére grosse dent molaire du côté droit de la machoire inférieure cariée : Il eut recours à son Chirurgien ordinaire, qui le saigna, & lui ordonna des cataplâmes. Ces remédes furent inutiles, la fluxion persista, & il se forma un abcès à côté de la dent cariée. La douleur & la fluxion parurent diminuer; mais la matiére renfermée qui n'avoit point été évacuée, reflua dans la masse du sang, & causa une fiévre violente avec délire, qui mit le malade en danger de perdre la vie : Dans cet état il fut encore saigné deux ou trois fois, & purgé.

Peu de tems après, l'abcès s'ouvrit de lui-même dans la bouche ; mais la matiére qui en sortoit continuellement, & qui étoit d'une fœtidité insupportable, n'étoit que la partie la plus séreuse & la plus fluide.

L'évacuation de cette matiére fit cesser la fiévre & le délire ; mais la jouë du malade restoit toujours très-tuméfiée, à cause que la matiére la plus épaisse n'en avoit point été évacuée. Le Chirurgien qui le voyoit, employoit des cataplâmes & des embrocations dans l'intention de résoudre cette tumeur. Il traita ainsi son malade même pendant un mois entier sans aucun succès.

M. Montaut Maître Chirurgien au même lieu, fut appellé : Il examina la jouë de ce malade, il la trouva très-dure & grosse comme un pain d'une livre. La machoire inférieure avoit perdu son action, & les dents inférieures étoient écartées des supérieures d'un travers de petit doigt, ce malade remuoit à peine les lévres pour cracher & prendre du bouillon.

Ce dernier Chirurgien jugea que la partie la plus épaisse de la matiére étoit restée dans le sac, tandis que la plus fluide sortoit continuellement.

Le Chirurgien ordinaire du malade ne fut point de cet avis, & soutenoit qu'il n'y avoit point de matiére; parce qu'il n'y sentoit point, disoit-il, de fluctuation ; mais le Chirurgien Consultant conclut qu'il n'y avoit point d'autre moyen pour le guérir, que d'ouvrir cette tumeur par le dedans de la bouche, ce qu'il faloit faire absolument, afin que si par hazard l'os de la machoire n'étoit pas carié, cette tumeur pût se guérir par cette simple ouverture,

Tandis que le Chirurgien ordinaire persistoit dans son sentiment, & qu'il refusoit de faire cette opération, M. Montaut prit une lancette à abcès, & la plongea dans le sac: Il fit horisontalement une ouverture assez grande, de laquelle sortit une matiére fort épaisse, mais en petite quantité; ce qui l'obligea de prendre un bistouri avec lequel il agrandit l'ouverture déja commencée avec la lancette.

Ensuite il appuya sa main gauche sur la jouë: Par cette compression il fit sortir toute la matiére, laquelle étoit très-dure & en forme de caillots gros comme des noisettes.

Après avoir vuidé ce sac, il appliqua un bandage expulsif sur la jouë du malade.

Le soir il le pansa de nouveau: Il prit alors un stilet qu'il introduisit par l'ouverture qu'il avoit faite le matin, & il le conduisit jusques sous l'angle inférieur de la machoire; ce qui le détermina à faire une contre-ouverture le lendemain au matin.

Il introduisit par cette derniére ouverture une sonde, qu'il fit pénétrer jusques sous l'angle de la machoire inférieure, & avec un rasoir il incisa sur cette même sonde, à la faveur de laquelle il introduisit encore une autre sonde, & il divisa transversalement avec un bistouri les tégumens & les chairs qui couvroient les sinus.

Ayant découvert la machoire, il la trouva cariée: Il reconnut par le moyen de la sonde que la carie s'étendoit jusqu'au condille & jusqu'à la cavité glénoïde de l'os temporal ; ce qui l'obligea à continuer ses incisions qui formoient la figure d'un T renversé.

En faisant cette dernière ouverture, il ne put éviter de couper un rameau considérable de la carotide externe ; ce qui causa une forte hémorragie : Il s'en rendit maître par la ligature & le point d'appui.

Il tamponna la plaie autant qu'il lui fut possible, afin de pouvoir dans la suite porter les médicamens nécessaires sur l'os carié : Dans cette intention il se servit d'injections spiritueuses, dessicatives & vulnéraires : Il fit principalement usage de l'esprit de vin, dans lequel il faisoit infuser de la canelle & du girofle. Il pansoit cette plaie deux fois le jour avec des bourdonnets trempez dans cette liqueur, avec un digestif par-dessus.

Quinze jours après l'opération, l'exfoliation se fit, & il tira quatre piéces d'os très-considérables, qui consistoient en une portion de l'apophyse coronoide, le condille entier de la machoire, une moyenne portion de son angle, & une autre portion plus considérable du même angle. Lorsque cette derniére piéce se détacha, elle entraîna avec elle la dent cariée, qui avoit causé ce désordre.

L'exfoliation faite, ce Chirurgien eut la liberté de voir ce qui se passoit à la partie inférieure de l'os temporal, où ce malade disoit sentir depuis longtems une grande douleur avec quatre ou cinq batteurs de ciment ; c'étoit ainsi qu'il s'exprimoit.

Dans cette partie si douloureuse & si sensible, son Chirurgien reconnut que les os étoient à découvert, que la cavité glénoïde étoit découverte & de même l'apophise zigomatique & le stilloïde, que tous ces os étoient dépouillez jusqu'au trou auditif externe; ce que ce Chirurgien découvrit au moyen de son stilet, avec lequel il rencontra l'os temporal carié à un tel point, que son stilet le traversa jusqu'à la dure mére : il le passa par-dessous l'arcade zigomatique,

que, & il pénétra jusqu'à la fente orbitaire externe : Comme il ne faut jamais désespérer entiérement dans les cas les plus fâcheux, il se servit en continuant le traitement de cette maladie, de son injection qu'il jetta dans le fond des sinus, tamponnant autant qu'il lui fut possible. Craignant toujours qu'il ne se fît quelque forte exfoliation du temporal & du sphénoïde, accompagnée de quelque accident mortel, & n'ayant pas la liberté de porter le remède dans tant de cavitez, tout ce qu'il pouvoit faire, c'étoit de seringuer la plaie avec la même injection deux fois le jour ; ce qui réussit si bien, que les battemens cessèrent, & la douleur se dissipa.

Après toutes ces opérations & deux mois de pansement, tous les accidens disparurent ; mais il resta une fistule incurable, le canal excréteur de la glande parotide ayant été coupé par le milieu. La liqueur que cette glande filtroit prit son cours par dehors, à l'endroit où l'opération fut faite : Cet accident fut la principale cause de cette fistule, qui est une de celles qui ordinairement ne guérissent point.

La paupière inférieure de l'œil du

même côté eſt reſtée éraillée, & eſt demeurée paralitique par la deſtruction d'un rameau du nerf de la cinquiéme paire qui ſe diſtribuë à la face: Il paroît une cataracte qui commence à ſe former, qui ſelon toute apparence eſt cauſée par l'obſtruction qui s'eſt communiquée au corps graiſſeux & aux vaiſſeaux ſanguins, qui ſe diſtribuent au globe de l'œil. À ces accidens près, le malade joüit à préſent d'une parfaite ſanté.

REFLEXION.

On voit par cette Obſervation le danger où a été expoſé ce malade par la négligence de ſon Chirurgien ordinaire: Elle nous apprend que l'on doit toujours remédier promtement aux maladies qui paroiſſent les plus légéres dans leur commencement; prévoir les accidens qui peuvent arriver, & apporter ſes ſoins pour les prévénir. Il arrive ſouvent, ou que ceux qui en ſont affligez ſe flatent & croyent qu'elles paſſeront d'elles-mêmes, ou que les Chirurgiens peu expérimentez, auſquels ils s'adreſſent, n'en prévoyant pas les ſuites, & n'y apportant point les remédes néceſſaires, elles deviennent d'une très-grande conséquence dans leurs progrès, & mettent les malades en danger de mort, comme on vient de le voir.

Messieurs Winslow, de Manteville, Verdier, de Saint Yves (a) & moi avons vû & & examiné le malade après sa guérison, & les piéces d'os qui se sont exfoliées de sa machoire.

C'est M. Montaut qui a fait cette cure, & qui m'a communiqué cette Observation.

XI. OBSERVATION.

Sur une petite Dent incisive, qui sans être cariée, avoit causé plusieurs fluxions, suivies d'un abcès considérable.

En 1724. M. Pierre Mathieu de Nîmes en Languedoc, étant à Paris, fut attaqué à l'âge de vingt ans d'une fluxion si considérable, qu'il fut obligé d'avoir recours à M. de Jussieu; mais comme ses occupations de Médecine ne lui permettoient pas alors de pouvoir se transporter chez ce malade, il me fit dire de m'y rendre de sa part, pour examiner la maladie, & voir ce

(a) Chirurgien Oculiste à Paris.

qui pouvoit causer la douleur & la fluxion dont il étoit attaqué: J'examinai son visage & sa bouche, & je remarquai qu'il avoit le menton enflé & farci de plusieurs glandes grosses comme des pois. Je regardai avec toute l'attention possible ses dents, sans en trouver une seule de cariée ; l'incisive du milieu, & du côté gauche de la machoire inférieure se trouvoit très-sensible lorsqu'on la touchoit, & même un peu chancelante ; ce qui étoit causé par l'engorgement de l'humeur qui avoit écarté l'alvéole & les gencives qui environnoient cette dent. Je demandai au malade s'il avoit reçu quelque coup, ou fait quelque effort violent sur cette dent : Il me dît, que non, mais qu'il y avoit quatre ans qu'elle lui avoit fait un peu de douleur, & que huit mois après, elle lui avoit causé une fluxion & une douleur assez considérable pendant trois ou quatre jours ; mais bien différente de celle qu'il ressentoit depuis cinq à six jours. Quoique cette dent ne fût point cariée, je ne laissai pas de soupçonner qu'elle causoit tous ces désordres, par l'effet de la liqueur épanchée & arrêtée dans les vaisseaux de sa cavité, ou sur la membrane de l'alvéole ; qu'ainsi cet engorgement causoit lui seul la douleur vive, & l'inflammation que toutes les parties du menton ressentoient ; ce qui pouvoit causer un abcès. Ce malade avoit été saigné à propos par le conseil de son Chirurgien. Je lui conseillai pour topique une lotion faite avec deux figues grasses & une racine de guimauve coupée par morceaux, bouillies deux ou trois bouillons dans une chopine de lait, avec une petite poignée de feuilles de mauves & une cueillerée d'orge, & de tenir souvent dans sa bouche, une portion de cette lotion, après l'avoir fait tiédir ; & l'application d'un cataplâme fait avec la mie de pain, le lait, le jaune d'œuf & le saffran soir & matin sur la partie tuméfiée, ce qui fut exécuté : Je fus le lendemain avec M. de Jussieu chez le malade ; nous trouvâmes qu'il avoit la lévre beaucoup plus enflée qu'auparavant, le menton de même & fort tendu ; ce qui étoit accompagné d'une petite rougeur dans un seul endroit : Nous jugeâmes par tous ces signes, que l'abcès pouvoit être formé dans le fond de l'alvéole, & que le séjour de la matiére causeroit infailliblement quelque désordre en cette partie, & se porteroit jusqu'au dehors, si l'on n'y donnoit ordre promtement. Nous conclûmes de-là, qu'il faloit, sans différer, ôter la dent, afin que la matiére s'évacuât; ce qui arriva comme nous l'avions pensé. Cette dent étoit tout-à-fait hors de rang, & portée vers la langue. Les deux dents voisines remplissoient en partie l'espace qu'elle devoit seule occuper. Une dent ainsi située, ne pouvoit être sûrement ôtée qu'avec le poussoir; ce fut pour cette raison, qu'après avoir situé ce malade sur une chaise ordinaire, & que je me fus placé avantageusement derriére lui, sa tête étant affermie contre mon corps, je portai l'extrêmité dentelée du poussoir sur la surface extérieure & moyenne de la dent qui causoit la douleur; je frapai un seul coup sur l'extrêmité du manche de cet instrument avec une livre de plomb en masse; ce qui fut suffisant pour ôter cette dent, & pour procurer l'évacuation de beaucoup de pus par l'alvéole, qui renfermoit sa racine. Nous conseillâmes au malade de se faire saigner une seconde fois, de continuer son cataplâme, & de tenir souvent dans sa bouche du même lait dont il s'étoit servi; ce qui fut continué jusqu'au lendemain ; & peu de jours après il fut entiérement guéri & délivré par cette opération, des douleurs qui le tourmentoient, & d'une dent incommode & hors de rang, qui étoit non-seulement inutile, mais même défectueuse.

Lorsque cette dent fut tirée, il ne s'y trouva aucune carie ; mais nous remarquâmes, que depuis le milieu de sa racine jusqu'à son extrêmité, elle étoit intérieurement très-livide ; & pour empêcher qu'elle ne se desséchât trop tôt, je l'enveloppai d'un papier mouillé, & dès que je fus rentré chez moi, je limai jusqu'à la cavité l'endroit de la racine qui paroissoit livide : Alors il sortit de la cavité de cette racine une odeur très-fœtide, sans que j'apperçusse aucune carie, ni aucune matiére purulente. Je pense que cette puanteur dépendoit de quelques soufres, qui s'étoient exhalez d'une matiére fermentée dans le voisinage de l'extrêmité des racines de cette dent, & qui s'étoient insinuez dans sa cavité par le trou qui donne passage aux vaisseaux, & que s'y étant introduits, ils y étoient restez enfermez, jusqu'à ce que limant cette dent, j'eusse ouvert la cavité qui les contenoit.

XII. OBSERVATION.

Sur un abcès causé par une petite Dent molaire, précédé d'une fluxion très-douloureuse, & suivi d'une fistule.

Le 20. Décembre 1723. M. le Nain Lieutenant de Roi de la Province de Dunkerque & Colonel d'Infanterie, demeurant à Paris, ruë Saint André des Arcs, ayant la deuxiéme petite molaire du côté droit de la machoire inférieure un peu usée, cette dent lui causa une fluxion & une douleur si considérable, que la jouë du même côté en devint extrêmement tuméfiée : Il m'envoya chercher : Ayant examiné sa bouche, je trouvai sa gencive un peu tenduë & fort enflammée; ce qui me fit juger, qu'elle avoit de la disposition à s'abcéder. Je lui conseillai de se faire saigner, de prendre une demie poignée d'orge, une poignée d'aigremoine, ou de feuilles de mauve, deux figues grasses, & une racine de guimauve coupée par morceaux, & de faire bouillir le tout dans une pinte d'eau commune, d'en

tenir

tenir souvent dans sa bouche, après l'avoir fait un peu tiédir, & de faire un cataplâme avec la mie de pain, &c. comme ci-devant, & d'en appliquer chaudement soir & matin sur la jouë enflée; ce qui ayant été fait pendant deux fois vingt-quatre heures, M. Sauré Maître Chirurgien, & moi, nous étant rendus chez ce malade, nous trouvâmes l'abcès en état d'être ouvert: Ce Chirurgien en ayant fait l'ouverture, il en sortit beaucoup de matiére: Le lendemain le malade fut encore saigné: Il continua quelques jours à tenir de la même liqueur de tems en tems dans sa bouche: Cela le délivra de sa fluxion & de sa douleur, mais n'empêcha pas qu'il ne restât une fistule accompagnée d'inflammation à la gencive, d'où il sortoit une matiére purulente à la moindre pression qu'on y faisoit, & même sans y toucher. Cette fistule obligea M. le Nain trois semaines après, de me faire revenir chez lui, afin de sçavoir ce qu'il y auroit à faire pour sa guérison: Je lui dis qu'il n'y avoit qu'à ôter la dent qui lui avoit occasionné sa fluxion, & qu'il seroit bientôt délivré de sa fistule, ou que s'il vouloit conserver sa dent, il faloit faire quelques incisions à l'endroit de la fistule, & la panser réguliérement tous les jours; que par ce moyen j'espérois que cette fistule seroit guérie parfaitement : Il aima mieux prendre le dernier parti que de perdre sa dent. Je commençai, après avoir sondé la fistule, à y faire une incision cruciale jusques dans sa profondeur, pour empêcher que les lévres de la plaie ne vinssent à se réunir trop tôt, j'en coupai les angles avec des ciseaux, & pour la panser, je me servis d'égales parties de vin blanc, d'eau de rhuë & d'eau vulnéraire, d'un peu de miel rosat, & de quelques goutes d'huile de vitriol, dont je fis un mélange, pour y imbiber un petit tampon de charpie, que j'introduisois dans l'ouverture de la fistule, & que je renouvellois soir & matin; ce que je fis pendant cinq à six jours; après quoi je m'apperçus qu'il y avoit un peu au-dessus de la fistule quelque portion de l'alvéole, qui avoit de la disposition à s'exfolier, ce qui m'obligea d'y faire une simple incision, & de continuer le même pansement. Au bout de trois ou quatre jours il s'exfolia trois petites portions de l'alvéole. Je continuai ensuite d'appliquer pendant neuf à dix jours dans cette fistule de petits tampons de charpie, imbibez du baume du Commandeur, lesquels tampons je diminuois toutes les fois que je la pansois. Le malade fut parfaitement guéri par cette méthode, & il a conservé sa dent.

Reflexion.

Cette Observation de même que les précédentes, fait connoître que la douleur & la carie des dents occasionnent ordinairement des tumeurs, des abcès & des fistules, non-seulement aux gencives, mais encore en plusieurs autres parties du visage, & que ces accidens n'arrivent le plus souvent, que parce qu'on a négligé de remédier d'abord à la carie des dents; que l'on s'est servi de remédes contraires, ou inutiles ; ou que l'on n'a pas ôté assez tôt les dents, ou les chicots; que l'on n'a pas saigné & purgé le malade à propos ; ou que l'on n'a pas eu recours à des remédes dérivatifs & évacuans, avant que les dépôts se fussent formez ; ou bien parce qu'étant une fois formez, on a négligé de les résoudre, ou de les ouvrir dès que cette matiére a été formée; ce qui a donné occasion à la matiére de découvrir & de pénétrer l'os, & par conséquent de produire une maladie dont la guérison est très-difficile. Ainsi pour n'avoir pas pansé méthodiquement ces sortes d'abcès, il se forme à la fin des fistules. Or la plûpart de ces fistules restent incurables, non qu'elles le soient par elles-mêmes ; mais parce que peu de personnes se sont appliquées à les bien traiter ; & que ceux qui en ont été attaquez, n'ont pas toujours eu le bonheur de rencontrer des Praticiens assez expérimentez. D'où il faut conclurre qu'il y a des moyens pour guérir certaines maladies, qui ne sont connus que de peu de personnes ; quoique la connoissance de ces mêmes maladies, & de ces mêmes moyens ne soit pas difficile à ceux qui se sont sérieusement attachez à acquérir la capacité, l'expérience & l'adresse nécessaire. Sans le secours de tels Dentistes, les personnes atteintes de ces maladies se trouvent exposées à courir de très-grands risques ; parce qu'étant négligées, le progrès de leur mal a souvent des suites si fâcheuses, qu'elles sont exposées à essuyer des opérations longues & douloureuses ; ensorte que des sujets foibles & cacochimes font quelquefois en danger de perdre la vie.

CHAPITRE XXXVI.

Observation sur les excoriations calleuses de la langue, des jouës & des gencives, causées par le frotement des chicots, ou dents éclatées, &c.

LE 12. Janvier 1724. M. Helvetius le pére, m'envoya une pauvre femme qui avoit le côté de la langue & le dedans de la jouë du côté gauche de la machoire inférieure, très-calleux, & même excoriez par des dents cariées & rompuës : Leurs chicots frotant sans cesse contre ces parties avoient occasionné ces excoriations calleuses. Je limai les pointes aiguës de ces chicots, & en peu de tems, cette pauvre femme se trouva parfaitement guérie.

Le 13. Janvier de la même année, M. le Mercier Imprimeur & Marchand Libraire, ruë S. Jacques à Paris, ayant des excoriations à peu près semblables à celles que j'ai rapportées ci-dessus, causées par le frotement de la dernière dent molaire du côté droit de la machoire inférieure, consulta le même Médecin, qui lui conseilla encore de s'adresser à moi. Ce Libraire m'étant venu trouver, j'examinai sa bouche, & je remarquai que la dernière molaire du côté droit de la machoire inférieure étoit cariée, qu'il s'étoit rompu une portion de son corps, & que le reste de cette dent avoit des pointes très-tranchantes, qui avoient excorié le côté de la langue du côté de la même dent, & y avoient fait un petit trou : Je limai les parties aiguës de cette dent ; ce qui procura en peu de jours une guérison parfaite.

CHAPITRE XXXVII.

Sur des ulcéres calleux situez au dedans de la jouë & aux gencives, causez & entretenus par la compression d'une dernière dent molaire.

LE 18. Mars 1724. Mademoiselle de Neuf-Chaise fille d'un Gentilhomme de Poitiers, vint chez moi, après avoir souffert pendant un an des douleurs violentes, occasionnées par la derniére dent molaire du côté droit de la machoire supérieure. Cette Demoiselle avoit été un mois entier sans pouvoir ouvrir la bouche, ni prendre pour sa nourriture que les alimens les plus liquides : Après ces accidens, j'examinai la bouche de la malade, & je trouvai que cette dent avoit causé des ulcérations, des excroissances calleuses aux gencives & à la jouë, proche les muscles fermeurs de la machoire, & un enfoncement dans lequel la partie extérieure du corps de cette dent se trouvoit logée : j'ôtai cette dent, & je la trouvai un peu cariée à son colet & à la partie extérieure de l'extrêmité de son corps. Peu de jours après en avoir fait l'extraction, la malade fut parfaitement guérie, en se lavant souvent la bouche avec du vin rouge tiéde, dans lequel on dissolvoit un peu de miel rosat.

Reflexion.

On doit conclurre de ces remarques de pratique, qu'il se rencontre des excoriations, ou des ulcéres calleux à la surface de la langue, ou à la surface intérieure des jouës, ou des lévres, qui ne dépendent que du frotement des dents, des chicots, ou de quelqu'unes de leurs esquilles, contre les parties charnuës; puisque la seule extraction du corps étranger suffit pour guérir ces ulcérations, qui sans cette opération, loin de guérir, ne manqueroient pas d'augmenter par le frotement actuel de ces corps raboteux, poignans, ou tranchans, contre des parties molles & sensibles. De tels cas nous engagent à examiner avec attention les ulcéres de la bouche; afin de reconnoître quelle est la véritable cause qui les produit, & qui les entretient; parce qu'il est très-important de ne pas s'y tromper, pour ne pas confondre ces ulcéres simples, avec les ulcéres vénériens, ou les scorbutiques, &c. Cela est d'autant plus de conséquence, que si l'on prenoit le change en pareille occasion, l'on engageroit sans nécessité un malade à faire des remédes dont l'usage lui seroit plus nuisible que profitable.

CHAPITRE XXXVIII.

Six Observations singuliéres.

PREMIERE OBSERVATION.

Sur une excroissance fongueuse & charnuë, située dans une cavité cariée de la couronne d'une grosse dent molaire, & contiguë au cordon des vaisseaux dentaires

LE 5. Avril 1724. l'épouse de M. Bouret Lieutenant général de Gisors, amena chez moi Mademoiseille sa fille âgé de quinze ans, pour lui faire accommoder ses dents; je remarquai en opérant qu'elle avoit la premiére des grosses molaires du côté gauche de la machoire inférieure si considérablement cariée à l'extrêmité de sa couronne, qu'elle ne pouvoit depuis long-tems mâcher sur cette dent; ce qui causoit que le tartre s'accumuloit beaucoup sur les dents de ce même côté. Je conseillai à cette jeune Demoiselle de consentir que je la lui ôtasse, afin qu'elle eût la liberté de mâcher aisément des deux côtez. J'avois déja remarqué dans la cavité de cette dent une excroiſſance charnuë & fongueuſe, de la groſſeur d'un pois, & que cette chair étoit très-ſenſible au moindre attouchement ; je crus néanmoins que cette excroiſſance n'étoit qu'un prolongement de la gencive qui s'étoit dilacérée & étenduë par ſon gonflement dans la cavité cariée de la dent, comme il arrive quelquefois, lorſqu'on ne peut faire la maſtication ſur les dents cariées ; mais après avoir tiré cette dent, & l'avoir examinée, j'obſervai que cette excroiſſance charnuë ne provenoit que du cordon des vaiſſeaux dentaires, qui s'étoient dilatez & gonflez juſqu'au point que je viens de le rapporter.

REFLEXION.

Il n'eſt pas ordinaire de voir en pareil cas des excroiſſances ſemblables. Pour expliquer de quelle façon celle-ci a pû ſe former, il n'y a qu'à ſe rappeller qu'il eſt poſſible que toutes les parties charnuës & membraneuſes produiſent des excroiſſances fongueuſes, lorſqu'une fois elles ſont rompuës, dilacérées, ou ulcérées, & qu'elles ſont abreuvées de quelque ſuc vicié : C'eſt par rapport à ces circonſtances que les excroissances ordinaires se produisent, & c'est aussi par des causes à peu près semblables que celle-ci s'étoit formée. Lorsqu'une dent est aussi considérablement cariée, que l'étoit celle dont je viens de parler, & que ses vaisseaux occasionnent une excroissance dans sa cavité cariée, on tenteroit vainement de vouloir guérir ces deux maladies, & de conserver la dent; c'est pourquoi il faut l'extirper promtement, pour prévenir les accidens fâcheux qui en pourroient survenir.

II. OBSERVATION.

Sur une Dent cariée par une carie séche, qui dégénéra successivement en carie molle, & qui pénétra jusqu'à la cavité de la Dent par une route imperceptible.

M. le Marquis de Parabére, Brigadier des Armées du Roi, avoit depuis nombre d'années la premiére grosse dent molaire du côté gauche de la machoire inférieure, cariée d'une carie séche, sans qu'il eût ressenti à cette dent aucune douleur.

Cette carie changea en partie de caractére : Elle devint peu à peu molle & pourriſſante dans un petit endroit, & pénétra aſſez avant dans le corps de la dent pour découvrir les parties ſenſibles, & permettre à l'air de les frapper aſſez rudement pour cauſer au malade beaucoup de douleur.

Il me fit appeller le 18. de Juillet 1724. Etant arrivé chez lui, j'examinai ſa dent avec attention : La carie en queſtion étoit ſi peu apparente, qu'il me fut difficile de la connoître ; & quoiqu'à la fin je m'en fuſſe aſſuré, je ne pouvois me perſuader qu'elle fût capable de lui cauſer une douleur auſſi vive que celle qu'il reſſentoit : La carie ne me paroiſſant pas aſſez conſidérable pour la produire, & cette dent étant très-néceſſaire à la maſtication, je ne pouvois me réſoudre à la lui ôter, quoique le malade y fût déterminé par la violence des douleurs qu'il ſouffroit.

Après avoir mûrement réfléchi ſur la ſingularité de cette maladie, je jugeai, que quoique cette carie fût peu apparente, elle pouvoit par quelques petits conduits s'être communiquée dans la cavité du corps de la dent,

DENTISTE. 469

par où l'air s'étant introduit, avoit pénétré les parties membraneuses & nerveuses renfermées dans cette cavité, qu'il avoit irritées & enflammées en altérant les liqueurs qui y circulent; de maniére qu'il s'y étoit formé un abcès.

Je jugeai encore qu'en ouvrant davantage la cavité, je donnerois par ce moyen issuë à la matiére; que le malade se trouveroit guéri, & conserveroit sa dent.

Pour satisfaire à mon intention, je pris une de mes plus petites sondes courbes, j'appuyai fortement son extrêmité pointuë dans la petite carie; cette sonde fut suffisante pour pénétrer la carie jusqu'à la cavité de la dent, & je n'eus pas plutôt retiré mon instrument, qu'il en sortit du pus & du sang, comme je l'avois prévû.

Je dis au malade & à d'autres personnes de distinction qui se trouvérent présentes, que j'étois persuadé que la cause de cette douleur étoit entiérement emportée, & que la dent se conserveroit: Ils eurent beaucoup de peine à m'en croire, ils vouloient même que j'ôtasse cette dent sans différer davantage. Pour les tranquilliser, gagner leur confiance, & fortifier mon pronostic, je leur dis que j'avois quantité d'expériences semblables, & que si le succès ne répondoit pas à mon attente, j'en serois fort surpris; qu'enfin, il seroit toujours tems d'en venir à cette opération; que je les priois d'attendre jusqu'au soir, & que si la douleur n'étoit point cessée, on me le fît sçavoir. Cela ne fut pas nécessaire, car la douleur ne revint point. J'allai voir ce Marquis plusieurs jours après, & je le trouvai entiérement guéri. Il n'y a point eu de récidive, & cette dent ne lui sert pas moins que les autres.

III. OBSERVATION.

Sur une Dent canine, & sur le pus qui s'étoit formé dans sa cavité, lequel fut évacué par un trépan perforatif.

Le 12. de Novembre 1724. M. Tartanson Chirurgien-Juré à Paris & ancien Prévôt de sa Compagnie, fut attaqué d'une cruelle douleur aux dents incisives & canines de la machoire inférieure; il me manda pour sçavoir d'où pouvoit provenir une douleur si vive, sans que ses dents fussent cariées, n'étant seulement qu'un peu usées à leurs extrêmitez. Après les avoir examinées & touchées avec ma sonde, je connus ce qui en étoit, & je l'assurai qu'il n'y avoit que la seule canine du côté droit de la même machoire qui fût sensible, & qui lui causât cette vive douleur; ce qui provenoit de ce que cette dent étant plus usée que les autres par son extrêmité, le nerf qui entre dans sa cavité avoit été plus frapé de l'air que ceux des autres dents.

Je lui dis, que j'étois persuadé qu'il y avoit une matiére purulente épanchée dans cette cavité, & qu'il faloit perforer cette dent pour l'évacuer; que par ce moyen la douleur cesseroit bientôt, & qu'on lui conserveroit sa dent. Lorsque j'eus persuadé M. Tartanson de l'utilité de cette opération, je pris un burin qui me servit de perforatif, dont je portai la pointe sur l'extrêmité de la dent dans l'endroit de sa cavité, & en le tournant de droit à gauche & de gauche à droit, je commençai l'ouverture de cette même cavité; ensuite je pris un équarrissoir, dont je me servis en le tournant de la même maniére, pour agrandir & approfondir l'ouverture que j'avois déja commencée, & aussi-tôt que la cavité de cette dent abcédée fut ouverte, il en sortit du pus & du sang assez considérablement ; ce que je fis voir au malade par le moyen d'un miroir, en présence du sieur Larreyre (*a*) son Garçon Chirurgien. Ce fait parut singulier à M. Tartanson, quoique tres-habile dans son art ; & à la vérité il n'est pas ordinaire de voir une semblable maladie. Si quelques Auteurs ont rapporté avant moi des maladies à peu près semblables, je ne crois pas que l'on ait pensé auparavant à mettre en usage les moyens convenables pour les guérir, dont le principal est de trépaner la dent, comme je le fis en cette occasion, pour donner issuë à la matiére renfermée dans sa cavité.

M. le Nain dont j'ai déja parlé, a eu plusieurs dents attaquées de maladies semblables, qui lui ont causé beaucoup de douleur : Je les ai toutes guéries par le moyen que je viens d'indiquer. Quelques mois après j'ai plombé ses dents, sans que depuis elles lui ayent causé la moindre douleur, &

(*a*) Il est devenu depuis Chirurgien de feu S. A. S. M. le Duc de Condé.

elles lui servent comme les autres dents.

Depuis peu Madame de Saint-Benoît Religieuse au Couvent du Chasse-Midi, étant attaquée d'une grande douleur occasionnée par une semblable maladie à la premiére petite dent molaire du côté droit de la machoire supérieure, elle eut recours à moi : Je me servis de la même méthode qui me réussit avec tant de succès, que la douleur cessa presqu'aussi-tôt, & que cette Religieuse a conservé sa dent.

Il ne faut donc jamais négliger de trépaner une dent en pareille occasion ; de même qu'on fait cette opération sur le crane & sur d'autres os, pour donner issuë aux matiéres qui sont épanchées dans les cavitez de ces os, où elles se sont formées contre l'ordre naturel.

IV. OBSERVATION.

Sur une exostose carcinomateuse des plus considérables, accompagnée de la perte de plusieurs dents.

Nicolas Bataille, fils d'un Vigneron

de Nogent-sur-Marne, âgé d'environ dix-huit ans, fut atteint de violentes douleurs aux dents molaires du côté gauche de la machoire inférieure. Ces douleurs furent bientôt suivies d'une fluxion considérable qui gonfla la jouë du même côté. Cette fluxion se dissipa en partie; mais il resta aux gencives une petite tumeur fixe, dure & indolente, qui s'augmenta peu à peu. Les deux derniéres dents molaires de la même machoire & du même côté où la douleur & la fluxion s'étoient manifestées, se cariérent en même tems: La carie de ces deux dents fit un si grand progrès en une année, qu'il ne resta que leurs racines: La tumeur s'augmenta si considérablement, qu'elle devint de la grosseur du poing. Cette tumeur occupoit toute la base de l'os de la machoire inférieure & toute la jouë gauche, sans néanmoins causer au malade d'autre incommodité que celle de l'empêcher d'ouvrir la bouche à son ordinaire.

Voyant que cette tumeur s'augmentoit de plus en plus, il prit le parti de se transporter chez M. Helvetius le pére, pour le consulter. Les occupations de ce célébre Médecin ne lui permirent pas pour lors d'examiner ce malade. M. Verdier Chirurgien-Juré à Paris, s'étant trouvé là par hazard, examina son mal, & jugeant qu'il demandoit un prompt secours, il lui conseilla de me venir trouver, & de se faire ôter les dents qu'il croyoit être la cause de ce désordre. Le malade vint chez moi le 19. d'Août 1724. j'examinai sa bouche, où il me fut presqu'impossible d'introduire mon pélican, ne la pouvant ouvrir suffisamment. Les racines, ou chicots qu'il s'agissoit d'ôter, étoient fort cachez par l'élévation des gencives gonflées. Nonobstant toutes ces difficultez, je réussis à les ôter, & il ne s'écoula qu'un peu de sang à l'ordinaire. J'introduisis ensuite une sonde courbe dans les cavitez des alvéoles des racines que j'avois ôtées, pour connoître si ces cavitez avoient quelque communication avec la tumeur, les ayant pour lors soupçonnées d'être cariées; mais ayant reconnu qu'il n'y avoit aucune communication des cavitez des alvéoles avec la tumeur, j'examinai les autres dents, & je découvris aux gencives un petit trou fistuleux, situé près de la seconde petite molaire, quoiqu'elle ne fût point cariée. Ce trou pénétroit jusqu'à la partie la plus déclive de la tumeur, qui s'étendoit jusqu'à la base de l'os de la machoire inférieure.

Je fis entendre au pére du malade, que l'extraction des racines que j'avois ôtées, contribüeroit peu à la guérison de son fils, & que pour mieux connoître cette maladie, il faloit nécessairement ôter la seconde petite dent molaire, quoiqu'elle ne fût point cariée, & même emporter la portion de l'alvéole où étoit le trou fistuleux; afin que l'on eût une ouverture suffisante pour voir ce qui se passoit dans la tumeur. Je leur dis d'aller trouver M. Verdier, & de lui communiquer ce que j'avois observé & ce que je proposois de faire à ce sujet : M. Sauré & M. Verdier vinrent ensuite ensemble chez moi ; ils examinérent la maladie, & se trouvérent de mon sentiment.

Pour lors j'ôtai la dent dont je viens de parler, & une portion de l'alvéole, d'où il ne sortit qu'un peu de sang à l'ordinaire, & cette opération ayant procuré une ouverture suffisante à y pouvoir introduire l'extrêmité du doigt, elle donna le moyen de reconnoître l'état de la maladie, que nous reconnûmes être une vraie exoſtoſe des plus conſidérables. L'ouverture que l'extraction de la dent & la portion de l'alvéole avoient faite, n'étant pas ſuffiſamment grande pour guérir cette maladie, de laquelle ces Meſſieurs voulurent bien me laiſſer le traitement, je fis pour lors une inciſion depuis la ſymphiſe du menton, juſqu'au muſcle maſſeter, dans l'endroit où les gencives s'uniſſent avec la jouë; ce que j'exécutai avec un biſtouri & des ciſeaux courbes bien tranchans. Enſuite j'introduiſis mon doigt par cette ouverture dans la tumeur, où je trouvai beaucoup de chairs fongueuſes & calleuſes contenuës dans la capacité d'une exoſtoſe carcinomateuſe. Cette exoſtoſe étoit figurée de maniére qu'elle repréſentoit aſſez bien une eſpéce de calotte. Elle étoit concave du côté des gencives & convéxe du côté de la jouë, & ſon épaiſſeur étoit à peu près de l'épaiſſeur d'un liard. Elle s'étendoit depuis l'angle de la machoire inférieure, juſqu'à la ſynphiſe du menton, & depuis la baſe de la même machoire juſqu'au zigoma du même côté. J'emportai quelques portions de ces chairs fongueuſes que je détachai avec le doigt;

ensuite j'appuyai fortement le pouce de la main gauche sur la convexité de la jouë; de façon qu'ayant suffisamment enfoncé du côté de la bouche cette exostose, j'introduisis en même tems dans sa capacité avec la main droite, l'extrêmité tranchante d'un petit ciseau en forme de bec d'âne : Avec cet instrument en dédolant un peu, je fis si bien, que je vins à bout de rompre cette exostose, & d'en ôter quelques portions & quelques parties des chairs calleuses qui étoient adhérentes à la surface concave de la calotte qui formoit l'exostose : Ensuite je pansai le malade avec plusieurs gros bourdonnets chargez d'un digestif fait avec le miel de Narbonne & le jaune d'œuf. Je continuai ce pansement une fois le jour pendant huit à dix jours : Toutes les fois que je trouvois l'occasion de détacher des chairs fongueuses, ou calleuses, & même des portions d'os, je le faisois à mesure que la suppuration m'en procuroit le moyen; ce que j'exécutois quelquefois avec le doigt, & quelquefois avec les pincettes droites, ou avec les pincettes courbées en bec de Gruë, ou de Corbeau. Lorsque j'eus ôté à plusieurs reprises les portions les plus considérables de l'exostose & des excroissances carcinomateuses, je changeai de reméde, & je me servis de la teinture de mirrhe & d'aloës, dont j'imbibois mes bourdonnets, & j'en continuai l'usage environ douze à quinze jours. Je fus attentif à ôter les portions des corps étrangers exostosez, ou carcinomateux, à mesure qu'elles étoient disposées à se détacher.

Après tous ces pansemens, ces exfoliations, ces extirpations & suppurations de la tumeur, je pansai le malade deux fois le jour avec le baume du Commandeur, dont j'imbibois mes bourdonnets, les diminuant en nombre & en volume, à mesure que la capacité de la tumeur diminuoit. Je continuai pendant douze à quinze jours; mais m'étant apperçû que ce baume seul desséchoit & racornissoit en quelque maniére les chairs, je ne mis plus qu'un ou deux bourdonnets dans le fond de la tumeur, imbibez du même baume, & par dessus d'autres bourdonnets imbibez dans le vin rouge bouilli avec le miel de Narbonne.

Je pansai ainsi le malade pendant quinze autres jours, de manière que par ces opérations & ce traitement, l'exostose disparut presque entièrement en deux mois de tems, la jouë se trouva dégagée, les gencives se rétablirent dans leur état naturel, la machoire conserva son mouvement, & qu'il n'est resté d'autres vestiges considérables de cette maladie, qu'un peu d'élévation à la partie extérieure de la base de la machoire inférieure, dans le même lieu où cette exostose avoit sans doute pris son origine : D'ailleurs le visage du convalescent reprit son teint & sa forme naturelle ; ce jeune homme recouvra son embonpoint ordinaire, sans sentir aucun mal, il travailla comme il faisoit auparavant, & parut joüir de la meilleure santé.

Je n'ai pourtant regardé cette cure que comme palliative, & je n'ai point entrepris la cure radicale ; parce que ce Vigneron n'étoit point en état de supporter les frais qu'il auroit falu faire pour avoir un lieu commode, des alimens convenables, une garde, quantité de bons remédes, &c. toutes choses absolument nécessaires, si l'on eût entrepris de plus grandes opérations, & que l'on eût aussi travaillé à purifier la masse de son sang, des vices de laquelle dépendoit sans doute l'origine

de

de cette maladie. Quoique ce Vigneron fût dépourvû de tous ces secours, les soins que j'avois pris charitablement pour lui, avoient de beaucoup surpassé mon attente.

Sa santé paroissoit bien rétablie ; mais quelque tems après il mourut d'une maladie aiguë : Quoiqu'elle n'ait parû avoir aucun rapport avec celle dont je l'ai traité, on peut cependant conjecturer que le levain cancéreux pourroit bien avoir causé cette derniére, & par conséquent la mort.

V. OBSERVATION.

Lettre adressée à l'Auteur par M. Juton, Maître Chirurgien à Orgereus, sur un abcès considérable, survenu en conséquence d'une carie de dents qui fut négligée.

MONSIEUR,

Je suis persuadé que vous êtes très-curieux des faits qui concernent votre profession, & que je vous ferai plaisir de vous faire l'histoire d'un abcès considérable qui a succédé à une douleur de dents.

Le 22. Août 1724. je fus mandé pour voir le nommé Louis Anjauran habitant du Hameau du Moutiers. Je trouvai ce malade avec un peu de fiévre, affligé d'une tumeur beaucoup plus grosse qu'un œuf de Poule d'Inde, située du côté droit de la machoire inférieure: Tout le visage de ce même côté étoit gonflé, & surtout les paupiéres. A peine ce malade pouvoit-il ouvrir la bouche pour qu'on y pût introduire l'extrémité du petit doigt, au moyen duquel on sentoit le dedans de la bouche gonflé, plus dur que l'extérieur de la jouë, & sans que la douleur fût vive. Cela me fit juger que cette tumeur avoit pour cause quelque mal de dents; je fus confirmé dans mon opinion, lorsque le malade m'avoüa qu'il avoit ressenti quelques douleurs aux dents avant son accident. Je touchai la tumeur saillante en dehors, je distinguai la fluctuation, & je m'apperçus qu'il étoit tems de donner issuë à la matiére qu'elle renfermoit. Je proposai d'ouvrir cette tumeur par une incision, l'on n'y consentit pas ; mais le lendemain le malade & ses amis furent fâchez d'avoir différé, & bien surpris de voir que la matiére avoit tout d'un coup changé de place, qu'elle étoit descenduë le long du cou, entre les tégumens & les muscles, où elle avoit formé une tumeur dont le volume étoit six fois plus considérable que ne l'étoit celui de la tumeur qui avoit paru le jour précédent, & que la derniére par sa situation & par l'abondance de la matiére étouffoit le malade. Lorsque ces accidens furent parvenus à ce point, on me vint chercher au plus vîte : Dès que je fus arrivé, je fis l'ouverture de cet abcès ; je fus supris de voir jaillir une matiére presque limphatique & d'une odeur insupportable, dont la quantité fut d'une pinte, ou environ, mesure de Paris. Je m'apperçus à chaque pansement qu'elle couloit abondamment ; & elle ne commença à diminuer & à perdre son odeur puante, qu'au bout de quatre jours. Les évacuations & les cataplâmes convenables, n'ayant point ramoli, ni relâché les muscles & la peau qui étoient extrêmement engorgez, il me fut impossible d'ouvrir la bouche du malade & d'appercevoir où étoit la dent que je soupçonnois être la cause du mal, qu'un mois après l'opération. Les muscles & la peau s'étant réduits peu à peu à leur état naturel, pour lors je visitai la bouche du malade, & je m'apperçus que depuis la premiére molaire jusqu'au fond de la bouche, il ne restoit à la machoire inférieure du même côté de l'abcès, que les racines des quatre molaires suivantes; que la racine de la derniére dent étoit vacillante, & que son alvéole étoit cariée. J'ôtai la racine de cette dent, & je laissai les racines des trois autres. Je vis ensuite l'injection que j'introduisois par la plaie, sortir par cette nouvelle ouverture que laissoit la racine ôtée, & qui bientôt après l'exfoliation se cicatrisa, & se guérit parfaitement, en même tems que l'ouverture de l'abcès se termina par un succès aussi heureux. Cette guérison m'a paru assez surprenante; car il étoit à craindre qu'il ne restât une fistule après les suites d'un abcès aussi compliqué; d'autant plus que l'abondance des matiéres qui se sont évacuées dans les divers pansemens & dans les intervales des uns aux autres, tiroit sa source en partie de quelques vaisseaux salivaires ouverts.

J'espére, Monsieur, que vous accompagnerez cette Obſervation de vos judicieuſes réflexions, & que vous ferez connoître inceſſamment au Public le danger auquel il s'expoſe en négligeant les maladies qui arrivent aux dents. Je ſuis, &c.

A Orgereus ce 27.
Mars 1727.

Réponſe de l'Auteur à M. Juton.

MONSIEUR,

Je vous ſuis très obligé de votre attention, & je vous remercie de la bonne opinion que vous avez de moi. L'application que j'ai donnée à la partie de la Chirurgie que j'ai embraſſée, m'a engagé dans une entrepriſe qui m'a coûté plus que je ne l'avois cru. Il y a pluſieurs années que je travaille à faire un Traité des maladies des dents. J'ai augmenté mes cahiers depuis que je n'ai eu l'honneur de vous voir, de plus des trois quarts. J'ai été fort attentif à ne rien omettre de tout ce que j'ai ſçu devoir contribuer à la conſervation des dents & à la guériſon d'un très-grand nombre de maladies qui arrivent à la bouche, lesquelles sont presque toujours relatives aux dents. J'avois cru d'abord que je donnerois moins d'étenduë à mon Ouvrage; mais je tentois en vain de me prescrire des bornes; plus je voulois ne faire qu'un petit Livre, plus l'étenduë de la matiére m'offroit de nouvelles occasions de l'augmenter. Enfin de peur d'être trop diffus, j'ai fixé l'étenduë de mon Livre a deux volumes in-douze. J'ai fini le premier Tome par un Recueil d'Observations sur les maladies des dents, auxquelles je joindrai la vôtre avec bien du plaisir: Elle sera accompagnée de quelques autres qui ont un grand rapport avec elle. C'est avec raison, Monsieur, que vous me conseillez d'engager le Public à faire attention aux grands accidens que peuvent causer les maladies des dents, lorsqu'elles sont négligées. La méthode que j'ai suivie en écrivant mon Livre, vous fera connoître que je l'ai informé des conséquences fâcheuses qui peuvent naître du peu de soin qu'on prend pour prévenir de bonne heure ces accidens. J'ai enseigné sans réserve les moyens de les éviter, & par-là j'ai réglé mon zéle pour le bien public, sur le vôtre.

L'Observation que vous me communiquez, est assurément digne de réflexion, par la violence des accidens qui ont succédé à la maladie dont il s'agit, par les difficultez que vous avez rencontrées à les surmonter, & par un succès si heureux, qu'il a presque surpassé votre attente. La carie des dents avoit donné occasion à la carie de l'alvéole ; une sanie avoit sans doute fermenté entre la gencive & l'alvéole ; elle avoit disséqué ses parties & formé un abcès ; la matiére a coulé, elle s'est étenduë & augmentée par le continuel dépôt qui s'est fait d'une limphe acre & irritante, en conséquence des vaisseaux salivaires rongez & corrodez.

Le dépôt de cette limphe augmentée jusqu'à un certain point, s'est manifesté au dedans de la bouche & à la surface extérieure de la joüe : Vous n'avez pas été le maître d'évacuer cette matiére aussi-tôt que vous l'avez apperçuë : Par sa qualité, par son poids & par sa quantité, elle a changé de place, en se glissant dans les interstices des muscles ; elle s'est portée sur une partie plus basse ; elle a comprimé la trachée artére & les muscles du larinx ; en sorte qu'elle étoit prête à suffoquer le malade, si vous ne l'aviez pas secouru à propos par l'ouverture que vous fîtes de ce grand abcès. Le traitement qui a succédé à votre opération, a dégagé les parties ; les muscles de la bouche ont repris leur ton naturel ; pour lors il vous a été facile d'examiner la bouche, de découvrir l'endroit de la carie, & de détruire la cause de tous ces désordres. Vous avez par-là donné lieu à la nature de rétablir promtement les parties malades dans leur premier état. Voilà l'idée que je conçois de la maladie, dont la guérison est dûe à la bonne conduite que vous avez tenuë dans ce traitement.

Je souhaite, Monsieur, que vous réussissiez de même dans toutes vos entreprises, & je vous prie instamment de continuer à me faire part des Observations que la pratique de votre Art vous donnera occasion de faire. Je suis, &c.

A Paris ce 15.
Avril 1727.

VI. OBSERVATION.

Sur le diagnostic qui se tire de l'inspection des dents.

Il ne suffit pas d'avoir enseigné dans ce Traité comment se fait la génération des dents, leur accroissement, la maniére dont elles se régénérent, quelle est leur structure, quelles sont les causes qui les détruisent, ce qu'il y a de plus convenable pour leur conservation, en combien de façons l'art peut réparer leurs difformitez & remédier aux maladies qui les attaquent, il faut encore que je fasse remarquer certaines circonstances qui concernent les diagnostics & pronostics, qui se prennent de leur inspection, lesquelles servent à acquérir une plus parfaite connoissance de plusieurs maladies qui surviennent au corps humain.

Hippocrate, Galien, Avicenne, Aëce, Riviere, Lommius, (*a*) Gordon dans sa Pratique, & plusieurs autres Auteurs célébres, rapportant les signes de certaines maladies aiguës, ont

(*a*) Dans la traduction du Tableau des maladies par M. le Breton.

grand soin de faire observer, non-seulement les signes que l'on peut prendre de l'inspection des yeux, des temples, des oreilles, du nez, de la langue & des lévres, &c. mais encore ceux que donne la différente couleur des dents.

Souvent dans des cas semblables, la couleur des dents est un indice de la grandeur d'une maladie, ou de son opiniâtreté.

Suivant Gordon, (a) ceux qui sont tourmentez d'une fiévre continuë, & qui ont les dents livides, ou noires, ne sont pas hors de danger; mais s'ils les ont noires & en même tems séches comme du bois, c'est un signe de mort.

C'est par l'inspection des gencives & par celle des dents, que l'on reconnoît combien le scorbut est plus ou moins invétéré.

L'on tire aussi de cette inspection, des indices pour mieux connoître les différens tempéramens.

Ceux dont les dents se conservent le mieux, sont ordinairement les plus sains, les plus robustes, les moins valétudinaires, & ceux qui vivent le plus

(a) Part. 3. ch. 25. de sa Pratique.

longtems. C'est le sentiment d'Hémard, qui dit, (*a*) que le bon état & la blancheur des dents, sont un signe de la bonne disposition des parties principales, de la tête & de l'estomac.

Le même Auteur ajoute, d'après Aristote, Liv. 2. ch. 2. des parties des animaux, & en la Section 34. des Problêmes, que les dents bien rangées, bien serrées & de grandeur médiocre, marquent dans les hommes de la force & une longue vie.

L'inspection des dents sert encore à reconnoître les différens âges de certains animaux.

Je dois rapporter ici la citation qu'Hémard fait d'Aristote, qui dit (*b*) que la blancheur des dents se perd avec l'âge dans les animaux, excepté dans les chevaux, dont les dents deviennent plus blanches, à mesure qu'ils vieillissent.

Lorsque l'on néglige d'avoir soin de ses dents, ces mêmes indices deviennent équivoques. La négligence détruit souvent des dents qui auroient duré longtemps, pour peu qu'on se fût

(*a*) Pag. 10. l. 9.
(*b*) L. 2. ch. 2. & 3. des parties des animaux.

donné le soin de les conserver.

Si les dents ne sont pas bien nettes, lorsque l'on vient à être attaqué de quelque grande maladie, leur couleur ne peut rien indiquer de positif; l'on peut se tromper en imputant aux effets de la maladie la mauvaise couleur des dents, dépendante d'ailleurs d'une mal-propreté habituelle, occasionnée par le limon, ou par le tartre, qui séjournant sur leur surface depuis long-tems, s'y est collé, ou y a fait une impression suffisante, pour en varier la couleur.

Afin d'éviter de se méprendre en ces occasions, il faut s'informer dans quel état étoient les dents du malade avant sa maladie; s'il n'a point pris du mercure; si sa bouche n'a pas été depuis peu gargarisée, où rinsée avec quelques ingrédiens capables de colorer les dents, de même que le font les préparations de Saturne, plusieurs autres remédes & certains alimens; & par-là l'on évitera de se tromper & de faire un faux pronostic.

Puisque l'inspection des dents que l'on a conservées en bon état, sert à mieux connoître des maladies considérables, de quelle importance n'est-il point de les entretenir toujours propres & bien nettes?

J'ai cru que pour intéresser les négligens à la conservation de leurs dents, je devois joindre ce motif à tant d'autres que j'ai indiquez dans ce Traité, qui tendent tous à faire voir qu'on ne doit rien omettre pour la conservation des dents & des parties qui les environnent.

Ceux qui négligent la propreté de leur bouche, sont du moins amateurs de la vie, & ils pourront s'appercevoir par la lecture de ce Traité, combien les dents servent à la conservation, ou au rétablissement de la santé, & combien il importe d'en prendre un soin tout particulier.

J'aurois pû encore grossir ce Traité, si j'avois voulu rapporter les fables que plusieurs Auteurs racontent concernant les dents.

Il y en a qui ont prétendu que l'on pouvoit par la connoissance des signes tirez de l'inspection des dents, prédire l'avenir & apprendre à chacun quel seroit son sort. Il est étonnant que des Auteurs sensez se soient laissez prévenir par de telles erreurs, dont l'expérience a découvert la fausseté.

Au surplus, j'ai pris grand soin de n'avancer rien dans ce Traité, que ce que j'ai exactement vérifié par la pratique. Pour cette raison je me suis abstenu d'expliquer un grand nombre de faits très-curieux qui concernent les dents & leurs maladies ; parce que cette discussion auroit pû m'engager à hazarder des conjectures vagues sur des choses qui ne sont pas encore suffisamment connuës. Ces considérations m'ont déterminé à me renfermer dans de justes bornes. Je croirai cependant avoir recueilli une moisson assez abondante, lorsqu'à cette première partie j'en aurai joint une seconde, où je vais expliquer avec le plus de clarté & de justesse qu'il me sera possible, plusieurs maniéres d'opérer pour l'embellissement, la conservation & la guérison des dents, & où je décrirai plusieurs instrumens & machines qui étoient déja en usage à ce sujet, & quelques autres plus commodes & plus utiles, qui sont de mon invention.

Je souhaite néanmoins que ceux qui me succéderont, travaillent encore avec plus de succès sur cette matiere.

Fin du premier Tome.

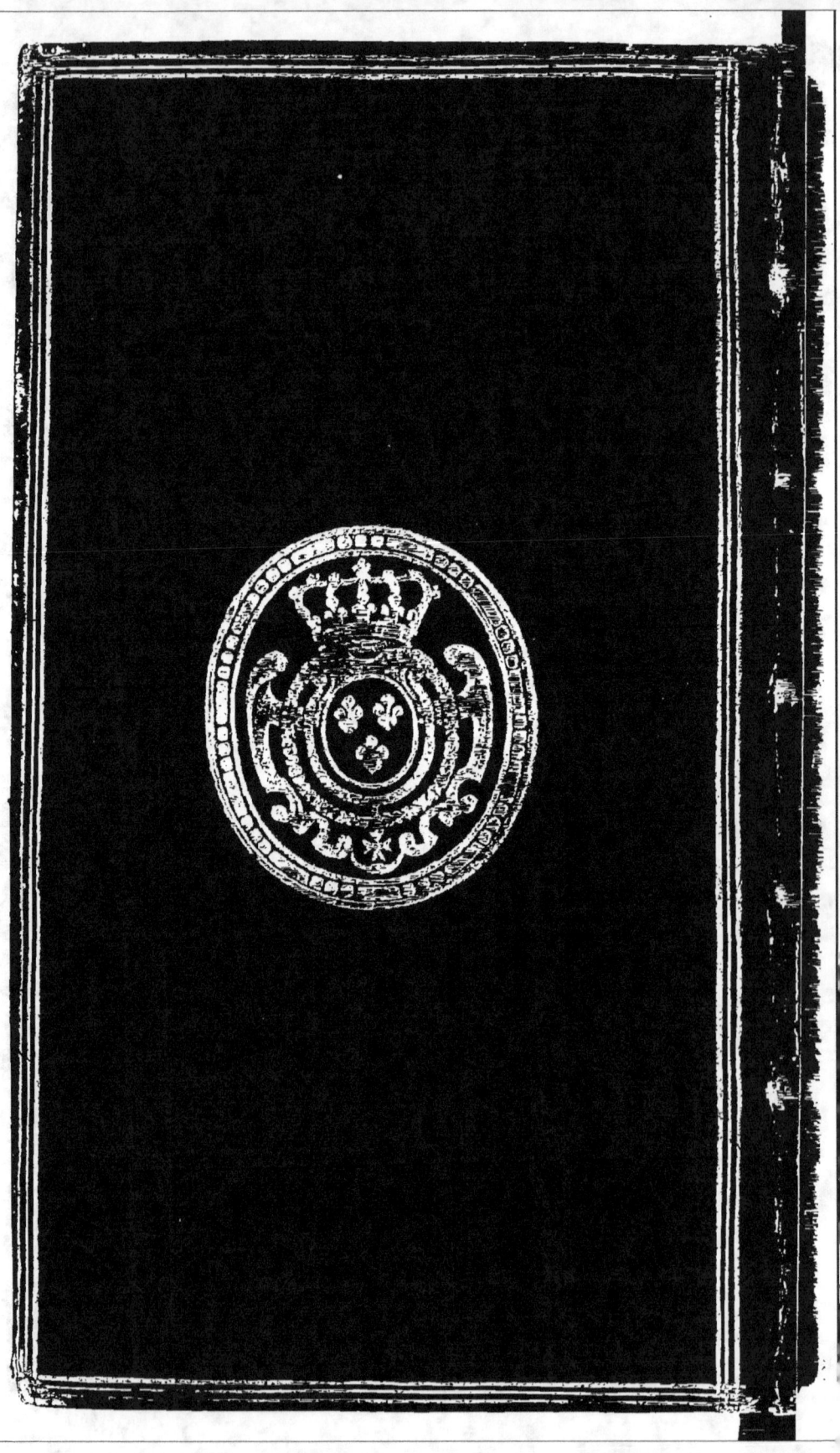

www.ingramcontent.com/pod-product-compliance
Lightning Source LLC
Chambersburg PA
CBHW071155240526
45470CB00016BA/13